全国高等职业院校护理类专业第二轮教材

护理心理学基础

第2版

（供护理、助产专业用）

主　编　何凤云　李玉霞

副主编　刘朋勃　李明芳　张黎逸　徐　成

编　者　（以姓氏笔画为序）

王麦燕（山东医学高等专科学校）

刘朋勃（云南工商学院）

李明芳（重庆三峡医药高等专科学校）

李玉霞（漯河医学高等专科学校）

何凤云（长春医学高等专科学校）

张黎逸（重庆医药高等专科学校）

孟　晴（长春医学高等专科学校）

徐　成（江苏医药职业学院）

栾雅淞（山东中医药高等专科学校）

曾　巍（泉州医学高等专科学校）

中国健康传媒集团
中国医药科技出版社

内容提要

本教材为“全国高等职业院校护理类专业第二轮教材”之一。全书包括九章，分别介绍了心理学基础知识、心理与健康、心理护理技能和临床心理护理应用等相关知识。每章前设有“学习目标”和“情境导入”模块；正文中穿插有“知识链接”“素质提升”模块，章节末设有“目标检测”（对应本章的练习题），以帮助学生切实做到学以致用，更好地将理论知识与临床实践结合起来。本教材为“书网融合教材”，即纸质教材有机融合电子书、PPT课件、习题库及数字化教学服务（在线教学、在线作业、在线考试等），具有专业针对性强、紧密结合岗位知识和职业能力要求、理论与临床密切联系、对接护士执业资格考试要求等特点。

本教材主要供全国高等职业院校护理类专业师生教学使用，也可作为临床护理工作人员的参考培训用书。

图书在版编目（CIP）数据

护理心理学基础/何凤云，李玉霞主编．—2版．—北京：中国医药科技出版社，2022.11

全国高等职业院校护理类专业第二轮教材

ISBN 978-7-5214-3523-8

Ⅰ.①护… Ⅱ.①何… ②李… Ⅲ.①护理学-医学心理学-高等职业教育-教材 Ⅳ.①R471

中国版本图书馆CIP数据核字（2022）第218216号

美术编辑 陈君杞

版式设计 友全图文

出版 **中国健康传媒集团** | 中国医药科技出版社

地址 北京市海淀区文慧园北路甲22号

邮编 100082

电话 发行：010-62227427 邮购：010-62236938

网址 www.cmstp.com

规格 889×1194mm $^{1}/_{16}$

印张 11

字数 316千字

初版 2017年10月第1版

版次 2022年11月第2版

印次 2024年1月第2次印刷

印刷 北京盛通印刷股份有限公司

经销 全国各地新华书店

书号 ISBN 978-7-5214-3523-8

定价 39.00元

出版说明

为贯彻落实《国家职业教育改革实施方案》《职业教育提质培优行动计划（2020—2023年）》《关于推动现代职业教育高质量发展的意见》等有关文件精神，不断推动职业教育教学改革，对标国家健康战略、对接医药市场需求、服务健康产业转型升级，支撑高质量现代职业教育体系发展的需要，中国医药科技出版社在教育部、国家药品监督管理局的领导下，在本套教材建设指导委员会主任委员西安交通大学医学部李小妹教授，以及长春医学高等专科学校、江苏医药职业学院、江苏护理职业学院、益阳医学高等专科学校、山东医学高等专科学校、遵义医学高等专科学校、长沙卫生职业学院、重庆医药高等专科学校、重庆三峡医药高等专科学校、漯河医学高等专科学校、皖西卫生职业学院、辽宁医药职业学院、天津生物工程职业技术学院、承德护理职业学院、楚雄医药高等专科学校等副主任委员单位的指导和顶层设计下，通过走访主要院校对2018年出版的"全国高职高专院校护理类专业'十三五'规划教材"进行了广泛征求意见，有针对性地制定了第二版教材的出版方案，旨在赋予再版教材以下特点。

1. 强化课程思政，体现立德树人

坚决把立德树人贯穿、落实到教材建设全过程的各方面、各环节。教材编写应将价值塑造、知识传授和能力培养三者融为一体，在教材专业内容中渗透我国医疗卫生事业人才培养需要的有温度、有情怀的职业素养要求，着重体现加强救死扶伤的道术、心中有爱的仁术、知识扎实的学术、本领过硬的技术、方法科学的艺术的教育，为人民培养医德高尚、医术精湛的健康守护者。

2. 体现职教精神，突出必需够用

教材编写坚持现代职教改革方向，体现高职教育特点，根据《高等职业学校专业教学标准》《职业教育专业目录（2021）》要求，以人才培养目标为依据，以岗位需求为导向，进一步优化精简内容，落实必需够用原则，以培养满足岗位需求、教学需求和社会需求的高素质技能型人才准确定位教材。

3. 坚持工学结合，注重德技并修

本套教材融入行业人员参与编写，强化以岗位需求为导向的理实教学，注重理论知识与岗位需求相结合，对接职业标准和岗位要求。在教材正文适当插入临床案例，起到边读边想、边读边悟、边读边练，做到理论与临床相关岗位相结合，强化培养学生临床思维能力和操作能力。

4. 体现行业发展，更新教材内容

教材建设要根据行业发展要求调整结构、更新内容。构建教材内容应紧密结合当前临床实际要求，注重吸收临床新技术、新方法、新材料，体现教材的先进性。体现临床程序贯穿于教学的全过程，培养学生的整体临床意识；体现国家相关执业资格考试的有关新精神、新动向和新要求；满足以学生为中心而开展的各种教学方法的需要，充分发挥学生的主观能动性。

5. 建设立体教材，丰富教学资源

依托"医药大学堂"在线学习平台搭建与教材配套的数字化资源（数字教材、教学课件、图片、视频、动画及练习题等），丰富多样化、立体化教学资源，并提升教学手段，促进师生互动，满足教学管理需要，为提高教育教学水平和质量提供支撑。

本套教材凝聚了全国高等职业院校教育工作者的集体智慧，体现了凝心聚力、精益求精的工作作风，谨此向有关单位和个人致以衷心的感谢！

尽管所有参与者尽心竭力、字斟句酌，教材仍然有进一步提升的空间，敬请广大师生提出宝贵意见，以便不断修订完善！

数字化教材编委会

主　编　何凤云　李玉霞

副主编　刘朋勃　李明芳　张黎逸　徐　成

编　者　（以姓氏笔画为序）

王麦燕（山东医学高等专科学校）

刘朋勃（云南工商学院）

李明芳（重庆三峡医药高等专科学校）

李玉霞（漯河医学高等专科学校）

何凤云（长春医学高等专科学校）

张黎逸（重庆医药高等专科学校）

孟　晴（长春医学高等专科学校）

徐　成（江苏医药职业学院）

栾雅淞（山东中医药高等专科学校）

曾　巍（泉州医学高等专科学校）

前言 PREFACE

护理心理学基础系护理类专业基础课程，本课程主要为从事医疗护理、心理咨询的工作奠定理论知识和临床心理护理技能基础，满足社会的需要，培养具有健全人格、拥有较高职业道德修养和职业素质的技能型护理人才。党的二十大报告指出，要办好人民满意的教育，全面贯彻党的教育方针，落实立德树人根本任务、培养德智体美劳全面发展的社会主义建设者和接班人，教材是教学的载体，高质量教材在传播知识和技能的同时，对于践行社会主义核心价值观、深化爱国主义、集体主义、社会主义教育、着力培养相当民主复兴大任的时代新人发挥巨大作用。本教材共分为九章，以人本主义教育理念为主，满足护理岗位适应生物－心理－社会医学模式的需求，从整体上进行内容整合。在编写中做到：①遵循“三基五性”的教材编写原则，体现教材的思想性、科学性、启发性和适用性；②注重以“工学结合”的人才培养模式为教材编写思路，以就业为导向、坚持“必需够用”的原则；③注重以心理护理技能常规技术为基础，以关键技术为重点，以先进技术为导向，体现与临床心理护理发展相同步的原则；④教材突出理论与实践的紧密结合，在每一个章节里都有“情境导入”，要求学生分组进行模拟体验，以激发学生的学习兴趣，促进学生的思维拓展，加深对护理心理学在护理工作中的理解和应用。正文中穿插有“知识链接”“素质提升”，章末设有“本章小结”“目标检测”，以帮助学生切实做到学以致用，更好地将理论知识与临床实践结合起来。本教材为“书网融合教材”，即纸质教材有机融合教学配套资源、题库系统、数字化教学服务（微课、教学课件、电子书等）使教学资源更加立体化、生动化。

本教材主要适用于全国高等职业院校护理类专业师生教学使用，也可作为临床护理工作人员的学习用书以及各类成人教育教材使用。

本教材的编写分工如下：孟晴、何凤云编写第一章，曾巍编写第二章，张黎逸编写第三章，刘朋勃编写第四章，李明芳编写第五章，李玉霞编写第六章，徐成编写第七章，王麦燕编写第八章，栾雅淞编写第九章。最后由何凤云老师、李玉霞老师统稿、修改和定稿。

本教材的编写得到了各参编院校领导和老师的大力支持，各位编者老师付出了艰辛的劳动；另外，本教材也参考了一些相关教材和著作，在此一并表示衷心的感谢。

本教材在编写过程中，尽管各位编者付出了艰辛的劳动，但难免还存在不足之处，恳请各位同行专家、教师和同学予以批评和指正。

编　者

2022 年 9 月

CONTENTS 目录

1 第一章 绪论
1 第一节 护理心理学概述
1 一、护理心理学及相关学科
2 二、护理心理学的意义
3 第二节 护理心理学发展概况
3 一、护理心理学的形成与发展
5 二、新医学模式与护理观的转变
5 第三节 护理心理学的研究
5 一、护理心理学的目标及原则
6 二、护理心理学的研究对象及任务
7 三、护理心理学的研究方法

11 第二章 心理学基础知识
11 第一节 心理学概述
11 一、心理学的概念
12 二、心理的发生发展过程
12 第二节 心理过程
12 一、认知过程
21 二、情绪情感过程
23 三、意志过程
24 第三节 人格
24 一、人格概述
26 二、人格心理特征与护理专业
30 三、个性心理倾向与护理专业

35 第三章 心理健康
35 第一节 心理健康的概述
35 一、心理健康与心理卫生
36 二、健康与心理健康
37 三、心理健康的标准
39 四、亚健康
40 五、异常心理与不良行为
43 第二节 各年龄段的心理健康及维护
43 一、儿童期心理健康及维护
44 二、青少年期心理健康及维护
45 三、成年前期心理健康及维护
45 四、成年中期心理健康及维护
46 五、老年期心理健康及维护
48 第三节 护士心理健康及自我维护
48 一、影响护士心理健康的因素
49 二、心理社会因素与护理专业
49 三、护士心理健康自我维护的策略

52 第四章 影响健康的心理与社会因素
52 第一节 影响健康与疾病的心理社会因素
52 一、心理因素
53 二、社会因素
53 第二节 应激概述
53 一、应激的概念及其研究发展过程
54 二、应激的理论模型和意义
55 三、应激过程
58 第三节 心理应激与健康
58 一、心理应激与健康关系的影响因素
58 二、心理应激对健康的影响
59 三、心理应激的调控
60 第四节 心身疾病
60 一、心身疾病的概念和特性
60 二、心身疾病发病原因与机制
61 三、心身疾病的诊断、治疗和预防
62 四、临床常见的心身疾病

68 第五章 临床常用心理护理技能
68 第一节 心理护理概述
68 一、心理护理的概念和特点
69 二、心理护理与整体护理
69 三、心理护理的原则和基本要素
70 四、心理护理的程序
75 第二节 心理评估概述
75 一、心理评估的概念
75 二、心理评估者的职业道德

76 三、心理评估者应具备的条件
76 四、心理评估的方法
79 五、心理评估在临床护理工作中的应用
80 第三节 心理测验及其基本特征
80 一、心理测验的概念
80 二、常用心理测验的分类
81 三、标准化心理测验的基本特征
81 第四节 护理专业工作中常用的心理测验和评定量表
81 一、智力测验
84 二、人格测验
87 三、评定量表

92 **第六章 心理咨询与心理治疗**
92 第一节 心理咨询
92 一、心理咨询的概念与类型
94 二、心理咨询的原则与模式
95 三、心理咨询的过程与技巧
99 四、心理咨询在护理专业工作中的应用
100 第二节 心理治疗
100 一、心理治疗的概念与发展简史
101 二、心理咨询与心理治疗的异同
101 三、心理治疗基本过程与工作原则
103 第三节 常用心理咨询和心理治疗的理论与方法
103 一、经典精神分析治疗
106 二、行为治疗
109 三、认知治疗
111 四、来访者中心治疗
112 五、森田疗法
113 六、焦点解决短程治疗
115 七、暗示疗法

118 **第七章 患者与患者家属心理特征**
118 第一节 患者与患者角色
118 一、患者
118 二、患者角色
120 三、求医行为及其影响因素
121 四、遵医行为及其影响因素
122 第二节 患者的一般心理问题
122 一、患者的心理变化过程
122 二、认知的改变
123 三、患者常见的情绪反应
123 四、患者的意志行为改变
124 五、患者的心理需要
125 第三节 患者家属的一般心理过程
125 一、患者家属的心理变化过程
126 二、患者家属常见的情绪反应
126 三、患者家属的心理需求

129 **第八章 不同疾病阶段患者的心理护理应用**
129 第一节 疾病早期患者的心理特点与心理护理
129 一、疾病早期患者的心理特点及影响因素
131 二、疾病早期患者的心理护理
132 第二节 疾病发展阶段患者的心理特点与心理护理
132 一、疾病发展阶段患者的心理特点及影响因素
133 二、疾病发展阶段患者的心理护理
134 第三节 疾病恢复期患者的心理特点与心理护理
134 一、疾病恢复阶段患者的心理特点及影响因素
135 二、疾病恢复阶段患者的心理护理

138 **第九章 不同种类患者的心理护理应用**
138 第一节 疼痛患者的心理特点与心理护理
138 一、疼痛患者的心理特点及影响因素
140 二、疼痛患者的心理护理
140 第二节 危机事件后创伤患者的心理特点与心理护理
141 一、危机事件后创伤患者的心理特点及影响因素
142 二、危机事件后创伤患者的心理护理
144 第三节 慢性病患者的心理特点与心理护理
144 一、慢性病患者的心理特点及影响因素
145 二、慢性病患者的心理护理
147 第四节 手术患者的心理特点与心理护理
147 一、手术患者的心理特点及影响因素

148 二、手术患者的心理护理
149 第五节 癌症患者的心理特点与心理护理
149 一、癌症患者的心理特点及影响因素
150 二、癌症患者的心理护理
151 第六节 临终患者的心理特点与心理护理
151 一、临终患者的心理特点及影响因素
152 二、临终患者的心理护理

155 **附录**
155 附录 1 A 型行为评定量表
157 附录 2 90 项症状自评量表（SCL－90）
160 附录 3 抑郁自评表（SDS）
161 附录 4 焦虑自评量表（SAS）

162 **参考文献**

第一章　绪　论

PPT

学习目标

1. 通过学习本章内容，重点把握护理心理学、整体护理的概念，熟悉护理心理学研究的对象和任务，了解护理心理学的形成和发展。

2. 学会运用护理心理学所学的知识，增进对护理心理学的情感认知，具有良好的心理素质，为今后的临床工作打下基础，以便更好地服务于人类健康。

随着护理模式的转变，临床护理方式发生了很大的变化：以“人的健康为中心”的整体制护理取代了以“疾病为中心”的功能制护理。在现代护理工作中，患者被看成是心身统一的整体。关注患者的心理反应及情绪变化，满足患者的心理需求，提高患者的自我护理能力，促进患者早日康复已经成为临床护理的重要目标。同时，对护士进行职业心理素质优化，维护护士的心理健康也成为临床护理工作的专业发展目标。因此，学习和掌握护理心理学相关的理论知识及实践技能已经成为护士的重要任务。

临床护理实践中存在许多复杂的心理学问题，如患者在疾病诊治过程中的心理反应、心理需求等。为了解决临床护理实践中的各类心理行为问题，包括患者的心理行为特点及其变化、心理干预的方法和技术，随之在心理学领域形成了一门应用性学科——护理心理学。

第一节　护理心理学概述

一、护理心理学及相关学科

（一）护理心理学的概念

护理心理学是心理学和护理学相结合的一门交叉学科，是将心理学的知识、理论和技术应用于现代护理领域，研究心理因素在人体健康以及疾病的发生、发展、治疗及护理与预防保健中作用的一门学科。在护理心理学定义中表述的“交叉学科”是指其涉及了多学科知识和技术，因此护理心理学既是护理学的一门基础性学科，研究护理工作中的心理行为问题，包括护理对象的心理行为特点、各种疾病的心理行为和心理行为变化等；同时也是护理学的一门应用性学科，将心理学系统知识结合护理工作实践，应用到临床护理工作的各个方面，指导护理人员依据护理对象的心理活动规律实施心理护理，从而实现系统化的整体护理。

（二）整体护理

整体护理是美国乔治梅森大学护理与健康科学学院吴袁剑云博士根据中国护理临床和教育实际，在1994年设计的系统化的整体护理模式，随后整体护理在我国逐步普及，并不断地完善。

整体护理是一种以患者为中心，以现代护理观为指导，以护理程序为基础框架和核心，并且把护理程序系统化地运用到临床护理和护理管理中的护理行为的指导思想或护理理念。整体护理的目标是根据人的生理、心理、社会、文化、精神等多方面的需要，提供合适患者的最佳护理，是一种新兴的护理模式。“整体”包括了以下三个方面的内涵。

（1）强调人的整体性。

（2）强调护理的整体性。

（3）强调护理专业的整体性。

其中，人的整体性更为重要，即将护理对象视为生物的、心理的、社会的、文化的、发展的人，强调人与环境的相互影响。

知识拓展

整体护理

整体护理是一种新兴的护理工作模式，护士除了应加强对患者自身的关注外，还需要把注意力放到患者所处的环境、心理状态、物理因素等对疾病康复的影响因素上。整体护理概念：是以现代护理观为指导，以护理程序为核心，将临床护理和护理管理的各个环节系统化的工作模式。

（三）护理心理学的相关学科

护理心理学是应用心理学的分支，护理心理学的教学内容建立在医学心理学、普通心理学、发展心理学、社会心理学等学科的基础上。

1. 医学心理学 医学心理学是研究心理与疾病关系的学科，研究心理因素在疾病的发生、诊断、治疗及预后中的作用。医学心理学强调建立医生与患者之间和谐、互相尊重、互相信任的关系，还主张运用心理学的知识，研究维护患者心理健康的各种手段，以达到预防疾病的目的。医学心理学与护理心理学关系密切，护理心理学诞生于医学心理学。

2. 普通心理学 普通心理学在心理学中处于基础学科地位。普通心理学是研究心理现象发生和发展的最一般规律，涉及心理与客观现实的关系、心理与脑的关系、各种心理现象间的相互联系及其在人的整个心理结构中的地位与作用的学科。普通心理学是心理学中的基础学科，既概括了各分支学科的研究成果，同时又为各分支学科提供理论基础。因此，普通心理学是学习护理心理学的入门学科。

3. 发展心理学 发展心理学是研究心理的种系发展和人的心理的个体发展的学科，研究前者又称为比较心理学，将动物心理与人的心理进行比较；而后者是研究人类个性发展的生命全过程中心理发生和发展规律的科学，按照人生的阶段，分为儿童心理学、青年心理学、成年心理学、老年心理学。发展心理学阐述各个年龄阶段的心理特征，并揭示个体心理从一个年龄阶段发展到另一个年龄阶段的规律，护理心理学应用其知识为患者提供初级心理保健。因此，发展心理学也是护理心理学的重要基础学科。

4. 社会心理学 社会心理学是系统研究社会心理与社会行为的科学。它研究社会心理现象，如社会情绪、阶段和民族宗教心理、社会交往与人际关系等；还研究小团体中的社会心理现象，如团体中人际关系、团队气氛、团体的团结与价值定向、领导与被领导等。社会心理学的核心是人际关系，而人际关系理论和沟通技巧对护理心理学影响重大。

二、护理心理学的意义

（一）适应医学模式的转变

随着生物医学模式向“生物－心理－社会”医学模式的转变，护理模式也随之由“功能制护理”转变为“系统化整体护理”，护理工作的重点从“以疾病为中心”转变为“以人的健康为中心”的整体护理。整体护理观把人看成是一个身心统一的整体，是整体护理的重要组成部分。护理心理学作为一门学科既有其独立的内容，又有与医学密不可分的一面，要求护士在掌握医学知识的同时，还应具备护理心理学的知识和技术以及与护理相关的边缘学科知识，为护理对象提供心身全方位护理，才能提高整体护理质量和水平。

（二）有助于提高护理质量

由于我国护理教学在心理学这方面起步较晚，护士系统地掌握护理心理学知识和技术还不够，所以迫切需要这方面的知识。大量临床事实证明，当人患病后，心理活动变得尤为复杂，而且心理状况直接影响疾病的康复过程。通过护理心理学的学习，有助于护理人员对护理对象特殊行为方式的理解，护士学会用科学的心理学方法研究患者的心理，掌握不同年龄、性别、疾病患者的心理特征，针对他们各自的心理特点，从而制定相应的护理计划，采取相应的心理护理措施，取得事半功倍的效果。同时还有助于掌握沟通、观察、咨询和治疗等各种技术，促进与护理对象进行有效交往，获得准确信息和提高干预效果，使其处于最佳的心身状态，促使患者早日康复，从而全面提升护理质量。

（三）有助于提高护士的心理素质

护理心理学是应用心理学理论、方法来解决护理实践中的心理问题的。敏锐的观察力、准确的记忆力、良好的注意力、深刻的思维能力、敏捷的反应力、良好的语言表达能力和人际交往能力，以及稳定的情绪、坚韧的意志、健全的人格等是护士应具备的心理素质。护士良好的心理素质是保证护理工作质量的基础。通过心理学有关知识的学习，不仅能指导心理护理工作，同时还能了解自己在认知、情绪、意志方面的优劣，在能力、气质、性格方面的长短，这将有助于自我观察、自我分析，可有效地调控自我、不断完善自我，从而提高自身的心理素质。

（四）有助于提高护理心理评估和心理干预能力

心理评估就是科学地运用多种手段从各个方面获得信息，对某一个心理现象进行全面、系统和深入的客观描述，用于进行能力鉴定；单独或协同对心理障碍或心身疾病做出的心理诊断；或帮助正常人及时发现心理问题，以便及时调整或矫正等。心理干预则是在确诊的基础上，采用一系列适合护理对象的心理治疗方法对其心理问题及行为进行矫正或治疗。总之，护理专业的学生通过学习、理解护理心理学的理论和掌握护理心理学的技能，有利于提高其护理心理评估和心理干预能力，促进护理人才专业素质的提高。

（五）有助于现代护理学的发展

现代医学模式的形成和发展，推动了现代护理学的发展，随着责任制护理模式的推广和落实，现代护理学已不再是对疾病的简单护理，而是“人类对其现存和潜在健康问题的反应”。护理工作的对象由患者扩展到健康的人，护理工作的范围由医院扩展到社区，护理工作的性质由疾病扩展到健康护理，护士的职能也由单一向多样转变。

第二节　护理心理学发展概况

一、护理心理学的形成与发展 微课

护理心理学是在现代心理学和现代护理学发展的基础上逐渐形成与发展的。护理心理学的历史非常短暂，其发展与临床护理工作模式的转变和护理教育体系的改革密切相关。

（一）护理心理学的萌芽

早在古代，人类一切的生老病死所引发的护理措施，都包含护理心理学的萌芽。我国最早的经典医学论著《黄帝内经》中就有关于“怒伤肝、喜伤心、忧伤肺、思伤脾、恐伤肾”的记载，这表明中医学几千年前就已开始关注情志对健康的影响了。公元前 460 年，西医之父希波克拉底创建的“体液学说”主张划分人的气质类型，认为治疗应考虑患者的个性特征因素，护理重于医疗，其主要目的在于帮助人们洗净灵魂——最高理想是爱和信心。最早提出心理护理思想的是护理学先驱南丁格尔，1943 年，继南丁格尔之后，美国学者奥利维亚提出“护理是一种艺术和科学的结合，包括照顾患者的一切，增进其智力、精神和身体健康”。

（二）护理心理学的形成

20 世纪 40 ~ 70 年代生物医学模式走向顶峰并开始逐渐衰退，最后被“生物 - 心理 - 社会”医学模式所取代，护理模式也随之发生了转变，护理心理学逐渐形成并得到认可。医学模式是指一定时期内人们对健康和疾病总和的认识，并成为当时医学发展的指导思想，也是一种哲学观在医学上的反映。生物医学模式认为：每一种疾病都可以在器官、细胞或生物分子水平上找到可测量的形态或化学的变化，都可以确定出生物或理化的特定原因，找到相应的治疗手段。在这种模式的指导下，现代医学得到了快速发展，同时也导致护理工作的视点集中在机体的“疾病”上，出现了以“疾病”为中心的护理模式。

随着社会经济和医学科学的发展，生物因素引起的疾病如传染病逐渐被控制，取而代之的是与心理社会因素密切相关的一类心身疾病，如脑血管疾病、心血管疾病、恶性肿瘤等。此外，在人类死亡的前 10 种原因中，约半数死亡原因直接或间接与不良生活方式有关，而不良生活方式又与心理社会因素直接相关。种种事实说明生物医学模式已不足以阐明人类健康和疾病的全部本质。1973 年美国医学教授恩格尔在《Science》杂志上发表一篇文章，提出了“生物 - 心理 - 社会”医学模式。这是一种系统论和整体观的医学模式，它要求把人看成是一个多层次的、完整的连续体，在健康和疾病问题上，要同时考虑生物、心理和社会因素的综合作用。随着医学模式的转变，护理模式也从功能制护理转变为整体制护理。护理模式的转变和现代心理学理论、技术的高速发展促进了护理心理学的形成并为其发展奠定了基础，创造了条件。

（三）护理心理学的发展

1. 学科建设日趋成熟和完善　各个国家的护理专业均开设有心理学、行为学、人际关系等课程，使护理人才的知识体系更贴近现代护理模式的需求。美国四年制专科护理教育的课程中有近百学时的心理学课程内容，包括普通心理学、生理心理学、社会心理学、变态心理学、临床心理治疗学等，其中特别强调护患关系及治疗性沟通对患者身心健康的重要性及护士的沟通技能训练。1995 年 11 月“中国心理卫生协会护理心理专业委员会”在北京成立，标志我国护理心理学领域有了最高层次的学术机构，我国护理心理学的学科发展进入一个新的时期。我国护理心理学教育起始于 20 世纪 80 年代初，现已成为护理专业的必修课。护理心理学教学同时对优化护士的职业心理素质、增强护士的职业技能等起到了积极的促进作用。

2. 科研活动广泛开展　护理心理学的地位和作用日益突出，护理心理学的研究论文在数量上逐年递增，其研究内容涉及护理心理学的各个方面。广大护士积极开展临床心理护理应用研究，探索患者的心理活动共性规律和个性特征的各类研究设计。将心理疗法应用于临床心理护理实践，成为国内外护理心理学研究的一个重要特点。

3. 临床心理护理重视个性心理特征　随着护理心理学理论及心理护理方法研究的不断深入，近几年来心理护理个案研究得到了逐步发展，突出个性心理活动特征的重要性得到重视。不同个性的患者对疾病的承受能力、反应方式、社会角色和社会经历的不同，疾病的心理活动规律也有极大差异；护士掌握了心理护理的相关知识，对千差万别的患者实施有针对性的个性化护理，有助于临床护理工作的开展。

二、新医学模式与护理观的转变

当人们逐渐认识到旧的“生物医学模式”已不能适应医学发展的现状与未来时，“生物－心理－社会”医学模式应运而生，护理模式也随之由“以疾病为中心”的旧模式向“以患者为中心”再向“以人的健康为中心”的整体护理新模式转变。现代护理学对护士的素质、知识、能力提出了更高的要求，其要求护理专业的学生在掌握医药知识的同时，还应具备护理心理学的知识与技能。

（一）心理学理论是现代护理学的重要来源和理论基础

在心理学理论中，例如精神分析理论、行为理论、认知理论和人本主义理论，人本主义心理学的主要发起者和理论家——马斯洛关于需求和动机理论是构成了现代护理学基础的一个重要部分。此外，关于自我概念、应激的转化与应对等许多理论也作为重要理论基础被吸收到现代护理学中。

（二）护理心理学技术和方法大大丰富和推动了护理实践

临床护理心理学方法、临床心理护理评价、心理健康教育和心理保健策略等为护理实践提供了有效的技术素材，如心理评估技术、心理测验和评定量表在患者心理的估计和诊断步骤中均为不可缺少的定性与定量技术；而心理护理的方法和技术、心理健康策略则是心理干预和护理教育中被广泛应用的重要措施。

（三）心理问题已成为现代护理的重要内容和对象

北美护理诊断协会（NANDA）通过的 216 种护理诊断中有一半以上与心理社会方面的功能有关，大约 1/3 的护理诊断是纯粹的心理障碍问题，因此通过护理心理学的学习，有助于掌握心理护理方法和技术，对心理问题的估计、诊断、干预计划的制订与实施，以及干预效果的评估是尤其重要的。

（四）护理心理学知识是整体护理质量和水平的重要保证

了解和掌握有关认知、情绪、人格以及社会文化等因素与健康疾病的相互关系，有助于对疾病病因和发病机制的认识和理解；针对患者一般的心理反应和不同患者的心理特点，制定相应的护理计划，有的放矢地开展心理护理，以提高整体护理的质量和水平。

第三节 护理心理学的研究

一、护理心理学的目标及原则

（一）护理心理学的目标

护士在整个护理过程中通过自己积极的语言、态度、表情、动作、行为等影响患者，促使患者由于患病住院或其他原因所引起的适应不良得到改善。阶段性目标是护士和患者建立良好的护患关系，实现有效的沟通，使患者在认知、情感、行为方面逐步发生有益的改变。最终目标是促进患者的发展，包括自我接受、自我尊重、自我完善、自我实现，具体目标如下。

1. 创造良好的心理氛围 为患者提供适宜的医疗环境，建立良好的护患关系。护士须热情接待患者，态度和蔼，尊重患者，对患者的述说认真倾听，让患者占主导地位，让患者和患者家属产生安全感及信任感，以促进患者的康复。良好的心理氛围是做好各项护理的前提条件。

2. 满足患者的合理需求 全面评估和正确分析患者的不同需要，是心理护理应达到的首要目标。护士应及时、恰当地满足患者不同的合理需求，减轻患者病痛，使患者感到舒适。

3. 消除不良的情绪反应 及早识别患者的负面情绪，采取有效的护理措施，减轻或消除负面情绪，是心理护理的关键。研究表明，心理护理开展得越早，效果越好。

4. 提高患者的适应能力 充分调动患者的主观能动性，提高患者的适应能力，促进患者自我发展是心理护理的最终目标。

（二）护理心理学的原则

1. 服务原则 心理护理是护理工作中很重要的一部分，同护理工作一样具有服务性。

2. 平等原则 在护理过程中，护患关系的好坏，心理护理是否成功，在一定程度上取决于护士是否与患者保持平等的关系。护士不能把自己视为高高在上的施舍者，而需秉承真诚、平等、友善的态度对待患者，做到一视同仁，公平对待。

3. 尊重原则 无论患者的性别、年龄、职业、文化程度、经济水平、社会地位与容貌美丑，其在人格上是一律平等的。护士在与其交谈时要一视同仁、措辞得当、语气温和，诚恳而有礼貌，使患者受到尊重，切不可用轻视、怠慢、嘲讽、耻笑的态度伤害患者的自尊心。

4. 自我护理原则 自我护理是以患者为主体，通过自理行为在心理上满足自尊、自信的需要；在生理上促进机体功能恢复，减少意外伤害，从而自我创造一个良好的心境和功能恢复的最佳状态。自我护理强调在预防、诊治及康复过程中患者的主体作用，突出健康和恢复首先应该是患者自己努力的结果，从而满足人们自我实现的需要。研究表明，坚持自我护理的患者，比被动依赖医护人员的患者恢复要快。因此，在心理护理的过程中，护士应引导患者正确领会诊疗和护理的意图，促使患者做好自我护理。良好的自我护理被认为是心理健康的表现。

5. 保密原则 由于心理护理过程经常涉及患者的隐私问题，如生理缺陷、性病等，因此，护士必须尊重患者的隐私权，为患者保密。这既能体现对患者的尊重，又是有效进行心理护理的前提。

二、护理心理学的研究对象及任务

护理心理学研究的对象包括护理对象和护理人员两大部分。其中护理对象包括患者、亚健康者、健康者。

（一）护理心理学的研究对象

素质提升

润物无声

医院里，一位女孩因车祸而昏迷不醒。女孩时常在昏迷中喊着“妈妈，妈妈！”医生用尽全力抢救，昏迷中的女孩仍不见好转。女孩的父亲神色凄楚地看着女儿在生命的边缘痛苦挣扎。

一位护士走过来，问孩子的父亲为什么不叫她的母亲来，“我们离婚很久了。我找不到她。”孩子的父亲无奈地说。护士听罢，轻轻地走到床前，握住女孩冰凉的手说：“女儿乖，妈妈在，妈妈在！”孩子的父亲吃惊地看着与女儿年龄相仿的护士，泪流满面。从此，女孩唤一声“妈妈”，护士应一声，并像一位真正的妈妈一样，一有空就守在女孩床边，握她的手，跟她说话、唱歌……直到女孩完全醒过来。

医生说，她的苏醒是个奇迹。女孩说：“我感觉到妈妈用一双温暖的手一直牵着我，带着我走出黑暗。”

这个故事让我们深深地体会到护士在生命中的地位。润物无声是护士工作的特点，它可能看不见，但一定能被体会到！也许正如泰戈尔说的：“天空中没有鸟的痕迹，但已经飞过”。

1. 患者 当个体的角色由健康者转化为患者时，无论什么疾病，对患者的心理活动都会产生一定的负面影响，但不同的患者，因个性心理的差异所产生的心理变化和心理反应是不同的。

2. 亚健康者 就是健康状态受到诸如社会因素、情绪因素、人格因素、不良行为方式等潜在因素威胁的亚健康状态的人。

3. 健康人 研究健康人正常的心理活动、健康的行为方式和应激的应对方式等对健康的影响。

4. 护理人员 作为护理活动的主体，其良性的心理特征培养和良好职业素质的塑造和养成，以及心理护理技能的熟练掌握等都会对心理护理的成效产生决定性的作用。

（二）护理心理学的研究任务

护理心理学的主要任务是研究有效的心理干预方法，从个体的心理护理到群体的心理保健以及适合护理程序使用的心理评估方法。

知识链接

护理程序

20 世纪 50 ~ 60 年代，美国的护理学家率先提出了“护理程序”的概念，提出“应重视人是一个整体，除生理因素以外，心理、社会、经济等方面的因素都会影响人的健康状况和康复程度”的新观念，进一步提出了“在疾病护理的同时，重视人的整体护理”的专业发展新目标，心理护理被提升到了重要地位。

1. 研究人的心理活动和心理因素对健康的作用 护理心理学必须研究人们的心理活动对身体生理活动的影响，从而揭示疾病与心理因素之间的内在联系。护理人员只有认识并掌握了其中的规律，才能自觉地采取恰当措施进行心理护理。

2. 研究患者的心理特点和心理护理的理论与技术 护理心理学还应研究患者的一般心理活动规律和特殊的心理表现，在此基础上进一步研究干预患者心理活动的理论与技术，采取恰当措施实施最佳心理护理。

3. 研究和应用有效交往和心理评估的理论与技术 掌握与患者进行有效交往的技术是非常重要的，这不仅对于护理人员及时、准确地评估和诊断护理问题十分有用，而且是实施心理咨询与治疗的前提和保证。

4. 研究心理护理与整体护理的关系 在护理工作中的作用虽然心理护理在患者的康复中起着极为重要的作用，但是基础护理作为最基本的护理则是不可或缺的，将两者统一起来的整体护理在整个护理流程中更为突出，更为重要。

5. 研究和应用心理健康教育的内容和方法 对正常人进行适当的心理健康教育，能帮助人们预防某些心理问题的出现，或一旦出现心理问题便能及时寻求帮助；适当的心理健康教育也能帮助人们对某种疾病产生正确的认知，消除由于错误认知带来的心理恐惧。

6. 研究和培养护理人员的心理品质 护理人员通过护理为患者减轻疾苦，并使之安全、舒适，这是一项崇高的职业。要做好这项工作，就要求护理人员必须具备一系列良好的心理品质。比如，对患者抱有同情心，尊敬和体贴他们；对患者的需要应认真对待，尽量给予满足；在工作中要表现出高度的责任心和精湛娴熟的护理技术，以增强患者的安全感。甚至连护理人员的言谈举止、仪表修饰都应十分讲究，展现“白衣天使”的崇高形象，从而使患者在心理上增强战胜疾病的信心和力量。

三、护理心理学的研究方法

研究方法对于一门学科而言，其重要性是不言而喻的。正确掌握护理心理学的研究方法可以更好地学习心理学，认识心理学，钻研心理学，从而促进心理学等的发展。护理心理学的研究方法包括以下几种。

（一）观察法

观察法（observational method）是指有目的、有计划地通过对研究对象的科学观察和分析，探讨其心理行为规律的一种研究方法。机体的外显行为如身体的姿势和动作、面部表情和动作、言语活动等，内隐行为如思想活动、认识、情感、面临困难或患病时的应对方式等，都可作为观察的内容。根据观察时间可分为长期观察和定期观察；根据观察内容可分为全面观察和重点观察；根据观察者身份可分为参与性观察和非参与性观察；根据观察场所可分为自然观察和情境观察。

观察法的特点是观察过程对被研究者保密，在最自然的条件下进行，因此保证了信息的真实性和可靠性。观察法要求将观察到的事物如实记录，不受个人偏见的影响，避免因观察者的主观因素所导致的误差，所以它的不足之处在于对观察人员的条件要求较高。此外，观察法只能了解被研究者的心理，而不能解释其发生的原因。即便如此，由于简单易行，用途广泛，观察法在研究患者的心理活动、心理评估、心理护理、心理健康教育方面得到了广泛使用。

（二）调查法

调查法（survey method）是通过会谈、访问、座谈或问卷等方式获得的第一手资料，并加以分析研究的一种方法。如为了研究手术效果与患者术前心理反应的关系，可于术前会见患者，通过交谈了解患者的心理状态及应对方式。调查法经常采用面对面交谈或书面问卷的方式进行，因此不仅适用于个体，也适用于群体。

1. 访谈法 访谈法是通过与被研究者面对面交谈，获取其心理信息，同时观察在交谈过程中的行为反应，以补充和验证所获得的资料，进行记录和分析研究。访谈法通常采用一对一的访谈方式，其效果主要取决于问题的性质、研究者自身的知识水平和方法技巧的应用。此法既可用于患者，也可用于健康人群，是临床心理护理中最常用的方法之一。

2. 问卷法 问卷法是将事先设计好的调查表或问卷，通过现场或网络的方式让被研究者填写，然后收回问卷并对信息进行分析研究，适用于短时间内书面收集大范围人群的相关资料。如了解大学生群体的心理健康状况、护士对护理工作的幸福感、患者对护理工作的满意度等均可采用此方法。问卷调查的质量取决于研究者事先对问题的性质、内容、目的和要求的明确程度，也取决于问卷内容设计的技巧及被研究者的配合程度。问卷法优点在于简便易行，信息量大，可在较短时间内获得大量信息，缺点在于结果的真实性、可靠性受到各种因素的影响，所以对研究结果必须以科学客观的态度分析。问卷法目前在国内护理心理学研究工作中被广泛应用。

（三）测验法

测验法（test method）又称为心理测验，是利用标准化的心理量表对被研究者的某些心理品质进行测定，以此研究心理现象的方法。它是在实验心理学基础上形成并发展起来的一种测量工具，一个标准化的心理测验要求较高的信度与效度，并经过数次的修订和实际应用考验，是最常用的研究手段，如智力测验、人格测验、兴趣测验等。

（四）实验法

实验法（experimental method）是在控制的条件下，观察、测量和记录个体行为的一种研究方法，也是科学研究中最为严谨、成效最大、应用最广的一种方法。实验法可分为实验室实验、现场实验。

1. 实验室实验 实验室实验是使用实验室条件，通过严格控制无关变量，借助各种仪器和设备，精确观察和记录刺激变量与反应变量，从而分析其中的规律。由于心理活动作为一种变量时容易受到诸多因素的影响，因此这种方法在护理心理学研究中较少使用。

2. 现场实验 现场实验又称自然实验，是在临床工作、日常学习和工作的自然情景中进行的研究。通过操作试验对象的某些变量，观察有关的反应，从而研究分析其中的规律。现场实验具有研究范围广泛、不受实验情境影响、接近真实生活、结果易于推广等优点，因此在护理心理学研究中被广泛采用。

答案解析

目标检测

一、名词解释

护理心理学

二、A1 型题

1. 护理心理学基础是（ ）

   A. 心理学与护理学相结合的一门交叉学科
   B. 护理心理学与心理学和护理学有关，与其他学科无关
   C. 研究人的心理因素变化发展的应用性学科
   D. 护理学的基础性学科和应用性学科
   E. 指导护理人员依据护理对象的心理活动规律实施心理护理的应用性学科

2. 护理心理学基础研究的对象包括（ ）

   A. 护理对象和护理人员　　B. 患者和护理人员
   C. 患者、亚健康状态的人、健康人　　D. 患者、亚健康的人
   E. 患者、亚健康的人和护理人员

3. 1973 年美国医学教授在《科学》杂志上发表一篇文章，首先提出了“生物－心理－社会”医学模式的是（ ）

   A. 恩格尔　　B. 威廉·冯特
   C. 弗洛伊德　　D. 艾丽斯
   E. 罗杰斯

4. 我国护理心理学教育起始于（ ）

   A. 20 世纪 80 年代初　　B. 20 世纪 70 年代初
   C. 20 世纪 60 年代初　　D. 20 世纪 50 年代初
   E. 20 世纪 90 年代初

5. 护理心理学的研究任务不包括（ ）

   A. 有效的心理干预方法
   B. 适合护理程序使用的心理评估方法
   C. 个体的心理护理和群体的心理保健
   D. 人在成长过程中特有的心理现象
   E. 研究和培养护理人员的心理品质

三、简答题

1. 护理心理学研究的对象有哪些？
2. 护理心理学的研究方法有哪些？

四、案例分析题

实习护士小刘，刚到医院实习的第二天，护士长安排她了解患者张大爷对明天手术的看法，并进行心理护理。小张想：张大爷及家属已经同意手术，并在手术知情同意书上签字了，还能有什么想法。我不知道怎么进行心理护理，再说也没有要求进行记录，这项工作可以不做。

问题：

（1）小刘的想法是否正确，为什么？

（2）你认为学习护理心理学的现实意义是什么？

书网融合……

本章小结　　微课　　题库

第二章　心理学基础知识

PPT

学习目标

1. 通过本章学习，重点把握心理现象、认知、情绪与情感、意志、人格等心理学基本概念。

2. 学会运用心理学知识分析生活中的心理现象，能够根据心理现象的本质与规律在临床中进行心理护理；具有有效管理情绪与情感，培养自身良好的意志品质和指导自己的实践活动的能力。

情境导入

情境描述　1920 年，在印度的丛林中，发现两个被狼哺育的女孩，年长的估计 8 岁，年幼的一岁半，都是在出生后约半年被狼衔去的。两人回到人类世界后，都在孤儿院里被养育，被称为“狼女”。可惜的是年长女孩于第 2 年便死去，年幼女孩活到了 16 岁左右。年幼女孩即使经过 7 年的教育，也只掌握了 45 个词，勉强学会几句话，智力只相当三四岁孩子的水平。

讨论　1. “狼女”为什么不具备正常人的心理活动？

2. 经过几年的教育和训练，为什么“狼女”智力依然没有达到正常水平？

第一节　心理学概述

一、心理学的概念

心理学是一门介于自然科学和社会科学之间的交叉科学，早期的心理学研究属于哲学的范畴。1879 年，德国心理学家冯特（Wilhelm Wundt）在莱比锡大学建立了世界上第一个心理学实验室，使心理学正式脱离哲学成为一门独立的科学，标志着科学心理学的诞生。在心理学发展的 100 多年里，定义也在不断变更，目前比较统一的定义为：心理学是研究人的行为与心理活动规律的科学。也就是心理学主要研究的是心理现象。`

心理现象（mental phenomena）是个体心理活动的表现形式。例如，人听到优美的旋律会心情愉悦，人为了满足自己的需要会克服困难，人可以借助语言符号把握事物的本质和规律，这些都属于心理现象。心理现象一般分为两个方面，即心理过程和人格（图 2－1）。

- 心理现象
  - 心理过程
    - 认知过程：感觉、知觉、记忆、思维、想象等
    - 情感过程
    - 意志过程
  - 人格（个性心理）
    - 人格倾向性：需要、动机、兴趣、理想、信念等
    - 人格心理特征：能力、气质、性格等
    - 自我意识：自我认识、自我体验、自我调控

图 2－1　心理现象结构图

心理过程包括认知过程、情感过程与意志过程。认知过程是最基本的心理过程，是人脑接受外界输入的信息，经过加工处理，转换成内在心理活动，从而支配行为的过程，包括感觉、知觉、记忆、思

维、想象等。情感过程与意志过程是人们在认识客观事物的基础上产生和发展的。人在认识客观事物的时候，会对客观事物产生不同的态度或体验，如满意或不满意、愉快或不愉快等，这些复杂多样的态度或体验即情绪和情感，产生态度或体验的过程即情绪情感过程。人不仅能认识事物，体验对事物的态度，还能为了满足某种需要，自觉地确定目标、制订计划，克服困难并努力达到目的，这就是人的意志过程。情绪情感过程和意志过程同时也会对人的认知过程产生重要影响。例如，积极的情感能激发人们认识的积极性，而消极的情感则会使人灰心、沮丧。

由于先天素质的差异，以及后天生活环境、教育、阅历的不同，人在活动的过程中，会表现出其各自的特点，这些特点即人格。人格包括人格倾向性、人格心理特征和自我意识。人格中与先天遗传因素相关又相对稳定的心理特征，称为人格心理特征，如能力、气质和性格等。人格中与后天社会环境和实践相关且易随环境变化的心理倾向性反应，称为人格倾向性，如动机、需要、兴趣、信念等。自我意识是人格调控系统的核心，是人对自身以及自己同客观世界关系的意识，由自我认识、自我体验和自我调控构成。

心理学一方面研究人类共有的心理活动（即心理过程），另一方面研究个体不同的心理活动（即人格）。心理过程是心理现象的动态表现；人格是心理过程表现出来的个体独有的心理品质，两者不可分割，相互联系、相互制约。每个人的心理过程都带有自己的个性特点，而每个人的个性又都表现在认知、情感、意志的心理过程中。

二、心理的发生发展过程

人类对心理本质的认识经历了相当长的历史时期，现代心理学吸取各种科学研究成果，做出了科学的阐释：心理是脑的功能，是人脑对客观现实的主观反映。

1. 心理是脑的功能 长期以来，人们一直认为心脏是心理活动的器官。随着科学的发展，人们逐渐认识到心理活动的器官是脑而非心脏。清代著名医生王清任于 1830 年就提出了“灵机、记性不在心在脑”，明确指出脑是心理的器官。巴甫洛夫的高级神经活动学说进一步揭示了心理是脑的功能。物种进化史也说明随着脑的进化，动物的心理也是从无到有、由简单到复杂在逐渐发展变化，如生物体最早仅有感应性，随后出现感觉、知觉，灵长类动物出现了思维的萌芽，到人类产生了意识。临床观察也证明，人脑一定部位的损伤不仅会造成生理功能障碍，也会引起相应的心理功能的丧失。

2. 心理是人脑对客观现实的主观反映 心理是脑的功能，但心理活动并不是人脑凭空产生的，只有当客观事物作用于人的感觉器官时，人才能产生感觉、知觉、记忆等心理现象。无论简单或复杂的心理现象的产生都离不开客观现实。客观现实包括自然现实和社会现实，其中，社会现实对人的心理起制约作用。印度“狼女”事例表明，心理是社会的产物。“狼女”从小脱离人类社会，虽具有人脑这一器官，但缺乏人类正常的社会实践活动，因此不具备人的心理活动。客观现实是人的心理活动产生的源泉，文艺作品中很多超现实的形象，如猪八戒、孙悟空等，其素材还是要来源于客观现实。因此，没有客观现实的刺激作用，即使有健全的大脑，也不可能引起相应的心理活动。

第二节 心理过程

一、认知过程

（一）感觉 微课

1. 感觉的概念 感觉（sensation）是人脑对直接作用于感觉器官的客观事物的个别属性的反映。如我们用触觉感知苹果的形状，用嗅觉感知苹果的香味，用视觉感知苹果的颜色，形状、香味、颜色均为苹果的个别属性。感觉是最基本、最简单的心理活动形式，是认识的基础，一切较高级、复杂的心理现象，都是在感觉的基础上产生的。

素质提升

感觉剥夺试验

1954 年，加拿大心理学家赫布（D. O. Hebb）、贝克斯顿（W. H. Bexton）等人进行了“感觉剥夺”试验。试验中，被试验者进入与外界完全隔离的实验室，安静地躺在舒适的床上，并蒙眼、堵耳、戴手套，吃喝也不用移动手脚，“剥夺”被试验者的感觉。试验初期被试验者还能安静地睡着，随后被试验者变得焦躁不安，全身不适，不耐烦，寻找刺激等，甚至产生幻觉。所有被试验者都感到无法忍受这样的痛苦，没有人愿意在这样的环境中生活一周。这个试验表明，大脑的发育是建立在与外界环境广泛接触上的，只有通过社会化的接触，更多地感受到和外界的联系，人才可能更多地拥有力量，更好地发展。

2. 感觉的种类　根据刺激的来源把感觉分为外部感觉和内部感觉。

（1）外部感觉　是由外部刺激作用于感觉器官所引起的，包括视觉、听觉、嗅觉、味觉和皮肤感觉（触觉、压力觉、温度觉和痛觉）等。

（2）内部感觉　是由机体内部的刺激所产生的感觉，包括运动觉、平衡觉、内脏感觉（包括饥渴、饱胀、窒息等）。

3. 感受性与感觉阈限　感受性是感觉器官对适宜刺激的感觉能力。感受性的大小是用感觉阈值大小来衡量的。刚刚能引起感觉的最小刺激量我们称为绝对感觉阈值，觉察出最小刺激量的能力称为绝对感受性。绝对感受性与绝对感受阈值成反比，即感觉阈限高则感受性低，感受性高则感觉阈值低。刺激作用于感觉器官时，刺激量常常会发生变化，但不是任何变化都能引起察觉。刚刚能引起差别感觉的最小刺激量叫做差别感觉阈限，对这一最小差异量的感觉能力叫差别感受性。差别感受性与差别感觉阈限在数值上也成反比，差别感受阈限越低差别感受性越高。但人的感受性也不是一成不变的，例如怀孕后，很多孕妇的嗅觉会变得异常灵敏；人在患病时也会对周遭环境更为敏感，更需要安静舒适的环境。

4. 感觉的特性

（1）感觉适应　是指由于刺激持续作用于感受器而使感受性发生变化的现象。单一刺激越是持续作用，感觉器官对这一刺激的敏锐度就会下降。反之，如果长期缺乏某种刺激，感觉器官的敏锐度也会提高。这一现象可发生于任何感觉。以视觉为例，有明适应和暗适应之分：当从强光下进入暗室，最初什么都看不见，但过一会就能逐渐看清一些东西，这是暗适应，是刺激由强变弱，感受性逐渐提高的过程；从暗处走到亮处一开始会使人目眩，但过一会视力会恢复正常，这叫明适应，此时感受性要降低以适应明亮的环境。在各种感觉中，嗅觉的适应力最强，所谓“入芝兰之室，久而不闻其香；入鲍鱼之肆，久而不闻其臭”，指的就是嗅觉适应。在各种感觉中痛觉是最难适应的，这显然具有生物学意义。

（2）感觉对比　是指同一感觉器官同时或先后接受不同刺激而使感受性发生变化的现象。分为同时对比和继时对比。同时对比是几个刺激物同时作用于感觉器官，例如同一灰色小纸片，放在黑色背景上会看起来亮些，放在白色背景上会看起来更暗。继时对比是几种刺激物先后作用于同一感受器所形成的对比，例如，先吃糖再吃药就会觉得药更苦。

（3）感觉补偿　是指某种感觉缺失后，其他感觉的感受性增强而起到部分弥补作用的现象。例如，盲人的听觉、触觉和嗅觉等一般都比正常人灵敏就是对视觉的缺陷补偿。这种补偿作用在一定程度上可以通过后天训练提高。

（4）感觉后像　是指客观事物对感受器的刺激作用停止后，感觉映像并不立即消失，还能保持极短时间的现象。在后像中，视觉后像表现得最为明显。例如，在夜晚将火把以一定速度做画圈动作，会看到一个火圈。"晕轮效应""余音缭绕"描述的也是一种感觉后像。我们平常看电影、电视，之所以能让人感觉画面的连续性，也是依靠感觉后像的作用。

（5）联觉　是指对一种感官的刺激作用触发另一种感觉的现象。例如在色彩学中我们经常将红、橙、黄称为暖色调，因为这些颜色会让人有温暖的感觉，而蓝、青、绿会使人感觉寒冷，又称为冷色调，这就是视觉与温度觉的联觉。强烈的噪音可使疼痛更为厉害，视觉变换可以破坏平衡觉，使人眩晕或呕吐等也是感觉的相互作用。

（二）知觉

1. 知觉的概念　知觉（perception）是人脑对直接作用于感觉器官的客观事物的整体属性的反映。从感觉到知觉是一个连续的过程，合称感知觉。感觉和知觉都是客观事物直接作用于感觉器官而产生的，所反映的都是事物的外部特征，都属认识过程的低级阶段，但区别在于感觉反映的是事物的个别属性，知觉反映的是事物的整体属性。感觉是知觉的基础，知觉以感觉为前提，但并不是各种感觉信息的简单相加。知觉的产生不仅需要客观事物，而且需要借助个体的知识经验将各种感觉信息整合起来，形成更高阶段的认识。如我们通过视觉、嗅觉、触觉等感知苹果的各个属性，需经过信息整合，脑海中才有苹果这个概念。

2. 知觉的种类　根据人脑所反映事物特性的不同，把知觉分为空间知觉、时间知觉和运动知觉。

（1）空间知觉　是人脑对物体的形状、大小、距离、方位的反映，如穿越马路、上下阶梯、驾驶车辆等均依靠空间知觉来判断。

（2）时间知觉　是人脑对客观事物顺序性和延续性的反映，与个体的身心状态、情绪及所从事活动的性质有关，如愉快的一天总是过得很快，而住院患者经常有"度日如年"的感觉。

（3）运动知觉　指人脑对物体的空间位移、运动方向、移动速度的反映，如驾驶车辆时与周围车辆保持的安全距离；球员对于球位置、方向、速度的判断等都属于运动知觉。

3. 知觉的特性

（1）知觉的选择性　是指人在知觉客观世界时，总是有选择地把少数事物当成知觉的对象，而把其他事物当成知觉的背景，以便更清晰地感知特定的事物与对象。知觉的选择性与个人的兴趣、需要、经验等有关，还与对象的刺激强度有关，例如鲜艳的事物总是更容易引起注意。而人会根据自己的需要在知觉对象与背景之间作相互转化。

（2）知觉的整体性　知觉对象有很多个别属性，知觉具有把这些个别属性整合为整体的功能特性，即使在刺激不完备的情况下，人脑仍能利用已有的经验对缺失部分加以整合补充，从而把事物知觉为一个整体。一般来说，刺激物的关键部分、强的部分在知觉的整体性中起决定作用。例如医生可以通过患者的典型症状体征做出正确的临床诊断就是知觉整体性的体现。

（3）知觉的理解性　人的知觉并不是简单地复制所观察到的事物，而是根据已有的知识经验去理解它，赋予它意义。知觉的理解性受个人的知识、经验、情绪、价值观、思维定势等的影响，如一张X线片，对于不懂医学知识的人很难读懂，而影像科医师则可以从中读取有用的信息。

（4）知觉的恒常性　指的是知觉不会因为知觉条件（如距离、角度、光亮等）的变化而变化，仍保持相对稳定不变的特征。在各种知觉中，视知觉的恒常性最明显。例如，在不同距离的地方看同一个人，虽然这个人在视网膜上的成像大小有了变化，但是我们对其高矮的知觉并没有发生改变，即大小恒常性现象。在视知觉中，形状、亮度、颜色等都具有恒常性。

4. 错觉　错觉是指在特定条件下产生的对客观事物的歪曲知觉。这种歪曲带有固定的倾向，只要客观条件具备，错觉就必然发生，主观的努力是很难克服的，但能够被纠正。错觉的种类很多，包括视错觉、听错觉、运动错觉、时间错觉、方位错觉、形状错觉等。现实生活中，我们可以巧妙利用错觉来调整空间、温度和表达创意等，但同时更应该防止错觉造成差错。

（三）记忆

1. 记忆的概念　记忆（memory）是过去的经验在头脑中的保持和再现，是在头脑中积累和保存个体经验的心理过程。记忆联接着人们心理活动的过去和现在，对保证人的正常生活起重要作用。通常记忆力好，生活就比较顺利舒畅，学习、工作效率就高；反之没有记忆，就要不断重新学习，会严重影响日常生活。

2. 记忆的类型

（1）根据记忆的内容分类

①形象记忆　又称表象记忆，是以感知过的事物形象为内容的记忆。例如，护理专业学生在见习时对患者特殊面容、气味、步态的记忆。

②语词逻辑记忆　是以概念、公式、判断、推理等逻辑思维过程为内容的记忆。它是人类所特有的，具有高度的概括性、理解性和逻辑性，是抽象思维的基础。

③情绪记忆　是以体验过的情绪或情感为内容的记忆。具有保持时间长、经久难忘的特点。“一朝被蛇咬，十年怕井绳”就是典型的情绪记忆。

④动作记忆　又称运动记忆，是指以操作过的动作或运动为内容的记忆。动作记忆与其他记忆相比，一经记住不易遗忘，是培训各种技能的基础，如骑车、游泳等，也包括各种专业技能的培训，如护理专业学生练习铺床、静脉输液等。

（2）根据记忆加工方式和保持时间长短不同分类

①瞬时记忆　又称感觉记忆，是指当刺激停止作用后，感觉信息在人脑中持续瞬间就消失的记忆。特点是存储时间短，0.25～2 秒，信息储存量大，易消失，形象鲜明。这些信息如果能及时加工，则进入短时记忆，否则很快就被遗忘。

②短时记忆　是指信息能保持 1 分钟左右的记忆，是瞬时记忆和长时记忆的中间阶段。信息以知觉的形式保持，储存量有限，记忆广度为 7±2 个组块（组块是记忆单位，可以是一个字、一个词或短语、也可以是一个句子）。科学编排和组织有意义的记忆材料，可以大大提高记忆的存储容量。短时记忆的信息经过复习和加工可进入长时记忆。

③长时记忆　又称永久记忆，是指储存时间在 1 分钟以上的记忆。长时记忆中存储着个体过去所有的知识和经验，为心理活动提供了知识基础。与短时记忆相比，长时记忆存储时间长且容量无限。

3. 记忆的基本过程

（1）识记　是通过反复感知来识别和记住事物，从而积累知识经验的过程，是记忆的开端。

①根据识记的目的性和意志努力的程度，将识记分为无意识记和有意识记。无意识记是没有预定目的，不需要经过意志努力的识记。无意识记获得的内容大多比较偶然和零散，大多与人的需要或兴趣有关，如经历过的重大事件、参加过的有趣的活动等。有意识记是有目的、有计划且需经过意志努力的识记，如上课认真听讲等。

②根据识记材料的性质以及对材料的理解与否，将识记分为机械记忆和意义记忆。机械记忆是采取多次重复的方法、依靠材料外在的联系进行的识记，如对患者床号、姓名、临床诊断等的识记或对材料不理解的死记硬背都属于机械识记，容易遗忘。意义记忆是根据材料的内在联系，在对材料理解的基础上进行的识记，会比机械记忆更快、更牢，持续时间更久。

（2）保持　是指识记后的信息在头脑中得到储存和巩固的过程，是记忆系统的中间环节，是记忆力强弱的重要标志。保持是一个动态变化的过程，表现为保存信息的数量和质量会随着时间的推移而发生改变，有的变得更简单、概括、细节减少，有的变得更丰富、充实、生动，有的发生混淆、颠倒，有的信息消失等。发生变化的原因主要受个体以往的知识经验、兴趣爱好、情绪状态、任务要求等主观因素的影响。

（3）再认和再现（回忆）　是对头脑中储存信息的提取过程。再认是指过去经历过的事物重新出现时能够识别出来的心理过程。再现是过去经历过的事物不在主体面前，由其他刺激作用而在大脑里重新出现的过程。通常是能够回忆的内容都可以再认，而可再认的内容不一定能够回忆。

4. 遗忘

（1）遗忘的概念　记忆的内容不能再认和回忆或是错误地再认或回忆都称为遗忘。遗忘可分为暂时性遗忘和永久性遗忘。由于某种原因对识记材料一时不能再认或回忆的叫暂时性遗忘，识记过的内容不经重新学习不能再认或回忆的叫永久性遗忘。

（2）遗忘的规律　遗忘是有规律的，德国心理学家艾宾浩斯对遗忘规律做了首创性系统性的研究。结果表明，遗忘的进程是不均衡的，在识记后的最初时间遗忘最快，随着时间推移，遗忘速度逐渐减慢，稳定在一个水平，呈现出“先快后慢”的规律。这一曲线又称为艾宾浩斯遗忘曲线。

继艾宾浩斯之后，许多研究进一步揭示了影响遗忘进程的因素，主要包括以下几个方面。

①材料的性质和数量　从记忆材料的性质上说，抽象的材料遗忘快于形象的材料；无意义的材料遗忘快于有意义的材料；熟练的技能遗忘最慢。从记忆材料的长度来说，记忆材料长度越长，就越容易遗忘。

②学习程度和学习方法　从学习程度方面来说，学习重复的次数越多，就越不容易遗忘；从经济高效的角度来看，超额学习 50% 最佳。从学习方式方面来说，反复阅读与试图回忆相结合比单纯的反复阅读记忆保持得效果好。

③材料的系列位置　对于较长的材料，首尾部分遗忘的较少，而中间部分遗忘较多。

④识记者的主观因素　能满足个体需要或对个体有重要意义的材料容易保持，不能满足个体需要或对个体没有意义的材料容易遗忘；能引起个体愉快的情绪体验的材料容易保持，引起个体不愉快的情绪体验的材料容易遗忘。

（3）提高记忆效率的方法

①科学用脑　合理安排学习时间，一般来说，上午 9 ~ 11 时，下午 15 ~ 16 时，晚上 19 ~ 22 时为最佳记忆时间。

②保持好的精神状态　树立信心、培养兴趣、集中注意力，排除外界干扰。

③遵循记忆的客观规律　对刚学过的知识，趁热打铁，及时温习巩固，强化记忆，可以起到“事半功倍”的效果。

④增加对知识的理解　理解是记忆的基础，对新材料的识记多采用意义记忆，能让记忆保持更长久，回忆更准确。

⑤运用科学的记忆方法　通过眼、耳、口、手并用的学习方法，看、听、读、写相结合，增加信息接收的通道，有效加强记忆；灵活运用分类记忆、图表记忆来缩短记忆过程等。

（四）思维

1. 思维的概念　思维（thinking）是人脑对客观事物的本质特征间接的、概括的反映，是认识过程的高级阶段。间接性和概括性是思维过程的两个重要特征。所谓间接性，是指通过已有经验或其他事物为媒介来认识客观事物。例如早上起床看见对面的房顶白了，马路上有积雪，推断夜里下过雪。夜里下雪没有被直接看见，而是通过房顶和地面的冰雪作媒介间接推断出来的。所谓概括性是对同一类事物共同的本质特征以及事物内在的规律和联系的反映，例如人脑通过感知觉认识了枣树、苹果树、梨树、桃树，通过观察得出这一类树木的共同点都有根、茎、叶、果，由此概括出果树的本质特征。

2. 思维的分类

（1）根据思维的形式或凭借物分类

①动作思维　是以实际动作或操作来解决问题的思维，即思维以动作为支柱，依赖实际操作解决具体直观的问题。在个体心理发展中，1～3 岁幼儿主要是此种思维方式，在实际的生活中成人也常常依赖实际操作来解决一些问题，但要比幼儿的直观动作思维水平高。

②形象思维　是利用具体形象解决问题的思维，思维活动依赖具体形象和已有的表象。在个体心理发展中，3～6 岁儿童主要是这种思维方式，也是许多艺术家、文学家及设计师较多运用的思维方式。

③抽象思维　是以抽象的概念和理论知识来解决问题的思维，这是人类思维的核心形式。例如，护士结合医学、心理学、护理学等知识制订护理计划等就属于抽象思维。

（2）根据思维的指向性分类

①聚合思维　也称求同思维，是把解决问题所能提供的各种信息聚合起来，得出一个正确的答案或一个最好的解决问题的方案。例如医生会根据患者的实际情况，为患者选择最佳的治疗方案。

②发散思维　又称求异思维，是指解决一个问题时，沿着各种不同的方向去积极的思考，找出符合条件的多种答案、解决方法或结论的一种思维。例如当患者体温升高时，护士可以想到用冰袋、酒精擦浴、冰水灌肠等多种降温措施。

（3）根据思维的创造性分类

①习惯性思维　是用常规的方法和现成的程序解决问题的思维。这种思维不创造新成果，创造性水平很低，但在很多时候，可以节约时间去解决问题。如母亲听见婴儿啼哭，就会想到可能是饿了，从而马上给他喂奶。

②创造性思维　是指在思维过程中，在头脑中重新组织已有的知识经验，沿着新的思路，寻求一些新颖的、前所未有的、有创造想象参加的且具有社会价值的思维。例如，很多心理学理论都是各个心理学学派的创始人创造出来的。

3. 思维的基本过程

（1）分析与综合　分析是指在头脑中把整体事物分解为各个部分或各个属性，再分辨出个别方面、个别特征，并加以思考的过程。而综合则是在头脑中把事物的各个部分、各个特征、各种属性结合起来，形成一个整体。分析与综合是相反但又紧密联系的关系，没有分析我们无法了解事物的各个方面，没有综合就无法把握事物的整体。

（2）比较和分类　比较是在分析综合的基础上，把各种事物和现象加以对比，从而找出事物之间的相同点、不同点及其联系。通过比较，才能看出异中之同或同中之异。分类是在比较的基础上确认事物主次、同性的异同，并将有共同点的事物划为一类，以揭示事物之间的关系，从而使知识系统化。

（3）抽象与概括　抽象是找出事物的本质属性，排除非本质属性的思维过程。概括是在思想上把抽象出的各种事物与现象的共同特征和属性综合起来，形成对一类事物的概括性本质属性的认识。例如炎症有各种表现，经抽象找出其本质特征红、肿、热、痛；推而广之，只要有红、肿、热、痛就可确认为炎症，这就是概括。

（4）具体化与系统化　具体化是人脑把经过抽象、概括获得的一般概念、原理和理论应用到具体对象上的思维过程，简而言之，即理论指导实践的过程。系统化是把具有相同本质特征的事物，按一定的顺序组成层次分明的系统的思维过程。如医学家将人体按照生理功能分成运动系统、消化系统、呼吸系统、泌尿系统等九大系统，这就是系统化的过程。

4. 问题解决的思维过程及其影响因素

（1）问题解决的思维过程　现实生活中存在着大量需要解决问题的活动，思维过程就体现在解决问题的活动中，这一具体心理过程分为发现问题、分析问题、提出假设和验证假设四个阶段。

①发现问题　问题解决首先必须能够发现并提出问题，能否发现问题与个人对活动的态度、兴趣爱好及知识水平有关。

②分析问题　分析问题最基本的条件是全面系统地掌握材料，寻找问题中的主要矛盾，分析问题的原因和性质。对问题分析地越透彻，越有利于问题的解决。

③提出假设　问题解决的方案常常是先以假设的方式出现。假设的提出是从当前问题的分析出发，通过推测、预想和推论，然后有指向、有选择地提出解决问题的建议和方案。假设提出的合理与否，与已有的知识经验、常识性的实际操作、创造性思维等都有关。

④验证假设　问题解决的最后一步是验证假设。验证假设是通过实际活动或认知操作验证所提出的假设是否可以真正解决问题、达到目的。当然，问题解决的各个阶段并非完全遵循这一顺序，当验证假设阶段发现某一假设不能解决问题时，思维过程将直接再次进入分析问题或提出假设阶段，重新进行问题解决过程。

（2）问题解决的影响因素

①定势　也称习惯性思维，是个体常常以特定的方式进行认知或行为，或在解决问题时具有一定的倾向性。在环境相对不变的条件下，定势能使个体应用已掌握的方法迅速解决问题，但在情境发生变化时，则会妨碍个体的思路。

②动机　是解决问题的内部动力，对问题解决起着重要作用。根据心理学家耶克斯（R. M Yerkes）与多德森（J. D Dodson）的研究，动机的强弱与解决问题的关系呈现一条“倒 U 曲线”，即太强或太弱的动机均不利于问题的解决，而中等强度的动机最适宜。动机水平的最佳水平会依据任务的不同性质有所改变。在完成简单的任务中，动机水平高，效率可以达到最佳水平；在完成难度适中的任务中，中等的动机水平效率最高；在完成复杂和困难的任务中，偏低动机水平下的工作效率最佳（图 2－2）。

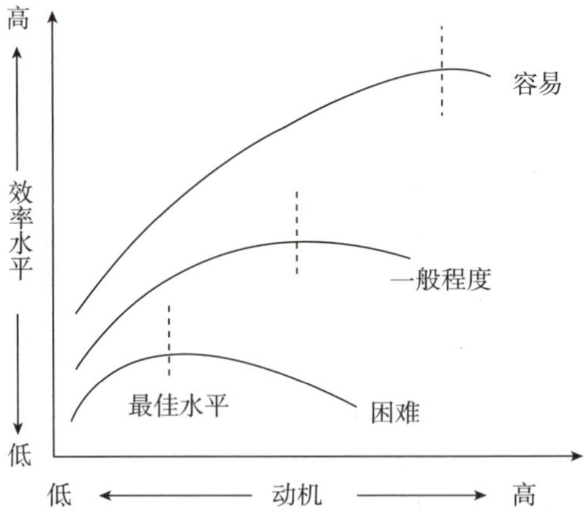

图 2－2　耶克斯－多德森定律

③功能固着　人们习惯于把某种功能牢固地赋予某一物体，称为功能固着，如钥匙用来开锁、笔用来写字等。在解决问题的过程中，人们能否改变事物固有的功能以适应新的问题情境，常常是解决问题的关键。

④迁移　是指已经获得的知识、技能和学习方法对学习新知识和新技能的影响，也就是平时所说的

举一反三、触类旁通。迁移有正负之分，一种知识技能的掌握对另一种知识技能的掌握具有促进作用称为正迁移；反之，一种知识技能的掌握对另一种知识技能的掌握具有阻碍作用称为负迁移。

⑤个性　解决问题的效率常受个性因素的影响。智慧因素对解决问题有重要作用。另外，自信心、灵活性、创新精神、毅力等都会影响问题的解决。

5. 思维品质　反映的是每个个体智力或思维水平的差异，是衡量个体思维能力强弱的指标。良好的思维品质主要包括思维的深刻性、灵活性、预见性、独立性、广阔性及系统性。

（1）深刻性　是指思维活动的抽象程度和逻辑水平，涉及思维活动的深度和难度，表现为善于概括归类，逻辑抽象性强，善于抓住事物的本质和规律，揭露事物之间的内在联系，预测事物的发展趋势。医护人员面对病情复杂多变的患者时，不能仅停留在症状表面，而应透过现象看本质，深入了解疾病的起因、发展和转归。这种认识过程就体现了思维的深刻性。

（2）灵活性　是指善于随机应变，灵活地思考问题，反映了智力的“迁移”，如我们平时说的“举一反三”“运用自如”等。灵活性强的人，智力方向灵活，善于从不同的角度分析问题、思考问题、解决问题。临床护理过程中非常需要思维的灵活性，护士应能在条件发生变化时，从实际出发，及时改变原有的计划，寻找新的解决问题的途径。

（3）预见性　是指能够根据事物的发展特点、方向和趋势进行预测、推理的一种思维能力，其核心是在质疑和探究的基础上的一种深入的认识过程。护士通过对患者进行全面综合的分析和判断，提前预知存在的护理风险，从而采取及时、有效的护理措施，可以有效减少并发症，提高护理质量和患者的满意度。

（4）独立性　是指善于独立发现问题和解决问题的思维特质。整体护理要求护士对每位患者提出准确的护理诊断，拟订全面的护理计划因此更要求护士具备思维的独立性。护士不但要善于独立地提出问题和解决问题，而且还要善于评价他人问题分析或者解决的合理与否，这样才能做到对于结论性的判断，不盲从、不轻信，有独立见解。缺乏思维独立性的护士，盲目执行医嘱，很容易出现差错事故。

（5）广阔性　是指思维活动的广度，表现为善于全面地、相互联系地看问题，不仅能把握问题涉及的范围，而且能不遗漏问题的重要细节。如护士具备了思维的广阔性，在为患者提出护理诊断、制订护理计划时，就能把患者看作一个整体，广泛收集资料，而不是只关注患者某部分的生理反应，而忽视其他的需要。

（6）系统性　是指把认识对象看作系统，从系统和环境的相互联系、相互作用中综合地考察认识对象的一种思维方法。整体护理模式就集中体现了护士思维的系统性。护理对象是由身心、社会、文化各方面组成的整体，其健康也受到各种因素影响。护士除了应加强对患者自身生理心理的关注外，还需关注患者所处的环境对疾病康复的影响。

（五）想象

1. 想象的概念　想象（imagination）是人脑对已有的表象进行加工改造形成新形象的过程。想象的内容往往出现在现实生活之前，但任何想象都不是凭空产生，构成新形象的一切感性材料都来自客观现实生活以及过去的经验，是在客观刺激物的作用下，人脑对已有表象的重新组合与创造。

2. 想象的分类　根据想象有无预定目的分类，分为无意想象和有意想象。

（1）无意想象　是指没有预定目的、不由自主的想象。无意想象是最简单、最初级的想象。例如，“浮想联翩”所形容的意境以及梦境等均属于无意想象的范畴。

（2）有意想象　是指根据一定的目的、自觉地进行的想象。根据想象的独立性、新颖性和创造性的特点，有意想象又分为再造想象、创造想象和幻想。

①再造想象　是根据词语描述或图形描绘，在头脑中形成与之相符或相仿的新形象的过程。例如，

医学生学习人体解剖时，通过解剖挂图和文字描述想象出人体结构的活动。

②创造想象　是指不依据现成的描述，而是运用头脑里储存的记忆表象或感知材料作为原型或素材，经选择、加工、改造而独立地创造出新形象的过程。创造想象具有首创性、独立性和新颖性的特点。例如，艺术家的构思与创作、科学家的发明等活动，都包含有创造想象的成分。

③幻想　是与人的生活愿望相结合并指向未来的想象，是构成创造性想象的准备阶段。幻想可分积极和消极两种，如果是以现实为依据，并指向行动，经过努力最终可以实现，这种是积极的，可以称之为理想，能激发人的斗志，推动个人去努力工作；如果幻想完全脱离现实，毫无实现的可能，那就是空想，这种脱离实际虚无缥纱的空想会把人引向歧途，常常是有害的。

（六）注意

1. 注意的概念　注意（attention）是心理活动对一定对象的指向和集中。注意本身不是一种独立的心理活动，而是一切有意识的心理活动的共同特性。一方面，注意没有自己特定的反映内容，总是伴随具体的认识活动产生，如“注意听”“注意看”等，离开了“听”“看”等心理过程，注意也就不存在了。另一方面，注意是顺利完成认识过程的必备条件，没有注意的参与，就不可能产生对某事物深刻的感知、记忆和思维。

指向性和集中性是注意的基本特征。指向性指人的心理活动具有选择性，能使个体从大量周围环境的刺激中，选择出与自己关系密切的信息，排除无关干扰。集中性指心理活动停留在被指向对象的强度和紧张度，如当护士在进行复杂的护理操作时，会因为注意力的高度集中，听不到看不到与此无关的其他事物。

2. 注意的分类

（1）无意注意　是指没有预定目的，也不需要做意志努力的注意。如课堂上有人大叫一声，所有的人都会不由自主地把目光转向发出叫声的人，这就属于无意注意。新异的、强度大的刺激物、刺激物与背景的差别大以及刺激物的运动和变化都是引起无意注意的客观因素。

（2）有意注意　是指有预定的目的，需要一定意志努力的注意，受人的意识调节和支配，是注意的一种高级形式。有意注意的客体不一定吸引人，如即使课堂内容枯燥，同学们还是会努力认真听讲。

（3）有意后注意　是指事先有预定的目的，但不需要一定意志努力的注意。有意后注意是在有意注意的基础上发展起来的，关键是个体对活动本身产生兴趣或是一种技能需要，具有高度的稳定性。例如学习骑车，开始的时候要特别注意各个肢体动作的配合，此时是有意注意，慢慢熟练了，不用意志努力特别去注意自己的动作，也能轻松地骑行，此时便是有意后注意。

3. 注意的品质

（1）注意的广度　是指在单位时间内能够注意到的事物的数量。一般来说，正常成人在 0.1 秒内能注意到 4～6 个毫无关联的对象。影响广度的因素主要包括知觉对象的特点和个体的知识经验、心理状态等。注意对象排列越集中、有规律，被注意的广度也就越大；个体越紧张，注意的广度就会缩小。

（2）注意的稳定性　是指在同一对象或同一活动上注意所能持续的时间，这是注意品质在时间上的特性。注意保持的时间越长，表明注意的稳定性越好。一般人注意集中的时间为 10 分钟左右，但经过严格训练的外科医生可以集中注意在手术部位达数小时之久。注意的稳定性并不是一成不变的，而是在间歇性地加强和减弱，这种现象叫作注意的起伏，是注意的基本规律之一。

（3）注意的分配　是指在同一时间内人把注意同时指向两种或两种以上活动或对象中去的能力。例如，护士在为患者输液时，可以一边操作，一边与患者交谈。人能否实现注意分配，主要取决于几个活动之间的联系或人对活动的熟练度。几个活动之间的联系越紧密，越有利于注意的分配，例如很多歌手能够同时自弹自唱。同时进行的几个活动仅有一种是不熟练的，其他活动已达到“自动化”或“部分自动化”程度时，也有利于注意的分配，例如学生上课可以边听讲边记笔记。

（4）注意的转移　是指个体有目的地、及时主动地把注意从一个对象转移到另一个对象的能力。注意转移的速度主要取决于注意的紧张性和引起注意转移的新的刺激的性质。例如护士在给某位患者进行健康指导时，另一位患者突发呼吸、心搏骤停，此时护士必须能迅速将注意力转移，对该患者立即实施心肺复苏。

二、情绪情感过程

（一）情绪与情感的概述

1. 情绪和情感的定义　情绪与情感是人对客观事物是否符合个人需要而产生的态度体验和相应的行为反应，反映的是客观事物与人的需要的关系。例如当人们顺利完成一项任务时，会感到愉悦；遇到挫折失败时，会沮丧、懊恼；失去亲人时，会伤心难过。这种由于个人对客观事物是否符合自己需要而产生的态度体验及伴随的身心变化，就是情绪和情感。

2. 情绪与情感的区别与联系

（1）情绪与情感的区别

①从需要角度看，情绪通常与个体的生理需要相联系，多与食物、水、空气等相关，是人和动物共有的；而情感通常是与人的社会性需要相联系的态度体验，多与求知、艺术、人际交往等相关，是人类特有的心理活动。

②从稳定性程度看，情绪具有情境性和短暂性的特点，受情境影响较大，一旦情境发生变化，相应的情绪感受也就随之消失或改变，如孩子顽皮会容易惹妈妈生气，但很快妈妈气就消了；情感则具有较大的稳定性和持久性，一经产生就相对稳定，不为情境所左右，如母爱不会因为孩子的一次犯错而有所减少。

③从表现方式看，情绪具有明显的外部表现，情绪一旦发生，强度一般较大，如高兴时手舞足蹈，愤怒时声嘶力竭；情感侧重于内心的体验，较为深刻和持久，如集体荣誉感、家庭责任感等。

（2）情绪和情感的联系　情绪和情感是相互依存、不可分离的关系。稳定的情感是在情绪的基础上形成的，而且通过情绪来表达。情绪也离不开情感，情绪的变化反映着情感的深度，在情绪中蕴含着情感。

（二）情绪与情感的分类

1. 基本情绪的分类　基本情绪是先天的，《礼记》中最早将喜、怒、哀、惧、爱、恶、欲列为七种基本情绪。从动物进化的角度，人的情绪可分为基本情绪和复合情绪。基本情绪是人和动物共有的，每一种基本情绪都具有独立的神经生理机制、内部体验和外部表现，并有不同的适应功能。现代一般认为的四种基本情绪是喜、怒、哀、惧。在此基础上可以派生出许多复杂的复合情绪，如敌意 = 愤怒 + 厌恶 + 轻蔑；焦虑 = 恐惧 + 内疚 + 痛苦 + 愤怒。

2. 情绪状态的分类

（1）心境　心境是人比较平静、微弱而持久的情绪状态，是一种非定向的弥散性的情绪体验。持续时间一般较长，可以是几小时、几天，甚至长达几年。“忧者见之则忧，喜者见之而喜”，即心境弥散性的表现。例如一个人受到了重大的表彰，在一段时间内都会处于积极、愉快的心境中。

（2）激情　激情是一种强烈而短暂的情绪状态，往往是由重大事件引起而且伴随着生理变化和外部行为。在激情状态下，人的认识活动范围往往会缩小，理智分析和控制能力减弱，因此我们要善于控制自己的情绪，做情绪的主人。

（3）应激　应激是指人对某种意外的环境刺激所做出的适应性反应。例如，当母亲看到孩子从高处跌落时，其反应会比平常任何时候都要快。一般的应激状态会使机体具有特殊的防御或排险功能，帮助化险为夷，但如长时间处于应激状态，则会损害机体健康，导致疾病。

3. 情感的分类 情感通常与人的社会性需要相联系，人的高级社会性情感主要包括：道德感、理智感和美感。

（1）道德感 是指在评价人的思想、意图和行为是否符合社会道德标准时所产生的主观体验，具有社会性和历史性。行为符合道德标准便产生满意、肯定的体验，如爱慕、敬佩、赞赏、热爱、欣慰、荣誉等；行为不符合便产生消极、否定的体验，如羞愧、憎恨、厌恶等。青少年容易被英雄人物事迹所感染和激励，产生道德感。

（2）理智感 是指在智力活动过程中，在认知和评价事物时所产生的情感体验。它与人的求知欲、好奇心、解决问题过程中出现的情绪等相关。例如，居里夫妇在提炼镭的艰辛历程中，以及发现镭的那一刻，所体验到的理智感可能不是一般人所能有的。

（3）美感 美感是根据一定的审美标准在评价自然特征和社会行为特征时所产生的情感体验。人的审美标准既反映事物的客观属性，又受个人价值观念的影响，因此不同的个体对同一事物会产生不同的审美评价。

（三）情绪情感的表达

情绪和情感是内部的主观体验，但在其发生时又伴随着某种外部表现，并能被观察到。这种可以被观察到的外部行为特征称为表情，可分为面部表情、姿态表情和语调表情。

1. 面部表情 面部表情是指通过眼部、颜部和口部肌肉的变化来表现各种情绪状态。俗语说“眼睛是心灵的窗户”，说明人的眼睛是最善于传情的。艾克曼的实验证明，眼睛对忧伤的表达最重要，口部对快乐与厌恶的表达最重要，前额能提供惊奇的信号，眼睛、嘴和前额对愤怒情绪的表达都是重要的。面部表情天生的成分较多，其原始表现是通见于全人类的。

2. 姿态表情 姿态表情可分为身体表情和手势表情。身体表情是由人的身体姿态、动作变化来表达情绪，如成功时趾高气扬，失败时垂头丧气，紧张时坐立不安等。手势表情是后天习得的，受社会文化影响，其表达的含义有所不同。人们对自己的姿态表情，经常不自知，而且在不知不觉中流露，因此有时我们可以透过某些姿态表情来读懂对方未表达出来的想法。

3. 语调表情 语调表情是在情绪发生时，语调的高低、快慢、强弱等方面的变化。如悲伤时语调低沉、节奏缓慢，高兴时语调高昂、节奏加快等。

（四）情绪的调节

情绪的调节与人的身心健康有着密切关系。情绪的调节过程即个体管理和改变自己或他人情绪的过程，在遇到不良情绪时，我们可以尝试以下做法。

1. 合理宣泄 合理宣泄情绪是指在适当的场所，采用适当的方式，来排解心中的不良情绪，既不损害自己，也不损害他人。宣泄的方法很多，可以找人倾诉、运动旅游、吃一顿美食等。无论哪种方式，及时排泄负面情绪对人的生理和心理健康都是有益的。

2. 认知调节 在情绪的发生发展过程中，认知评价起着非常重要的作用。美国心理学家埃利斯提出的情绪 ABC 理论认为激发事件 A（activating event）只是引发情绪和行为后果 C（consequence）的间接原因，而引起 C 的直接原因是个体对激发事件 A 的认知和评价，即信念 B（belief）。产生情绪困扰的原因多是由于一些不合理的信念，因此通过改变对刺激事件的不合理的信念可以改变由此引起的消极的情绪和行为。

3. 转移注意力 当处于情绪激动而难以控制时，可以有意识地把注意力从引起不良情绪反应的刺激情境中转移到其他事物或活动上去。例如，当学习苦闷、烦恼时，可以有意识地将注意力转移到自己感兴趣的活动中去，如打球、下棋、听音乐、看电影等，使自己从消极情绪中解脱出来。

4. 寻求专业帮助 如通过以上措施还不能很好地调节和控制自己的情绪，可向专业人士寻求帮助。心理咨询师和心理治疗师有严格的保密要求，可以放心地向他们敞开心扉。

三、意志过程

（一）定义

意志是指个体自觉地确定目标，有意识地支配、调节行为，通过克服困难，以实现预定目的的心理过程。意志作为人的重要的精神力量，对人的活动有着最直接的影响。如果说认知过程是外部刺激向内部转化的过程，那么意志过程就是由内部意识向外部活动的转化过程，具有引发行为的动机作用，且比一般动机更具选择性和坚持性，因而可以看成是人类特有的高层次动机。

（二）意志行动的基本特征

1. 具有明确的目的性 意志行动是人有目的的活动，预先确定目的是人意志行动的前提，这是人与动物间的本质区别。如奥运健儿刻苦训练是想为祖国争夺荣誉，这是他的目的。

2. 以随意动作为基础 并非所有行为都是意志行动。人的动作可分为不随意动作和随意动作两种。不随意动作是那些不以人意志为转移、自发的、控制不了的活动，如紧张时口干、出汗等。随意动作是指可以由人主观意识控制的行动，具有一定目的性和方向性。随意动作是意志行动的必要组成部分，随意动作越熟练，意志活动越容易实现。

3. 与克服困难相联系 克服困难是意志行动的核心。一个人遇到困难时的表现，是衡量其意志力强弱的客观标准。个体的行动需要克服的困难越大，意志的特征就显得越充分鲜明。

（三）意志的品质

良好的意志品质是克服困难、实现预定目标的重要条件，主要包括自觉性、果断性、坚韧性和自制性。

1. 自觉性 是指个体自觉地确定行动目的，并对行动目的具有全面而深刻的认识，能自觉地支配自己的行动，使之服从于行动的目的并贯穿始终的品质。自觉性强的人既能独立支配行为，不轻易受外界影响，不屈服于外来压力，也能虚心听取有益的意见。与其相反的意志品质是随波逐流、人云亦云、固执己见、一意孤行。

2. 果断性 是指能根据不断变化的情况及时做出理智的决定并执行决定的品质。这种品质以深思熟虑和大胆勇敢为前提。果断性强的人，善于明辨是非，能够当机立断，敢做敢为。与果断性对立的是优柔寡断、患得患失、草率从事。

3. 坚韧性 是指一个人在行动中坚持不懈地克服困难，以达到目标的心理品质。具有坚韧性的人，既能坚持原则，抵制各种干扰，始终不渝地实现目的，又能审时度势、机动灵活地达到预定目的。与坚定性相反的意志品质是虎头蛇尾、半途而废。

4. 自制性 是指在意志行动中善于调节和控制自己的情绪并约束自己行为的能力。主要表现为能够克服困难，迫使自己去执行已做出的决定；善于抑制与自己目的相违背的各种动机、愿望和情绪。“富贵不能淫，贫贱不能移，威武不能屈”体现的就是这种品质。缺乏自制性的表现是任性、怯懦，前者感情用事，缺少理智，对自己的言行毫无约束；后者表现为胆小怕事，在需要采取行动的时候临阵退缩。

第三节 人 格

一、人格概述

（一）人格的概念及特点

1. 人格的概念 人格又称个性，是个人带有倾向性的、本质的、比较稳定的心理特征（兴趣、爱好、能力、气质、性格等）的总和。一个人的人格表现在知、情、意等心理活动的各个方面，包括个人的认知能力的特征、行为动机的特征、情绪反应的特征、人际关系协调的程度、态度和信仰的体系、道德价值的特征等，是个人异于他人的个性特征。

2. 人格的特点

（1）整体性 人格虽然有各种成分，但它们不是孤立存在，而是相互联系、相互制约的统一整体，受自我意识的调控，具有内在的一致性。如果把人格的各种成分比作交响乐团里的乐手，要进行一场高质量的演出，必须由每一位乐手密切配合、团结协作才能顺利进行。而人格结构要在各方面彼此和谐统一时，才是健康的，否则可能会出现适应困难，甚至出现人格分裂。

（2）稳定性 是指一个人的人格一旦形成，无论时间、地点、条件如何变化，都会表现出同样或近似的特征。“江山易改，本性难移”说的就是人格的稳定性。然而人格的稳定性只是相对的，并不代表人格在一生当中都不会发生变化。儿童和青少年期是人格可塑性较大的时期，容易受环境影响；成年人的人格比较稳定，但当遇到重大变故，如社会地位的重大改变、丧偶、迁居异地等，仍然会使一个人的个性发生较大甚至是彻底地改变。

（3）独特性 人与人之间没有完全相同的心理面貌，就像世界上没有两片一模一样的叶子。即使是同卵双生子甚至连体婴儿长大成人，他们的人格也不会完全相同。人格在遗传、环境、教育等先天和后天因素的共同影响下，各自会形成其独特的心理特点。所谓“人心不同，各如其面”恰是人格独特性的经典描述。

（4）功能性 人格对人的行为具有调节的功能，甚至在某种程度上可以决定一个人的命运。如面对挫折与失败时，坚强者能发奋拼搏，懦弱者会一蹶不振，这就是人格功能性的表现。因此人格不仅决定一个人的生活方式，甚至是个人人生成败的根源之一。

（5）社会性 人格的形成和发展，除生物因素的影响外，也有社会因素的作用，因此人格会带有明显的社会性。如果离开人类的社会生活，人的正常心理就无法形成和发展，如“狼女”的例子。一个人的人格必然会反映出他所生活的社会文化的特点、受到的教育、种族、阶级地位、家庭亲密度等。人格既是社会化的对象，也是社会化的结果。

（二）人格的结构

人格的结构主要包括人格心理特征、人格倾向性两大方面。人格心理特征是指个体身上经常表现出来的、稳定的心理特征，它是人格的外在行为模式，决定了我们“怎么做”，主要包括气质、性格、能力等。人格倾向性是决定个体对事物的态度和行为的内部动力系统，是人格结构中最活跃的因素，决定了我们“做什么”，主要由需要、兴趣、动机、理想、信念、价值观等构成。

（三）人格形成的影响因素

1. 生物遗传因素 性别、神经系统、内分泌系统、体型等是人格形成和发展的物质基础，为人格的发展提供了前提条件。美国一项针对 1700 名高中双生子的人格研究，结果表明同卵双生子比异卵双生子的人格相关性高。明尼苏达大学对成年双生子人格的比较研究显示，即使是分开抚养的同卵双生子，其与未分开的同卵双生子的人格具有同样高的相关。由此说明遗传对人格具有一定的影响，但影响作用多大，目前尚无定论。

2. 社会文化因素　社会文化具有对人格的塑造功能，反映在不同文化的民族有其固有的民族性格，还表现在同一社会的人在人格上具有一定程度的相似性。社会对文化的要求越严格，其影响力就越大。影响力的强弱也要视其行为的社会意义的大小，对于不太具有社会意义的行为，社会容许较大的变异；对于在社会功能上十分重要的行为，就不容许有太大的变异，社会文化的制约作用也更大。若个人极端偏离其社会文化所要求的人格基本特征，不能融入社会文化环境之中，可能会被视为行为偏差或心理障碍。

3. 家庭环境因素　家庭是社会文化的媒介，它对人格的塑造有巨大的影响，尤其父母的教养方式，在很大程度上决定了孩子的人格特征。父母在养育孩子过程中表现出的人格，也会有意无意地影响和塑造着孩子的人格。“有其父必有其子”这句话不无道理。例如，有一类父母在对子女的教育中表现为过分支配，成长在这种家庭环境下的孩子容易形成消极、被动、依赖、服从、懦弱，做事缺乏主动性，甚至会形成不诚实的人格特征，但是对于本身个性很强的儿童，也容易形成反叛、对抗等的人格特征。

4. 早期童年经验　人格发展受到童年经验的影响，幸福的童年有利于儿童向健康人格发展，不幸的童年也会引发儿童不良人格的形成，但二者之间不存在一一对应的关系。早期经验不是单独对人格起决定作用，而是与其他因素共同影响人格。早期童年经验是否对人格造成永久性影响因人而异。对于正常人来说，随年龄的增长、心理的成熟，童年的影响会逐渐缩小、减弱。

5. 自然地理因素　生态环境、气候条件、空间拥挤程度等物理因素都会影响人格。巴里关于阿拉斯加州的爱斯基摩人和非洲的特姆尼人的比较研究，说明了生态环境对人格的影响作用。爱斯基摩人以渔猎为生，夏天在水上打鱼，冬天在冰上打猎，主食肉，没有蔬菜，以帐篷遮风雨避严寒，过着流浪生活。这种生活环境使孩子逐渐形成了坚定、独立、冒险的人格特征。而特姆尼人生活在杂草灌木丛生地带，以农业为主，种田为生，居住环境固定。这种生活环境使孩子形成了依赖、服从、保守的人格特点。由此可见，不同的生存环境影响人格的形成。

综上所述，我们可以这样理解：人格是先天与后天的“合金”，是遗传与环境交互作用的结果，遗传决定了人格发展的可能性，环境决定了人格发展的现实性。

（四）人格与护理专业

近年来整体护理理念在医疗卫生系统中已广泛应用，提出要为患者提供优质的服务，以患者为中心，这就对护理人员的工作提出了新的挑战，不仅要有完善扎实的专业知识，还要具有护理工作相匹配的心理素质及人格。护理人员角色人格的内容主要包括以下几项。

1. 高度的责任心　在任何工作情境中，护理人员都要按照护理工作的规则踏踏实实地执行，自觉、认真地遵守卫生职业的相关法律法规，对行为进行严格约束与控制。

2. 富有同情心、爱心　护理人员面对的工作对象是人，而且是处于患病状态的特殊人群，为了保证治疗的效果、医患关系的和谐，要求护理人员富有同情心、爱心，关心患者的病情及日常生活，为患者提供贴心、细致的护理服务，促进患者的早日康复。

3. 具有较高的情商　在日常护理工作的过程中，护理人员面对的患者多、情况复杂、任务繁重，还有的患者或者家属不配合工作，负性应激较多，有时候很容易产生不良的情绪，所以护理人员要具有较高的情商，尤其是具有良好的情绪调节和控制能力，能够及时稳定的情绪，在为患者提供优质的服务的同时维持自身健康的心理状态。

4. 具有良好的人际沟通能力　在医患沟通过程中，护理人员在医生与患者之间起到连接枢纽的作用，协助医生与患者之间的沟通，促进医患关系的协调，在医患沟通中起到主导作用。通过与患者主导性的交流，取得患者的信任，使患者对医院环境能很好地适应。

二、人格心理特征与护理专业

（一）气质

1. 概述 气质（temperament）是一个人心理活动的稳定的动力特征，这些动力特征表现在心理过程的速度和灵活性（比如知觉的速度、思维的灵活程度）、心理过程的强度和稳定性（比如情绪体验的轻度、注意力集中时间的长短）、心理过程的指向性（有人倾向于外部世界、有人倾向于内心世界）等方面的特点。

2. 气质的特点

（1）天赋性 在个性心理特性中，气质受个体先天生物学因素影响，受高级神经活动类型的制约。如刚出生的孩子，最先表现出来的差异就是气质的差异，有的总是喜哭闹、好动，有的比较安静、平稳。

（2）稳定性 具有某种气质特征的人，常常在不同内容的活动中，不同目的的支配下，都会表现出同样方式的动力特点。如有的人脾气急躁、易于冲动，在学习、工作和生活中，处处都会表现出难以控制自己的情绪；而有的人安静沉稳，在任何场合下都能心平气和，沉稳从事。即使在后天的生活环境和教育的影响下，会使人的气质在某种程度上产生一些改变，但这种改变是极为缓慢、艰难的。俗话说“江山易改，秉性难移”，指的就是人的气质具有稳定不易改变的特点。

（3）可塑性 气质是比较稳定的个性心理特征，但也并非就是一成不变，不可改变的。由于社会生活环境对人的潜移默化或教育对人的塑造改造作用，人的气质也会产生一些缓慢的变化，这种变化称为气质的可塑性。如长期生活在集体中，可以使一些情绪容易激动的人变得比较能够克制自己；紧张严格的训练，可使一些缓慢迟钝的人变得敏捷迅速。一般认为，青少年在实现个体社会化的过程中，气质具有相对较强的可塑性。

3. 气质类型与气质学说

（1）体液说 最早提出气质类型学说的是古希腊的医生希波拉底，他认为人体有四种体液：血液、黏液、黄胆汁和黑胆汁，这四种体液在身体中的混合比例不同，占优势的体液主导着人的气质类型，分别确定为多血质（血液占优势）、胆汁质（黄胆汁占优势）、黏液质（黏液占优势）和抑郁质（黑胆汁占优势）。这四种气质类型的行为模式和特点如下。

①多血质 这种人活泼、好动、反应迅速、喜欢与人交往，容易适应新环境，具有外向性，但注意力容易转移、兴趣容易改变，因此不太适合要求耐心细致的工作。

②胆汁质 这类型的人精力旺盛，急躁、直率、热情，但情绪易爆发、易冲动、心境变化剧烈、具有外向性；思维虽然敏捷，但准确性差。

③黏液质 属于这种类型的人稳重、安静、自制力强，但反应缓慢、沉默寡言、情绪不外露，给人感觉固执冷淡，不够灵活，具有内向性。这种人注意力稳定但不易转移、善于忍耐，适合那些要求持久、有条理、冷静的工作。

④抑郁质 这种人感受性很高、情绪体验深刻，但行动迟缓、易伤感、孤僻、主动性较差，具有内向性。这种气质类型的人往往富于想象，善于观察小事细节，对力所能及的工作任务，具有较强的责任心。

（2）高级神经活动类型学说 这一学说是由巴甫洛夫提出。他通过动物实验发现，动物高级神经活动的两个基本过程——兴奋和抑制，有其独特的、稳定的结合。这两个神经活动过程具备三个基本特性，即强度、灵活性和平衡性，强度是大脑皮质神经细胞工作能力或耐力的标志，强的神经系统能够承受强烈而持久的刺激。平衡性是兴奋和抑制的相对力量，二者力量相当为平衡，否则为不平衡。不平衡又可分为两种情况，一种是兴奋占优势，一种是抑制占优势。灵活性是兴奋和抑制相转换的速度。巴甫洛夫根据这三种基本特性的不同组合，划分出高级神经活动的四种类型，即兴奋型、活泼型、安静型和抑制型，分别对应体液说的四种气质类型。其特点如表 2－1 所示。

表 2－1　高级神经活动类型与气质类型对照表

神经类型	高级神经活动特点	行为特点	气质类型
兴奋型	强、不平衡	易兴奋、攻击性强、奔放不羁	胆汁质
活泼型	强、平衡、灵活	反应灵敏、活泼好动、适应能力强	多血质
安静型	强、平衡、不灵活	安静、坚毅、动作迟缓，不易改造	黏液质
抑制型	弱	胆小怕事、消极	抑郁质

4. 气质的意义

（1）气质本身无好坏之分，气质不能决定一个人的为人如何。一个人做什么，怎么做，是由动机、愿望、信念等决定的。事实证明，任何一种类型的人，既可以成为品德高尚、益于社会的人，也可以成为道德败坏、有害社会的人。

其次，气质不能决定人的社会价值和成就高低。每一种气质类型的人都有可能在事业上取得成就。

（2）气质虽不对人的实践活动起决定作用，但会影响人活动的效率和方式，可以根据自己的气质类型，选择适合自己的职业或岗位。例如胆汁质的人意志顽强、开拓创新，容易适应喧闹嘈杂的工作环境，但对于需要长期安坐、细心检查的工作经常难以胜任；多血质的人善于沟通、适应能力强，可以适应灵活多变的工作环境，但不适宜单调机械的工作；黏液质的人深思熟虑、细致稳健，适合规律性、重复性的工作，而充满变化、需要灵活处理的工作会使他们感到压力。抑郁质的人自制力强、体验深刻，较适合从事烦琐细致、应变缓慢的工作。

（3）气质影响身心健康。有研究表明，长期处于紧张、抑郁或心理不平衡状态的人更容易产生疾病。如胆汁质的人，当受到超强的精神刺激或是过度紧张疲劳，会使兴奋过程更深，抑制过程更弱，容易导致神经衰弱，甚至是躁狂、抑郁症等严重的精神疾病。而抑郁质的人，本身神经过程就很弱，当遭遇重大挫折或个人的极大不幸，往往会使其更加无法承受，而导致高度焦虑、抑郁、恐惧等心理问题。

（二）性格

1. 概念　性格是一个人对现实的态度和行为方式中较稳定的个性心理特征。它是个性的核心部分，最能表现个体差异。可以从以下三方面来理解性格的定义。

（1）性格表现在人对事物的态度和行为方式上。性格体现对待社会、他人或自己的一种心理倾向，包括对事物的认识评价、好恶亲疏等。态度的外在表现是行为方式。如对工作的热情投入、危难时的勇往直前、学习的勤奋刻苦等。不同态度和行为方式构成了人们的不同性格。

（2）性格是一个人独特的、稳定的个性特征，但同时又具有可塑性。性格是一个人在生活实践中，通过不断重复和强化，在头脑中形成的一种自动化的、比较稳定的神经联系系统。我们在世界上不可能找到两个性格完全相同的人。尽管在某些性格特征方面，不同的人会有相似之处，但就整体而言，每个人的性格构成和具体表现都具有鲜明的个性特点。而那些在某种情况下，属于一时性、偶然性的所谓“一反常态”的表现，则不能认为是一个人的性格特征。

性格的可塑性是指由于客观环境的影响或个人有意识的主观努力，其性格可以产生某种变化。如长期的集体生活，可使一个原本孤僻的人变得合群活泼；残酷的战争环境，可使怯弱胆小的人锻炼得勇敢无畏等。现实经验认为，少年儿童的性格可塑性较成年人大，但成年人的性格也仍有可塑性的一面。

（3）性格具有直接的社会意义，是个性中具有核心意义的部分。一个人的性格，是在社会生活过程中逐渐形成的，甚至有人认为，性格就是一个人的世界观和人生观以及他的思想作风在处事接物方面的集中表现。不同的人接受不同的环境影响和教育，物质生活条件、社会实践经历不同，就会在人们的头脑中形成不同的世界观、人生观，因而使人们表现出不同的性格特征。

不同性格特点的社会价值是不一样的。例如，勤劳、公正、忠诚、礼貌等性格对社会就具有积极意义；而懒惰、奸诈、粗鲁等性格，对社会就有消极影响。因此，就社会意义上来说，性格有好坏之分。凡符合社会主导文化，有利于社会进步，有利于心理平衡、自身发展的性格特征就属于好的性格，反之就是坏的性格。正因为性格具有直接的社会意义，具有人生观、世界观和价值观等内在属性，所以它在个性中具有核心的地位。

2. 性格的特征 凡涉及认识、情感、意志等方面的一切本质特征，能影响一个人对客观事物的举止态度的，都属于性格特征的范围。

（1）性格的态度特征 主要指人在处理各种社会关系方面所表现出来的性格特征，也称作性格的社会特征。包括对待社会、集体、工作、学习的态度，对待自己和他人的态度等，各有其积极和消极的方面。如诚实、正直、富有同情心、热情、喜欢交际、工作认真等都是对人对事所表现出来的积极方面的性格特征，而虚伪、狡诈、冷漠无情、凶恶、粗俗无礼等则为消极。对待自己的态度方面的性格特征可以是谦虚或自负，自信或自卑，羞怯或大方等。

（2）性格的认知特征 是指人在感知、记忆、思维、想象等心理活动中表现出来的性格特征，也称为性格的理智特征。如感知方面，有的人感觉敏锐，有的人感觉迟钝。思维方面，有的人习惯独立思维，有的人容易思维定势等。

（3）性格的情绪特征 是指人在情绪活动时强度、稳定性、持续性和主导心境等方面的特征。如情绪强度大的人容易表现出热情，情绪微弱的人给人的感觉冷漠，情绪波动性大的人容易多愁善感，情绪稳定的人给人感觉沉稳冷静等。

（4）性格的意志特征 是指个体在调节自己心理活动时表现出来的心理特征。主要体现在意志品质的四个方面，即自觉性、果断性、坚韧性和自制力。

3. 性格的类型 性格类型是指一类人身上所共有的性格特征的独特结合。由于性格是一种极为复杂的心理现象以及持有的理论观点不同，至今还没有一个统一的分类标准。下面介绍几种常见的分类：

（1）以心理技能优势分类——理智型、情绪型、意志型 这是英国心理学家培因（A. Bain）和里波特（T. Ribot）根据理智、情绪、意志三种心理机能在人性格中所占优势的不同，将人的性格所进行的分类。理智型的人，处事冷静，受情绪波动影响小，习惯于以理智来支配和调节自己的行为；情绪型者，外部表露明显，情绪波动大，处事较任性，行为常被情绪所控制和支配；而意志型的人，行动目标明确，自制力较强，常能坚持不懈地努力实现既定目标，但具有这种性格的人中也有固执、鲁莽者。

（2）以心理活动的倾向分类——内倾型、外倾型 著名瑞士心理学家荣格（C. G. Jung）以他的精神分析观点，根据一个人力比多的活动方向来划分性格类型。力比多指个人内在的、本能的力量。如果力比多活动的方向倾向于内部世界，则属于内倾型。内倾型的个人处事谨慎、不善交往、反应缓慢、沉静孤僻；力比多活动的方向如倾向于外部世界，则属于外倾型。外倾型的人活泼开朗、善于交际、反应迅速、不拘小节。

（3）以心理特征对心身疾病的易罹患性分类——A 型行为模式、B 型行为模式、C 型行为模式

①A 型行为模式 性格急躁，没有耐心；争强好胜，求胜心切，追求成就，有很强的事业心；动作敏捷，时间观念强；情绪容易波动；对人有戒心；缺少运动。该类型的人易患冠心病、高血压等心身

疾病。

②B 型行为模式　性情随和，不喜欢与人争斗；生活方式悠闲自在，不争名利，对成败得失看得较淡，不太在意成就的大小，对工作生活较容易满足；工作生活从容不迫，有条有理；时间观念不强。

③C 型行为模式　多愁善感，情绪压抑，性格内向，常常克制自己的情绪。该类型的人易患癌症。

4. 性格与气质的关系　性格与气质是两个既有联系又有区别的概念。

（1）性格与气质的差异　首先，性格是由人对现实的态度及其行为方式所表达出来的个性心理特征，具有社会意义，主要受后天的教育和环境影响，可塑性较大，变化较快。而气质表现的是人的心理过程及行为中的动力特征，由人的神经系统的特征所决定，主要受个体先天生物学的影响，可塑性小，变化慢。其次，气质与行为的内容无关，无好坏善恶之分；性格涉及行为内容，表现个体与社会的关系，有好坏之分。最后，年幼的儿童个性结构中，性格特征还未完全成熟，气质特点起着重要的作用；成人气质成分的作用渐减，性格特征逐渐起核心作用。

（2）性格与气质的联系　性格与气质是紧密联系、相互制约的。首先，气质可按自己的动力方式渲染性格，使性格具有独特的色彩，如同是勤劳的性格特征，多血质的人表现出精神饱满，精力充沛，黏液质的人会表现出踏实肯干，认真仔细。其次，气质会影响性格形成与发展的速度。当某种气质与性格有较大一致性时，有助于性格的形成与发展，相反则有碍。如胆汁质的人相对更容易发展勇敢、果断的性格特征，而黏液质的人就较困难。最后，性格在一定程度上可以掩盖和改造气质，使气质服从于生活实践的要求。如护理人员需要具备耐心、细心、沉着冷静等性格特征，在严格、规范的培训中，这些性格的形成就会掩盖胆汁质者易冲动、急躁的气质特征。

（三）能力

1. 概念　能力是个体在活动中表现出来的直接影响活动效率，使活动得以顺利进行的个性心理特征。包括两层含义：一是已经表现出来的实际能力，二是潜在的、尚未表现出来的能力。

2. 能力的种类

（1）一般能力和特殊能力　一般能力指完成各种活动所需具备的基本能力，如观察力、记忆力、抽象概括能力、想象力等，我们平常所说的智力也属于一般能力范畴。特殊能力指的是在某种专业活动中表现出来的能力，如画家对色彩的鉴别能力、舞蹈家对音乐的感受能力等。一般能力与特殊能力是相辅相成的，一般能力是基础，特殊能力的形成和发展又有助于一般能力的完善。

（2）模仿能力和创造能力　模仿能力是能仿效他人的言谈举止而做出与之相似的行为的能力，是动物和人类最主要的学习方式。创造能力指产生新思想和新产品的能力。人们往往先有模仿行为，后有创造行为，模仿为创造提供了前提条件和基础。

（3）流体能力和晶体能力　流体能力又称为液态智力、流体智力，是指在信息加工和问题解决过程中所表现的能力，它较少依赖于文化和知识的内容，而决定于个人的禀赋。流体能力的发展与年龄有密切关系。一般人在 20 岁以后，流体能力的发展达到顶峰，25 岁逐渐趋于平缓，30 岁以后随年龄的增长而降低。晶体能力又称为晶态智力、晶体智力等，晶体智力受后天的经验影响较大，主要表现为运用已有知识和技能去吸收新知识和解决新问题的能力，这些能力不随年龄的增长而减退。

（4）认知能力、操作能力和社交能力　认知能力是人脑加工、储存、提取信息的能力，即一般我们所说的观察力、记忆力、想象力等。操作能力是人们操作自己的肢体以完成各项活动的能力，如护理操作能力、艺术表演能力等。社交能力是人们在社会交往活动中表现出来的能力，如沟通能力、组织管理能力等。

3. 能力发展的个体差异

（1）能力发展结构的差异　能力有各种各样的成分，它们可以按不同的方式组合形成不同的能力结构，这样就构成了能力结构上的差异。例如有的人擅长想象，有些人擅长记忆，有些人擅长逻辑思维等。

（2）能力发展水平的差异　主要指智力发展水平的差异。大致来说，能力在全人口中呈正态分布，两头小，中间大，也就是大部分人的智力都处于中等水平。智力超过 140 的超常儿童和智力小于 70 的弱智儿童均为极少数。

（3）能力发展早晚的差异　人能力的充分发挥有早有晚，如白居易 5 岁赋诗、9 岁通声韵，甘罗 12 岁自愿出使赵国，不费一兵一卒就得到很多土地，被封上卿。但有些人的能力在较晚年龄才表现出来，如齐白石 40 岁才表现出绘画的才能，李时珍 61 岁才写成《本草纲目》。大器晚成的人可能是因为早期没有得到良好的教育和发展机会或生活比较坎坷，未发现或无暇发展自己的能力，也有可能是某些成果的创造需要阅历或长期的准备和积累。

三、个性心理倾向与护理专业

（一）需要

1. 概述　需要是有机体在生存和发展的过程中，感受到的生理和心理上对客观事物的某种要求，是有机体生存和发展的内在驱动力。只有满足有机体的需求，有机体才可能得以健康成长。如在儿童成长的过程中有爱的需求，如果父母的亲子之爱没有使儿童得到满足，就会对儿童的个性健康成长产生影响，特别是在人际交往上受到阻碍，变得孤僻、不善交际等；生理上的需要如阳光、空气和水等得不到满足时，儿童必然发育不良。

2. 需要的种类

（1）按需要的起源分类

①生理性需要　即人类最原始、最基本的需要，如饮食、运动、休息、睡眠、排泄、繁衍等，对维持生命、延续后代有重要意义。

②社会性需要　是人类特有的需要，如劳动的需要、交往的需要、荣誉的需要、成就的需要等，对维系人类社会生活、推动社会进步具有突出作用。

（2）按需要的对象分类

①物质需要　即对物质生活条件的需要，指向社会的物质产品，以占有这些产品而获得满足。如对日常生活必需品的需要、对住房的需要、对劳动工具的需要等。物质需要是人生存的基础性需要。

②精神需要　是人对社会精神生活及其产品的需要，指向社会的各种精神产品，如书籍、娱乐、电影、电视等。精神需要有高级和低级趣味之分。

3. 马斯洛需要层次理论　需要层次理论是由美国著名心理学家马斯洛提出，通常被描绘成金字塔内的等级。从层次结构的底部向上，认为人有 5 种基本需要，按照优先性顺序分别为：生理需要、安全需要、归属与爱的需要、尊重的需要和自我实现的需要。

（1）生理需要　是每个人最基本的需要，包括食物、水分、空气、睡眠、性的需要等。它们在人的需要中最重要，最有力量。

（2）安全需要　当生理需求被满足后就会产生安全需要，包括环境安全、职业稳定、人身安全受到保护、社会有秩序，以及能免除战争、恐怖主义、疾病、恐惧和焦虑等的威胁。

（3）归属和爱的需要　指的是一个人要求与其他人建立感情的联系或关系，属于一种社交需要，包括结交朋友，追求爱情，被团体认同等。

（4）尊重的需要　包括自尊和他尊两方面。自尊的需要使人相信自己的力量和价值，使人变得更有能力，更有创造力。他尊指的是希望受到别人的尊重，得到别人的承认、赏识、重视和评价。

（5）自我实现的需要　是最高层次的需要，是人们追求实现自己的能力或者潜能，并使之完善化。

马斯洛认为人的基本需要是由低级向高级发展的，高级需要出现之前，必须先满足低级需要。需要层次越低，力量越大，潜力越大。随着需要层次的上升，需要的力量相应减弱。在从动物到人的进化中，高级需要出现得比较晚，婴儿有生理需要和安全需要，但自我实现需要在成人后出现；所有生物都需要食物和水分，但是只有人类才有自我实现的需要。

4. 患者的需要与护理心理　患者除了具有马斯洛提出的各种需要外，还有其特殊角色条件下的特定需要，主要包括以下几点。

（1）生理需要　患者由于某些疾病的原因，连空气、水、睡眠等基本要求都不能满足，因此我们要借助仪器、药物、设备的辅助尽可能满足患者的需要。如对于窒息的患者我们要尽快通畅呼吸道，对于脱水严重的患者要及时补液，对于因食管或胃肠道手术不能进食的患者及时采用鼻饲或胃肠外营养保证营养的供应等

（2）安全需要　患者本身处于虚弱状态，当个体感知自我保护能力变差时，往往安全需要变得更为强烈，对于不确定的环境或不了解的诊疗过程会表现出明显的焦虑，因此医护人员要对患者提出的疑问给予耐心的解答，工作中的言行举止要符合工作规范，体现出专业性，给予患者足够的安全感。

（3）归属与爱的需要　患者入院后，离开熟悉的家庭或工作环境会显得孤单或落寞。各种社会角色的丧失，患者比任何时候更需要得到他人的情感支持。作为与患者接触最多的护理人员，应尽可能地关心、体贴患者，同时帮助患者建立良好的病友关系，获得更多的精神支持，也更能帮助患者建立战胜疾病的信心。

（4）尊重的需要　很多患者因疾病的拖累，生活起居需要别人照顾，容易导致自我评价变低、自尊受损，也因此会变得更为敏感，因此我们在与患者沟通时应充分理解患者的心理，处处体现尊重患者的意识，包括操作过程注意隐私、不要用床号来称呼患者等。

除以上几点需要外，患者还很注重舒适的需要、安抚的需要、信息的需要等，例如患者本身在遭受疾病的痛苦，即便如此，还是希望尽可能保证舒适，我们应当钻研我们的业务，在不违反医疗原则的情况下，尽可能消除或减轻患者的不适感。而护理人员适时的安抚也可以起到令患者心身舒适的效果。让患者在疾病发展的不同阶段充分了解与自身疾病的有关信息即是满足患者信息的需要。同时，医院也可以根据自身的客观条件，合理安排一些趣味性或公益性的活动，也有利于患者的康复。总之，护士的任务就是要不断地认识护理对象的基本需要，并帮助其满足需要，以恢复和维持人的健康。

护士在此过程也可以充分利用马斯洛需要层次理论，预测患者的需要，理解患者的行为和心理，及时对护理措施作出调整。例如，当一个因大出血休克的患者入住重症监护室，护士首先应满足其生理的需要，及时止血、补液、配血、输血，以维持患者的有效循环血量，同时保证患者的生命安全。当患者病情稳定后，护士应及时关注患者的其他需求。如因手术、创伤或医疗、护理措施而感到疼痛与恐惧时，护士要帮助患者采取舒适的体位，必要时给予止痛剂，满足其舒适的需要。在生理需要和安全需要基本满足后，护士应注意到患者追求爱与归属的需要。可以安排亲属和朋友探望患者。当患者情况好转后护士还应设法满足患者“更高层次”的需要，如尊重患者的习惯、信仰，保护患者的隐私，使患者了解自己的病情并参与到治疗和护理的活动中等。

（二）动机

1. 概述　动机是由个体某种需要所引起的有意识或无意识的行为指向，是直接推动个体进行活动的内部动因或动力。动机是要在需要的基础上产生的。当某种需要被激起，推动人们去付诸于行动时，

就成为活动的动机。

2. 动机的功能

（1）激活功能　动机是个体能动性的一个主要方面，具有发动行为的作用，能推动个体产生某种活动，使个体由静止状态转向活动状态。例如，学生为了取得好成绩而努力学习，个体因为天气寒冷添加衣物等。动机激活力量的大小，是由动机的性质和强度决定。一般而言，中等强度的动机最有利于任务的完成。

（2）指向功能　动机不仅能够激发行为，还能将行为指向一定的对象或目标，起到导向作用。例如，护士可以为了提高某项技能，选择参加专科护理培训班等。

（3）维持和调节功能　当动机激发个体的某种活动后，这种活动能否坚持下去，同样要受到动机的调节和支配。动机的维持作用是由个体活动与他所预期的目标的一致程度来决定。当活动指向个体所追求的目标，就容易维持，如相反，个体活动的积极性就会降低。

3. 动机的种类

（1）根据动机的性质可分为生理性动机和社会性动机　生理性动机以有机体自身的生理性需要为基础，例如饥饿、口渴、睡眠、性欲等。社会性动机以人的社会文化需要为基础，如权力的需要、社会交往的需要、认识的需要等。

（2）根据动机的来源可分为外在动机和内在动机　外在动机是指人在外界的要求与外力下所产生的行为动机，如学生为了得到父母或老师的嘉奖或避免惩罚而努力学习。内在动机是指个体内在需要产生的动机，如学生因为对某门乐器感兴趣而进行的自主学习。

4. 动机冲突

（1）双趋冲突　是指两件事物都有吸引力，都想得到，但两者只能选择其一而不得不放弃另一个时所产生的强烈冲突。“鱼与熊掌不可兼得”指的就是这种情况。

（2）双避冲突　是指两件事都对个体产生威胁，都力求避免，但必须择取其一而使个体陷入进退两难的境地。“前有悬崖，后有追兵”即是这种双避冲突。

（3）趋避冲突　是指一件事物既有利也有弊、强度相似，一个人既想要事物好的方面，又想避免事物不好的方面，使个人的情感与理性矛盾而形成的心理状态，即为趋避冲突。例如既想吃美食又担心肥胖。

（4）双重趋避冲突　这是双避冲突与双趋冲突的复合形式，也可能是两种趋避冲突的复合形式。即两个目标或情境对个体同时有利和有弊，面对这种情况，当事人陷入左右为难的痛苦取舍中，即双重趋避冲突。此种情况大多是面临人生的重大选择，如子女的升学、岗位的调换等。

（三）兴趣

1. 概述　兴趣是指个人对研究某种事物或从事某项活动积极的心理倾向性，是在社会生活实践中产生和发展起来的。兴趣作为一种意识倾向和内心要求，不是先天就有的，而是在人们需要的基础上，基于个人的强烈愿望建立和发展起来的。

2. 兴趣的种类

（1）物质兴趣和精神兴趣　物质兴趣指的是人们对具体物质的喜爱、渴望和追求，如特别喜欢某种食物、喜欢某个牌子的衣服等。精神兴趣指的是对精神生活的兴趣和追求，例如喜欢文学艺术、喜欢哲学宗教等。

（2）直接兴趣和间接兴趣　直接兴趣是指由事物、活动本身所引起的兴趣，如旅游、看电影、读小说等；间接兴趣是指对事物、活动所带来的结果、意义产生兴趣，往往带有较强的目的性，例如运动员训练过程虽很艰苦，但能够为祖国赢得荣誉能使其能对枯燥无味的训练生活甘之如饴。

3. 兴趣的品质

（1）兴趣的倾向性　人的兴趣是指向一定事物的。有的人对自然科学感兴趣，有的人对社会科学感兴趣，这就是人与人之间兴趣的倾向性不同。兴趣的倾向性不是天生的，其差异性主要是人后天的生活实践不同造成的。

（2）兴趣的广阔性　指的是兴趣的广泛程度。如果一个人拥有广泛的兴趣，那么他的生活一定会丰富多彩，并且他本人也会拥有渊博的知识。例如，我国汉代杰出的科学家张衡，正是由于他本人有着广泛的兴趣，不仅在天文学、地理学、数学、机械学方面有所成就，他在文学和绘画方面也很有造诣。相反，如果一个人兴趣狭窄，难免会知识贫乏、目光短浅、生活单调。但如果一个人的兴趣仅仅是广泛而无中心的话，也可能一无所长。

（3）兴趣的稳定性　指兴趣保持在某一或某些对象时间上的持久性。有的人对事物的兴趣能够长时间保持稳定做到数年乃至数十年如一日，不懈地努力和追求，最终取得成就。例如，诺贝尔医学奖获得者屠呦呦曾经说过："自己一辈子想的，就是老老实实把科研做好，把课题做好，希望把青蒿素的研究做得更深入"。与此相反，有的人则缺乏稳定的兴趣，做起事来半途而废、见异思迁，这种人是很难在工作和学习中做出成绩的。

（4）兴趣的效能性　指兴趣推动认识深化过程所起的作用。有的人的兴趣只停留在消极的感知水平上，喜欢听听音乐、看看绘画便感到满足，没有进一步表现出认识的积极性，想去理解它，掌握它；有的人的兴趣是积极主动的，表现出强烈的求知欲，后者的兴趣效能高于前者。

目标检测

答案解析

A1 型题

1. 对心理实质正确全面的理解是（　）
   - A. 是人脑对客观现实的主观能动的反映
   - B. 心理是客观现实的反映
   - C. 心理是主观想象的反映
   - D. 心理是客观现实的主观反映
   - E. 心理是想什么、反映什么

2. 人类心理过程的认知过程不包括（　）
   - A. 感觉
   - B. 信念
   - C. 记忆
   - D. 思维
   - E. 想象

3. 关于情绪和情感，以下哪项是正确的（　）
   - A. 情绪具有持久性，情感具有短暂性
   - B. 情绪带有稳定性，情感具有冲动性
   - C. 情绪多与社会需要相联系，情感多与自然需要相联系
   - D. 情绪和情感都是对客观事物态度的体验
   - E. 以上都不对

4. 有关气质说法错误的是（　）
   - A. 气质主要与遗传有关
   - B. 气质决定了人的社会价值和成就
   - C. 可以根据气质特点选择职业
   - D. 气质本身无好坏之分
   - E. 气质既有稳定性，又有可塑性

5. “前是悬崖，后有追兵”属于动机冲突的哪种类型（　）

A. 双趋冲突

B. 双避冲突

C. 趋避冲突

D. 单项冲突

E. 以上均不是

书网融合……

本章小结　　微课　　题库

第三章　心理健康

PPT

学习目标

1. 通过学习本章内容，学生能掌握心理卫生、心理健康的概念，熟悉不同年龄时期心理维护的注意事项。

2. 学会运用所学知识，掌握异常心理的判断标准，辨别正常和异常心理，具有科学的心理健康观和维持良好心理状态的能力。

情境导入

情境描述　王大爷独坐在病床上，表情痛苦，手中握着儿子的照片。负责的护士了解到：在汶川地震中，王大爷失去了14岁的儿子，自己也有轻微软组织挫伤。住院治疗中，表现出情绪麻木，沉默无语。因老来得子，老人对自己的小儿子呵护倍加，视如珍宝。地震第1周后，老人仍存在焦虑和恐惧情绪。对于丧失儿子这一沉痛打击，表现出愧疚感与悲伤、哀悼反应，经常放声大哭：“我就这么一个儿子，儿子都死了，我活着还有什么用啊……”在避难救护所生活10天以后，焦虑反应、抑郁情绪更加严重，整日胡言乱语，时好时坏，还经常头疼睡不着觉，每天一闭眼就会想到逝去的儿子和地震时房子垮塌的画面。目睹儿子的遗物，就会感到异常痛苦，心情暴躁。

讨论　1. 护士观察到老人在地震中丧子后该出现了哪些心理变化？

2. 护士该如何针对这位老人的心理特点进行心理健康的维护？可以运用哪些方法？

第一节　心理健康的概述

一、心理健康与心理卫生

（一）心理健康与心理卫生的概念

1. 目前学术界对心理健康有三种理解

（1）心理健康是指心理健康状态，将提高这种状态的稳定性看作是心理卫生工作的重要目标。

（2）心理健康是指一门学科或理论体系，即研究如何维护和增进心理健康。

（3）心理健康是指一种专业服务体系，包括一切旨在改进和保持心理健康的措施。

2. 心理健康定义涉及三个理论视角　即发展心理学、人本心理学和精神分析。

3. 心理卫生　又称精神卫生，包括一切旨在改进及保持心理健康的措施。有两重含义，一重含义是心理卫生是人的心理健康状态；另一重含义是增进人的心理健康。现代心理卫生运动起源于改善精神患者的待遇。先驱者是法国著名精神病学家比内尔。对现代心理卫生运动的兴起直接作出贡献的，是美国保险业职员比尔斯。

（二）心理卫生的研究内容和意义

1. 心理卫生研究的内容

（1）研究并揭示影响人的心理健康的因素及其作用的规律，培养健全的人格。

（2）研究和发现个体与群体中的心理卫生问题并揭示其规律，提出解决这些问题以维护和促进心理健康的措施和方法。

（3）研究如何开展心理卫生知识的宣传教育和普及工作以及咨询服务活动，以增进广大人民群众的心理健康水平。

2. 心理卫生工作的意义

（1）通过对不同年龄阶段的人进行有针对性的心理健康教育，促进个体的心理健康发展和完整人格的形成，成为具有正确价值观和人生观的健康的社会成员。

（2）通过对先天或后天严重缺陷的人的心理健康教育，使他们树立人生理想、增强信心和勇气，学习必要知识和技能，顺利地从事力所能及的职业，建立幸福美满的家庭，从而享受到人生的欢乐和幸福。

（3）通过对家庭、学校、不同职业群体的心理卫生工作，有助于人们克服消极的心理，形成积极心理状态，缓解人际冲突，改善交往环境，增进社会稳定，提高人们的道德水平，发挥其创造力，推动社会主义现代化建设的进程。

（4）通过开展躯体疾病患者的心理卫生工作，使患者的心理健康状况得以改善，促进其疾病的诊治和康复。同时，通过对一些“心身疾病”产生的心理、社会原因的调查和研究，更好地预防那些由不良心理因素造成的躯体心身疾病及精神疾病。

综上所述，心理卫生的意义不只是对各种心理疾病（如精神病、神经症等）的防治，更主要是促进整个社会人群的心理健康。

二、健康与心理健康

人们对健康的最初认识是“健康就是没有病”，这种无病就是健康的理念一直影响着人们的观念，甚至影响了国家的医疗卫生政策。随着现代科学技术的飞速发展和社会文化的迅猛变革，使生活在现代社会的人们面临着快速的生活和工作节奏、日趋激烈的竞争，体验着巨大的心理压力。人们逐渐认识到生理、心理、社会因素在健康与疾病及其相互转化过程中不容忽视重要作用，进而逐步确立了身心统一的健康观，从更全面的角度诠释了健康的概念。1989 年世界卫生组织（WHO）对健康的阐述是：在躯体健康、心理健康、社会适应良好和道德健康四个方面皆健全。道德健康的内容是指不能损坏他人的利益来满足自己的需要，能按照社会认可的行为道德来约束自己及支配自己的思维和行动，具有辨别真伪、善恶、荣辱的是非观念和能力。可以这样说，在二十一世纪人类的健康是生理、心理、社会适应的完美整合。

心理健康是一个十分复杂的综合概念，它涉及医学、心理学和社会学等多门学科，不同学科的学者由于所处的位置和角度不同，对心理健康有着不同的观点和看法。所以心理健康目前并没有一个统一的定义。《简明不列颠百科全书》对心理健康的定义是：“心理健康是指个体心理在本身及环境条件许可的范围内所能达到的最佳功能状态，而不是指绝对的十全十美的状态。”《中国心理学百科全书》则指出：“心理健康与心理卫生具有同等的含义，作为纯名词来说是指心理健康状态，个体处于这种状态，不仅自我情况良好，而且与社会处于契合和谐的状态；作为动名词则是指维持心理健康，减少行为问题和精神疾病的原则和措施”。

还有学者认为，心理健康是指人们对环境能够高效率而快乐地适应；心理健康应是一种积极、丰富而持续的心理状态；心理健康者应表现出积极性、创造力、人格统一和个性化等等。这些见解强调了心理健康的不同方面，代表了学者对心理健康的不同认识。从实际工作角度出发，各家的看法并不是非要取得统一不可。

通常心理健康的定义是：心理健康是一种持续地适应良好的心理状态，在这种状态下心理的内容与客观世界保持统一，人体内、外环境平衡与社会环境相适应，个人具有生命的活力、积极的内心体验、良好的社会适应，能够有效地发挥个人的身心潜力与积极的社会功能。

三、心理健康的标准

（一）心理健康的标准

心理健康标准是心理健康概念的具体化。国内外学者提出的心理健康的标准不尽相同。

1. 个体心理健康的标志 1946 年世界心理健康联合会提出了个体心理健康的标志。

（1）身体、智力、情绪十分协调。

（2）适应环境、人际交往中彼此谦让。

（3）有幸福感。

（4）在工作和职业中能充分发挥自己的能力，过着有效率的生活。

2. 10 条经典的标准 美国心理学家马斯洛和密特尔曼提出过 10 条被认为是经典的标准。

（1）有充分的自我安全感。

（2）能充分了解自己，并能恰当评价自己的能力。

（3）生活目标切合实际。

（4）不脱离周围的现实环境。

（5）能保持人格的完整与和谐。

（6）善于从经验中学习。

（7）能保持良好的人际关系。

（8）能适度地宣泄和控制情绪。

（9）在符合团体要求的前提下，能有限度地发挥个性。

（10）在不违背社会规范的前提下，能适当地满足个人的基本需要。

3. 马建青提出 7 条标准

（1）智力正常。智力正常是人最基本的心理健康条件，也是心理健康的首要标准，智力异常是导致其他心理功能异常的重要原因之一。

（2）善于协调和控制情绪，心境良好。

（3）具有较强的意志品质。

（4）人际关系和谐。

（5）能动地适应和改造现实环境。

（6）保持人格的完整和健康。

（7）心理行为符合年龄特征。

中国的其他学者也提出过心理健康的标准，应该说关于心理健康的标准目前还没有一个统一的意见，还要注意的是，无论是哪一种心理健康的标准都是一种相对的标准。

（二）大学生心理健康的标准

根据国内国外提出的心理健康的标准，现将目前比较公认的标准整合出来。

1. 智力正常 智力是人的各种能力的总和，包括观察能力、记忆能力、思维能力、想象能力和实际操作等能力。智力正常是保证大学生进行学习、生活和工作的最基本的心理条件，是大学生胜任学习任务、适应环境变化所最需要的心理保证，所以说智力正常是衡量大学生心理健康的首要标准。智力正常与否可通过智力测验来判定。我国的大学生一般都是经过高考录取入学，智商一般来讲是正常的，极少有落后的情况。考察大学生的智力正常与否，关键是看他们的智力能否充分发挥效能，能否适应大学的学习、生活，顺利完成学业。大学生智力正常且充分发挥的标准是：有强烈的求知欲和浓厚的探索兴趣；智力活动中各要素在其认识活动和实践活动中能积极地参与，并能正常地发挥作用；乐于学习。

2. 情绪健康 人的任何心理活动，都伴随着一定的情绪反应，情绪在心理异常时起着核心作用，情绪异常往往是心理疾病的先兆，所以人的情绪是否健康能比较明显地反映出心理是否健康。情绪健康的主要标志是：情绪稳定和心情愉快。

大学生的情绪健康主要包括以下内容。

（1）积极的情绪多于消极的情绪，主导心境是愉悦的、乐观的、满意的、富有朝气的、充满希望的。

（2）情绪较稳定，表现为善于控制和调节自己的情绪，既能克制和约束又能适度宣泄，不过分压抑，使自己情绪的表达符合社会的要求，同时满足自身的需要。

（3）情绪反应恰当，情绪反应的强度与引起这种情绪的情境相符合，表现为该喜则喜，该悲则悲，喜怒有常、哀乐有节。

3. 意志健全 意志是推动人们采取各种行动、克服困难以达到预定目标的心理过程。人的意志通过行动表现出来，而行动又受意志的支配，心理健康者的意志与行为是统一的、协调的。意志健全主要表现在意志品质上，心理健康的大学生意志的自觉性、果断性、坚持性和自制性都获得协调的发展。他们学习、生活的目的明确，能根据现实的需要调整行动的目标；能尊重、听取别人的意见，但又独立思考，不盲目服从；能果断地做出决定并执行决定，能专注于学习或其他活动并在活动中勇于克服各种困难，坚持不懈地为实现目标而奋斗；能为实现目标而自觉地约束自己，抑制自己不合理的欲望，抵制各种外部诱惑。

行为协调主要表现在行动的计划性、一贯性与统一性以及言谈的逻辑性等方面。心理健康的大学生能按照行动计划来开展活动，做事有条有理、善始善终；他们行动有规律，言行一致；他们语言逻辑性强，在言谈中表现出思维清晰，有条理并具有批判性。

4. 人格完整 人格在心理学上是指个体稳定的心理特征的总和。所谓人格完整是指具有健全统一的人格，也就是说个体的所想、所说、所做都是协调一致的。大学生完整人格的主要标志如下。

（1）人格要素完整统一，无明显的缺陷和偏差。

（2）具有正确的自我意识，不产生自我同一性混乱。

（3）以积极进取的人生观作为人格的核心，并以此为中心把动机、需要、态度、理想、目标和行为方式统一起来。

5. 自我评价恰当 心理健康的人能对自己作出恰当的自我评价，他们能体验到自我存在的价值；同时能接受自己，对自己抱有正确的态度，不骄傲也不自卑。因而，心理健康的人总能面对客观现实，正确评价自我。而心理不健康的人常缺乏自知之明，他们对自己的优缺点缺乏正确的评价，要么看得十全十美而自高自大、自我欣赏，要么把自己看得一无是处而处处与自己过不去，结果心理总是不平衡。比较接近现实的、正确的自我评价是大学生心理健康的重要条件。

6. 人际关系和谐 社会的人总是处在一定的社会关系中的，大学生同样离不开与人打交道。和谐的人际关系既是大学生心理健康不可缺少的条件，也是大学生获得心理健康的重要途径。心理健康的大学生有积极的交往态度，掌握了一定的交往方法和技巧，在交往中做到诚实守信、和善友爱、宽容尊重、关心合作。其表现如下。

(1) 乐于与人交往，有稳定而广泛的一般朋友，也有亲密无间的知心朋友，与大多数人都建立了良好的人际关系。

(2) 在人际交往中能保持独立而完整的人格，有自知之明，不卑不亢。

(3) 能客观评价别人和自己，善于取人之长补己之短。

(4) 宽以待人，乐于助人，也能接受别人的帮助。

(5) 积极的交往态度多于消极态度。

(6) 交往动机端正和以集体利益为重。相反，如果人际关系恶劣，或者与集体格格不入，厌倦与人交往，喜欢孤独不能容忍别人的过失和短处甚至于无端地猜疑、憎恨和欺侮别人，都属于心理不健康的表现。

7. 良好的社会适应能力 社会适应是指对社会环境中的一切刺激能作出恰当的正确反应。较强的社会适应能力是大学生心理健康的重要特征，不能有效处理与周围现实环境的关系，是导致心理障碍的重要原因。心理健康的大学生应和社会保持良好的接触，对社会现状有较清晰正确的认识，思想和行为跟得上时代的发展步伐，与社会的要求相符合。心理健康的大学生，能正确客观地认识、评价自己所生活的环境，能坦然面对并接受现实，他们明确自己所处的位置，怀有高于现实的理想和愿望，又不沉湎于不实际的幻想和奢望。当环境不利时，既不逃避，也不怨天尤人，更不自暴自弃，而是千方百计变通各种方式，通过自己的努力主动去适应环境、积极改造环境。

8. 心理行为符合大学生的年龄特征 心理健康的人一般心理特点应该与其所属年龄阶段的人的共同心理特征大致相符，与其性别以及在不同环境中所扮演的角色相符合。心理健康的大学生应该充满青春活力、朝气蓬勃，积极向上、敢想敢干、勤学好问、探索创新等；在性别特点方面，男性大学生表现应该相对主动勇敢、刚强果断、爽直大方，而女性大学生则相对温柔婉约、细致周到、富于同情心等；在角色特征方面，心理健康的大学生能够根据自己所处的场合，正确把握自己所扮演的角色、所处的地位以及所属的身份，避免角色越位或错位。如果一个大学生经常偏离这些心理行为特征有可能是心理异常的表现。

四、亚健康

20 世纪 80 年代中期前苏联学者 N·布赫曼教授首先提出，人体除健康状态和疾病状态外，还存在一种非健康、非疾病的中间状态。这一发现随后被世界许多国家学者的研究所证实，并称这一状态为中介状态、病前状态、亚疾病状态、半健康状态、灰色状态、临床前态等，世界卫生组织称其为“第三状态”，我国学者将其称为“亚健康状态”。

（一）亚健康的概念

亚健康状态又称第三状态，是人体介于健康与疾病之间的一种状态，是人们身心、情感处于健康与疾病之间的低质量状态，虽然无临床症状或临床症状不明显，但已存在潜在的病理信息。世界卫生组织认为，亚健康状态是介于健康状态和疾病状态之间的一种临界状态，是指机体在内外环境不良刺激下引起心理、生理发生异常变化，但尚未达到明显病理性反应的程度。从生理角度来讲，就是人体各器官功能稳定性失调尚未引起器质性损伤。

（二）亚健康的表现

国内有学者认为，亚健康状态主要表现为植物神经功能紊乱和机体各器官功能性障碍，出现精神、胃肠道、心血管、肌肉等四大方面的症状。对此，人们提出如下具体表现。

（1）身体疲劳乏力、易累，肌肉无力，体力活动后全身不适，体力难以恢复。

（2）体质虚弱，免疫功能低下，易患感冒，咽喉不适，口腔黏膜溃疡等。

（3）胃肠机能紊乱，食欲不振。

（4）关节痛、肌痛、头痛、淋巴结肿痛、胸闷、心悸、气短。

（5）失眠或嗜睡。

（6）健忘、头脑不清醒、记忆力下降。

（7）精神不振、情绪低落，对事物缺乏兴趣，抑郁寡欢，常常感到孤独无助。

（8）烦躁、情绪不稳定，紧张，易怒，焦虑等。

（9）环境适应能力和反应能力下降，人际关系不协调，家庭关系不和谐。

（10）眼睛易疲劳、视力模糊。

（三）亚健康的分类

亚健康内涵丰富，外延广泛。诸多学者对亚健康的分类和各类亚健康的主要表现提出了自己的看法，综合学者们的研究成果，亚健康可分为：身体亚健康状态、心理亚健康状态、人际交往亚健康状态、道德亚健康状态及慢性疲劳综合症等五类。

（四）亚健康的危害

（1）亚健康是大多数慢性非传染性疾病的病前状态，大多数恶性肿瘤、心脑血管疾病和糖尿病均是从亚健康状态转入的。

（2）影响工作、生活、学习质量，甚至危及人们的生命安全，特别是从事特殊作业的人员。

（3）极易导致精神心理疾病，严重时甚至造成自杀和伤害事件发生，危及社会安全。

（4）引发慢性疲劳综合征，严重影响健康与寿命，甚至造成过劳死或英年早逝。

（五）亚健康发生的原因

亚健康的形成与发生及不同表现，与个体的素质有密切的关系，可以认为亚健康是由于社会、心理、生物、环境和不良生活方式等不良因素作用机体，使人体的神经、免疫、细胞因子、内分泌网络系统发生功能紊乱，致使机体整体功能退化的一种状态。

五、异常心理与不良行为

（一）异常心理的概念

异常心理是在大脑生理生化功能障碍和人与客观现实关系失调的基础上产生的对客观现实的歪曲的反映。

心理异常的表现是多种多样的，根据程度的不同，从轻到重大致包括心理问题、与精神刺激密切相关的精神障碍、人格障碍、躯体疾病伴发的障碍几大类。要正确认识异常心理，必须先对以上提到的心理现象作正确的了解。

心理问题是人生时常遇到的、与个人发展有关的心理方面的困惑，比如：求职择业、社会适应、感情婚恋、人际纠纷、家庭关系等，虽然个体也会为这些问题感到苦恼，同时对自己的生活、学习和工作造成一定的影响，但因其持续的时间短、程度较轻而易于解决；并且多数人并未伴随躯体症状，无需药物治疗，故这种暂时的心境不佳尚不属于疾病的范畴。

与心理因素密切相关的心理障碍。有一部分人患有较轻的心理障碍，如神经症、创伤后应激障碍。

说这类疾病“较轻”，是因为这些患者虽然有着不同程度的心身不适感，但生活能力和社会功能基本完好，可以照常生活、工作，从表面上看与正常人区别不大。这部分患者往往需要采用心理和药物联合治疗。

精神疾病是由于各种因素（遗传、生理、心理、社会），使人的精神活动功能严重受损而导致的一种精神混乱状态。它既可以表现为一个人自身精神活动诸方面的不协调，也可以表现为其与外部现实环境之间不能正常地接触和反应，因而无法进行正常的社会生活。精神疾病需要经过药物治疗，使患者的精神状态得以控制，恢复正常的认知、思维、情感和行为活动。

还有其他一些情况，如脑炎、脑肿瘤可引起精神病性表现，脑血管或脑变性疾病引起的痴呆，一些躯体疾病伴有精神障碍，还有的患者对一些物质或药品成瘾，如海洛因、烟草和乙醇等。

（二）异常心理的判断标准

在许多情况下，心理有正常和异常之分，两者有着实质性的差异，因此在正常和异常之间必然存在一种界限，这是确定无疑的。但是，心理正常却没有一个固定不变的、到处适用的绝对标准，正常和异常的界限又是不能绝对确定的。因为正常和异常心理是一个渐变的连续体，其区别往往是相对的，同时异常心理的表现受到多种因素如客观环境、个体的心理状态、人际交往和社会文化等的影响。所以判断一个人心理是否异常，只有把他的心理状态和行为表现放到当时的客观环境、社会文化背景中加以考虑，通过和社会认可的行为常模比较，以及和其本人一贯的心理状态和人格特征加以比较，才能判断此人有无心理异常，以及心理状态的程度如何。如果一个人能够按社会认为适宜方式行动，其心理状态和行为模式能为常人所理解，即使他有时出现轻度情绪焦虑或抑郁现象，也不能认为他的心理已超出正常范围。换言之，心理正常是一个常态范围，在这个范围内允许不同程度的差异存在。

既然我们认为两者之间存在着相对的界限，那么，区分心理正常或异常就是可能的了。通常按以下几条标准进行判断。

1. 内省经验标准 这里的内省经验指两方面，其一是指患者的主观体验，即患者自己觉得有焦虑、抑郁或没有明显原因的不舒适感，或自己不能适当地控制自己的情绪或行为时，因而主动寻求他人的支持和帮助，或在心理医生的帮助下能明了自己确实存在问题，其特点是有主观的“自知之明”。但是，在某些情况下没有这种不舒适感反而可能表示有心理异常，如亲人丧亡或因学业不及格而退学时，如果一点没有悲伤或忧郁的情绪反应，也需考虑其有心理变态。其二是从观察者而言，即观察者根据自己的经验作出心理正常还是异常的判断。当然这种判断具有很大的主观性，其标准因人而异即不同的观察者有各自评定行为的常模。但由于接受过专业教育以及通过临床实践的经验积累，观察者们也形成了大致相近的判断标准，故对大多数异常心理仍可取得一致的看法，但对少数患者则可能有分歧，甚至截然相反。

2. 统计学标准 判断一个人心理是不是正常，最明显的标志就是拿他的心理活动和大多数人的心理活动进行比较和对照，看他在某些情况下的心理活动同大多数人是不是一致的。在普通人群中，对人们的心理特征进行测量的结果常常显示常态分布，居中的大多数人属于心理正常，而远离中间的两端被视为异常。因此决定一个人的心理正常或异常，就以其心理特征偏离平均值的程度来决定。虽然心理异常是相对的，它是一个连续的变量。偏离平均值的程度越大，则越不正常。所谓正常与异常的界限是人为划定的，以统计数据为基础。这与许多心理测验方法的判定是相同的。

统计学标准提供了心理特征的数量资料，比较客观，也便于比较，操作也简便易行，因此，受到很多人欢迎。但这种标准也存在一些明显的缺陷，例如，智力超常或有非凡创造力的人在人群中是极少数，但很少被人认为是病态。再者，有些心理特征和行为也不一定成常态分布，而且心理测量的内容同样受社会文化制约。所以，统计学标准也不是普遍适用的。

3. 医学标准 这种标准是将心理障碍当作躯体疾病一样看待，如果一个人的某种心理或行为被疑为有病，就必须找到它的病理解剖或病理生理变化的根据，在此基础上认定此人有精神疾病或心理障碍。其心理或行为表现，则被视为疾病的症状，其产生原因则归结为脑功能失调。

4. 社会适应标准 人总是生活在特定的社会环境中，会依照社会生活的需要来适应环境和改造环境。一般情况下，心理正常的人能够调整自身的需要、动机、情感和愿望，以适应社会准则、伦理道德、风俗习惯等社会要求，达到人与社会生活环境的协调一致。同时，人心理活动的各个方面，如认识活动、情感活动和意志行为等都应该是统一的、完整的、协调的。人的行为活动和个性也应该是前后一致、始终如一的。如果一个人由于器质的或功能的缺陷或两者兼而有之使得个体能力受损，不能按照社会认可的方式行事，致使其行为后果对本人或社会是不适应的时候，则认为此人有心理异常。这里正常或异常主要是与社会常模比较而言的。

（三）抑郁症的症状表现

在大学生群体中抑郁症出现的概率是最高的。抑郁症可以表现为单次或反复多次的抑郁发作，抑郁发作主要表现为：情绪低落、活动动力低、思维活动低。

1. 心境低落 主要表现为显著而持久的情感低落，抑郁悲观。轻者闷闷不乐、无愉快感、兴趣减退，重者痛不欲生、悲观绝望、度日如年、生不如死。典型患者的抑郁心境有晨重夜轻的节律变化。在心境低落的基础上，患者会出现自我评价降低，产生无用感、无望感、无助感和无价值感，常伴有自责自罪，严重者出现罪恶妄想和疑病妄想，部分患者可出现幻觉。

2. 思维迟缓 患者思维联想速度缓慢，反应迟钝，思路闭塞，自觉“脑子好像是生了锈的机器”，“脑子像涂了一层糨糊”。临床上可见主动言语减少，语速明显减慢，声音低沉，对答困难，严重者交流无法顺利进行。

3. 意志活动减退 患者意志活动呈显著持久的抑制。临床表现行为缓慢、生活被动、疏懒，不想做事，不愿和周围人接触交往，常独坐一旁，或整日卧床，闭门独居、疏远亲友、回避社交。

4. 认知功能损害 研究认为抑郁症患者存在认知功能损害。主要表现为近事记忆力下降、注意力障碍、反应时间延长、警觉性增高、抽象思维能力差、学习困难、语言流畅性差、空间知觉、眼手协调及思维灵活性等能力减退。

素质提升

中科院院士陆林

陆林，精神病学与临床心理学家。北京大学教授。1966 年 9 月生于安徽省安庆市，籍贯安徽安庆。1989 年毕业于华北煤炭医学院，1999 年毕业于华西医科大学，获得医学博士学位。2017 年当选为中国科学院院士。现任北京大学第六医院院长。

陆林在病理性记忆的神经机制和干预、精神心理疾病治疗新方法及睡眠医学领域开展了系统性和原创性的研究工作；提出了干预病理性记忆的新模式、成瘾防复吸治疗的新理念和快速抗抑郁治疗的新假说，开辟了在睡眠中治疗精神心理疾病的新方法，对于精神心理疾病的防治具有重要理论意义和应用价值。陆林院士是国家杰出青年科学基金获得者、教育部长江学者特聘教授、国家自然科学基金委创新研究群体负责人和 973 项目首席科学家，是当之无愧的大国工匠。

第二节 各年龄段的心理健康及维护

一、儿童期心理健康及维护

（一）儿童期的心理特点

儿童期又称学龄期，儿童期是智力发展最快的时期。小学生求知欲旺盛，感知觉的敏锐性在提高，逐渐具有感知目的性和有意性。有意注意在发展，注意的稳定性在增长，但还不够稳定；记忆力从无意记忆向有意记忆发展，低年级学生容易记住具体的、直观的材料，高年级抽象识记在发展；口头言语迅速发展，开始掌握书写言语，词汇数量不断增加，词义的理解、语法结构都有了长足的进步；思维的发展从具体形象思维逐步向抽象逻辑思维过渡。

儿童的个性得到全面发展，但是个性可塑性大。在家庭、学校、社会的熏陶下，儿童的自我意识、个性品质及道德观念逐渐形成。父母和老师的言行对培养儿童性格有重要影响，良好的教育可以使他们养成勤奋、积极上进、坚毅、勇敢、有责任心、守纪律等优良的性格特征。然而，父母过于溺爱、教育不当，可造成儿童任性、懒惰、孤僻、自我中心、傲慢、蛮横不讲道理等不良性格。父母过于严厉、过多指责批评，可使子女胆怯，缺少自尊、自信。

儿童的行为特点是对事物富于热情，情绪直接，容易外露，但情感波动大，细小的成绩可使其得意忘形，微小的挫折又可使其垂头丧气。儿童好奇心强，辨别力差，对新鲜事物感兴趣，喜欢模仿，容易染上社会上的不良习气。

（二）儿童期心理维护注意事项

1. 帮助儿童形成积极的自我概念 自我概念是指个体对自己的认识和评价，它是一个人个性特征的核心。儿童期是个性形成的重要时期。儿童处于什么样的环境，具有什么样的经验，主要来自于外界对他的态度和评价，这在很大程度上将决定其形成什么样的自我概念，从而成为其个性发展的基础。

这一时期的儿童，由于受其认识能力的局限，常常还不能客观地认识和评价自己，他们往往是根据他人对自己的态度和评价来认识和评价自己的。其中，成人对于儿童的态度和评价起着重要的影响。正因为如此，成人对儿童的态度如何，评价如何，还会影响到同伴对自己的评价。而这一时期的儿童已开始具有一定的自尊心，他们渴望能得到同伴的尊重、赞赏和喜欢。因此，成人在对待儿童时所采取的态度以及对儿童所做的评价，都需要十分慎重。

为此，成人一方面应该尊重儿童，把儿童当成一个平等的个体来对待，不能随便地批评儿童、指责儿童或是训斥儿童，这也是培养儿童自尊心的关键。另一方面，成人在对儿童进行评价的时候，要考虑评价的客观性和准确性，切不可因为儿童的某一件事或某一行为，就对儿童简单地下结论，如“你怎么这么笨”“你是一个不诚实的孩子”等。否则，不仅不能使儿童对自己形成正确的认识和评价，而且还有可能导致儿童形成消极的自我概念。

2. 重视儿童正确的性别角色培养 性别化，是个性社会化的重要方面，它是指一个人按照社会所认为的适合于其性别的性格特征、情绪反应和行为态度发展的过程。每个社会都有其特定的性别角色的观念以及性别角色的行为标准。

一般来讲，儿童在 3 岁以前就能逐渐开始意识到自己的性别，知道自己是男孩还是女孩，这是对自己的性别产生了认同。到了 3 岁以后，随着年龄的增长，成人对于儿童的行为会逐渐表现出性别上的要求，例如，“你是一个男孩子，男孩子是不哭的”“你怎么这么调皮，一点儿也不像个女孩子”“女孩子应该干净点儿、温柔点儿”……儿童的性别角色意识和行为就随之而逐渐产生。

二、青少年期心理健康及维护

青少年是人生最美好、最奇妙的一个时期。由于此时个体生理、社会生活和社会地位等方面一系列的发展与变化，导致了青少年心理呈现出过渡性、矛盾动荡性、社会性进一步增强等重要特征。

（一）青少年心理特点

1. 过渡性 青少年的生理发育正处于从不成熟迈向成熟的急剧变化之中，社会生活环境也逐步向成人过渡。此时，青少年要完成一系列比较关键的社会化发展课题，与成人的关系以及他们在社会中的地位也发生着巨大的变化——从童年期的完全依赖成人变得逐渐能够独立、摆脱成人。青少年生理发育、实践活动和社会地位的过渡性决定了此时心理的过渡性：发展迅速但又不够稳定，很多方面兼具童年期的幼稚和成年期的成熟。

2. 矛盾动荡性 青少年既然处在由儿童向成人过渡的阶段，那它就是由一种质向另一种质的转变过程，童年的模式被打破，而成人的模式尚未建立起来，青少年心理的过渡性便必然导致青少年心理的另一特点——矛盾动荡性。此时，性的成熟导致青少年性意识的苏醒与性冲动的出现，而身体的全面发展与性需要的形成又促使青少年自我意识和成人感发展，出现了强烈的独立性冲动。这种新的性需要和独立性需要与青少年此时较低的心理成熟水平和社会地位水平之间的矛盾便构成青少年心理发展的基本矛盾。

3. 社会性 跟儿童相比较，青少年的心理带有极大的社会性。虽说心理内容的社会性从儿童早期就已开始发展，但由于青少年活动社会性的增强以及社会地位的变化，使青少年心理的社会性出现了与儿童期不同的新特点：认识方面，青少年已不拘泥于儿童时那种仅仅对自己或自己周围生活中具体事物的关心，而是开始以极大的兴趣观察、思考和判断着社会生活中的种种现象与问题，政治、历史、文化艺术、法律道德、社会风气、人际关系等都成了他们认识和思考的对象，成了他们十分关心的问题；情绪情感方面，社会性情感越来越丰富和稳定；个性上，青少年开始逐步形成一定的为人处世的态度和行为方式，动机、兴趣、品德、自我意识、世界观与人生观都开始逐渐形成并且稳定。

（二）青少年期心理维护注意事项

青少年心理健康教育，是指根据青少年心理发展特点和影响青少年心理发展的因素，采用各种方法和措施，以维护青少年的心理健康及培养其良好的心理素质。

1. 树立正确的人生观和世界观 有了正确的人生观和世界观，青少年就能对人生、对世界、对社会有一个正确的认识，并能正确地观察和分析客观事物，做到冷静妥善地处理事物。提高对挫折和心理冲突的耐受力。

2. 对自己的期望不宜过高 青少年要在充分了解自己能力和特点的基础上，确定学习、工作或其他方面的奋斗目标。而这种目标应该是通过艰苦努力能达到的，不要仅凭良好的愿望和热情盲目地确定一些脱离实际的目标，更不要盲目参加不切合实际的竞争，对自己的期望值不要过高，否则目标落空，遭受挫折，容易产生心理健康问题。

3. 学会自我调控情绪 在现实生活中，青少年难免会遇到不良刺激而出现负性情绪，对于这些，除找亲友、同学、老师通过谈心进行倾吐宣泄外，要及时提醒和告诫自己控制情绪；并要力所能及地参加一些积极的文体活动，防止消极心境的产生，使心理得到放松。这对维护自己的心理健康也是十分有益的。

4. 主动进行人际交往 青少年在正常交往中，能沟通思想，交流情感，从中得到启迪、疏导和帮助，增强信任感和激励感，从而大大地增强学习、工作、生活的信心，最大限度地减少心理困惑。这是保持青少年心理健康的主要因素。

青少年成长的漫漫人生路，如何能够顺利地上下求索，这就要在增进身体健康的同时，不要忘了为心理健康提供措施和养料，以达到真正的健康，使身心得到全面发展。

三、成年前期心理健康及维护

成年早期指 18～35 岁，是个体逐步走向一个相对平静、相对成熟的发展时期。

（一）成年前期的心理特点

1. 多重角色　在家里、在自己的父母面前，要尽好儿女的责任；在自己的爱人面前，要做好贤妻良夫的角色；在子女面前，要树立良好父母的形象；在工作与社交场合又有多重社会关系和社会角色。

2. 社会的中坚、家庭的支柱　不但需要自己照顾自己，而且要照顾别人的时期，是一个以奉献为主的时期。

3. 诸多矛盾集中，身心负荷沉重　社会要求成年早期的人负起种种义务和责任，要求其扮演“强者”“成功者”的形象。

（二）成年前期心理维护注意事项

1. 保持乐观热情开朗的心态，积极应对生理变化和人际变化　要开阔胸襟，面向社会，面向未来，丰富人际交往，扩大生活情趣。同时接纳中年生理心理社会诸方面变化这一事实，深刻地领悟到成年早期的人必须在诸多方面进行相应的调整。学会量力而行，适可而止；学会宽容，不仅对别人，更要对自己宽容；学会宣泄和疏导。

2. 需要努力学习，增强社会适应能力　传统观念认为，青年人学习、中年人工作、老年人休息，这种观念应该转变，应当始终把学习、工作和休息有机地结合起来、贯穿于人的一生中，成年早期心身压力较重，故需劳逸得当，保持心身轻松，不要把紧迫感变为紧张感。培养业余爱好和良好的生活习惯。

3. 通过发展智力来弥补体力的不足，适应不同角色变化　调动他们这一年龄阶段特有的智慧，积极行动，巧妙应对。通过正确运用智慧力量，设法取得智力和体力之间新的平衡和协调，以便达到身心的和谐与健康。

4. 保持道德情操，保持心理平衡　成年早期的人在长期的生活实践中和心理活动中，逐步形成对社会道德情感的理解和认识，理应具备强烈的成熟的正确的道德观，秉承“诚实为公”“助人为乐”，远离“虚伪狡猾”“损人利己”，并不断地自我完善，使性格稳健，意志坚强，遵守纪律，维护公共利益，如此方能保持内心平衡，顺应社会主流，从而促进心理健康。

四、成年中期心理健康及维护

成人中期（成年中期）又称中年期，一般指处于 35～60 岁这个年龄阶段。成人中期的年龄范围是相对的，不是一成不变的。成人中期作为人生历程中的一个阶段，这个阶段由青年而来，向老年奔去，在身心发展上呈现出许多特点。

（一）成年中期的心理特点

1. 发展任务的特点　通常来讲，一个人在成年中期或者为家庭、社区、工作和社会做出自己的贡献，或者进入停滞状态。具有创造能力的人们努力扮演好引导和鼓励下一代的角色。通常人们通过养育子女表现出创造能力，但其他角色也可以满足这个需求。人们可能直接和年轻个体一起工作，充当他们的导师，或者他们通过创造性、艺术性的产品输出来寻求一种长期的贡献，从而满足创造力的需求，能够体验创造力的个体，他们的关注点就会超越自身，通过其他人看到自己生命的延续。

另一方面，在这个阶段缺乏心理上的成长，意味着人们开始趋于停滞。整天关注于他们自己的行为琐事，他们只是感到为社会做了非常有限的贡献，他们的存在也没有什么价值。一些人还在挣扎着，寻找更加充实的新职业，另一些人则开始感到挫败和厌倦。

2. 人格发展的特点 成年中期人格结构基本保持相对稳定。还有一些证据证明人的特质实际随着年龄的增长而越发根深蒂固。研究表明，自信的青少年在50多岁的时候变得更加自信。

（二）成年中期的心理维护注意事项

进入到成年中期，最容易遇到的困难便是更年期的出现。这是成年期必须要面对的问题。

1. 积极应对，提前准备 已进入或将至更年期的人应及时了解有关更年期的生理心理知识，认识到更年期的到来是生命的自然规律，要正确对待更年期的某些生理和心理变化，要保持乐观的情绪和愉快的心境。出现了生理或心理方面的症状都应主动求医，积极配合治疗，以防生理症状和心理症状相互影响。

2. 尽量避免不良刺激 进入更年期后人的心理相对来说比较脆弱，受刺激后易发生较大的心理障碍。有资料表明，在更年期出现的精神异常病人中，有2/3的人在发病前遭受到不同程度的精神刺激。因此，改善不良环境，避免不良刺激，是更年期心理保健的一项重要措施。

3. 合理安排生活、劳逸结合 保持良好的生活习惯，睡眠要充足。多参加有意义的社会或娱乐活动，维护良好的人际关系。

4. 适当锻炼 培养几种有益于健康的情趣。积极参加健身、娱乐活动，如跳舞、书法、棋类等，这些活动会使人的注意力从感觉自身体验转移到对生活和自然的热爱，从而改善心理状态，缓解更年期的某些不适症状。

五、老年期心理健康及维护

老年期也称为成年晚期，指60岁至死亡这一阶段。

（一）老年期的心理特点

1. 感知觉能力减退 视觉、听觉、味觉、嗅觉能力减退，皮肤的冷、热、触、痛觉下降，而听力的失真又影响了对外的言语交流和对外界的信息交流，给生活带来不便。

2. 记忆能力下降 老年人的近期记忆保持效果差，远期记忆保持效果好一些，对往事的回忆准确而生动。从记忆的类型而言，老人机械记忆下降明显，速记、强记困难，但理解性记忆相对保持。

3. 智力的发展与衰退 随着年龄的增高，智力出现了发展与衰退两种对立的倾向。人老未必智衰，智力和体力一样，用则进，不用则退。老年人具有前半生积累的丰富知识和经验，如果他们坚持学习新的知识，用心思考问题，运用心智技能从事某些脑力创造活动，他们的智力仍会有所发展。否则，智力逐渐衰退。老年人的液态智力下降明显，晶体智力相对稳定易保持。老年人概念学习的能力下降，推理能力下降，思维的敏捷性和逻辑性下降，解决问题的能力随年龄的增长而下降。

4. 情绪变化 老年人的情绪趋向不稳定，常表现为易兴奋、易激怒、喜欢唠叨，常与人争论，情绪激动后恢复平静需要较长时间。常感到寂寞、孤独、郁闷。

5. 人格特征相对稳定 许多研究结果证实随着年龄的增加，老年人人格特征保持了相对的稳定性。但是，生活经历对一个人的人格是有影响的。每个人都经历的常规事件对人格变化影响不大。但非常规事件可直接导致老年人人格特征的改变。如容易多疑，办事固执、刻板，缺少灵活性。有些老人变得自我中心、不合群、懒散、保守。

（二）老年期心理发展的常见问题

1. 权威心理　离退休是一个人社会角色的转变，从一线变为二线，从上级变为“闲人”，从命令指挥别人到被人指挥，从有职有权到平民百姓等，这种转变令不少老年人不适应。

2. 孤独心理　老年人从工作岗位上退下来以后，生活学习一下子从紧张有序转向自由松散状态，子女离家（或称“空巢现象”），亲友来往减少，门庭冷落，信息不灵，出现与世隔绝的感觉，感到孤独无助，甚至很伤感。尤其是独居的老年人这种心理更加明显。

3. 恐惧心理　老年期最大的恐惧是面对死亡。老年人常常患有一种或多种慢性疾病，给晚年生活带来痛苦和不便，因为体弱多病，自然常会想到与“死”有关的问题，并不得不作好随时迎接死亡的准备。特别是对于某些患有癌症等难以治愈疾病的老年人，有 1/4 以上常表现出惊恐、焦虑、不知所措。

（三）老年期的心理维护注意事项

1. 针对权威心理　可采取以下措施。

（1）善于急流勇退　“长江后浪推前浪”，老人要经常看到年轻人的长处，大力扶持年轻人走上领导与关键岗位。年轻人应该尊重老年人。老年人更要让年轻人在自己的实践中不断成长起来。

（2）找回自己的兴趣与爱好　每位老年人都曾有过兴趣爱好，但年轻时“有闲无钱”，中年时“有钱无闲”，只有到了老年才“有钱有闲”，也到了该享受人生的最佳时间。所以退休后，应培养自己的享乐能力找回自己的兴趣爱好，好好去体验人生的丰富多彩。

（3）坚持用脑　老年人应遵循“用进废退”的原则，坚持学习，坚持科学用脑，不但有利于减慢心理的衰老进程，而且能不断学习新事物，继续为社会作贡献。

2. 针对孤独心理　可采取以下措施。

（1）认识孤独带来的危害　老年人的孤独与封闭是造成心身健康损害的一大敌人，常常会加快老化的过程。认识到孤独会给老年人带来伤害是克服孤独的第一步。

（2）加强人际交往　老年人离退休后，应尽可能保持与社会的联系，量力而行，继续发挥余热。只有走出家门，加强人际交往，才能找到生的意义、生的乐趣。

3. 针对恐惧心理　可采取以下措施。

（1）确立生存的意义　有意识地迎接死亡的来临是对老年人的巨大挑战。只有对死亡有思想准备，不回避、不幻想，必要时对死亡作出决断，才能让老年人从容不迫，义无反顾地给自己画上一个完满的句号。死赋予生以意义，所以老年人更能珍惜时间，尽量完成尚未完成的心愿。

（2）老年人也要有性生活　老年人有没有适当的性生活是生命质量的体现，也是老年人面对死亡恐惧的一种较好的缓解方法。性是爱与生命的源泉，对生活的“内驱力”有重要影响。老年人的性行为不可能像年轻人那样猛烈，而是轻柔小心，有时甚至是皮肤的接触就获得了性的满足。

（3）家庭与婚姻的和睦　老人的生活有子女体贴照料，有病能及时诊治，经济上有保障，父（母）慈子孝，就会使老人感到温暖。特别是与老伴的关系友爱互助，能使老人倍享天伦之乐。帮助丧偶的老人在自愿的前提下重组家庭，对于孤寡老人的心理也是一个重要的调节。

（4）树立“健康老龄化”的新概念　世界卫生组织（WHO）于 1990 年提出“健康老龄化”的目标。即老年人群健康长寿，群体达到身体、心理和社会功能的完美状态。1999 年正值国际老人年，世界卫生组织又提出了“积极老龄化”的口号。近年来研究者进一步关注成功老化与常态老化的研究。所谓成功老龄是指那些与增龄相关的功能状况无改变或改变甚微的老年人群，探索成功老龄化人群的差异性及其相关因素，继而提倡能够维持生物心理社会概念上的健康老年、减缓老龄化所致的负面影响、提高老年人群生活质量的措施。

第三节　护士心理健康及自我维护

一、影响护士心理健康的因素

护士作为一个特殊的群体，在临床医疗工作中起着非常重要的作用。群体与个体相对，是个体的共同体。不同个体按某种特征结合在一起，进行共同活动、相互交往，就形成了群体。个体往往通过群体活动达到参加社会生活并成为社会成员的目的，并在群体中获得安全感、责任感、亲情、友情、关心和支持。

随着生物医学模式向生物－心理－社会医学模式转变，实施优质护理对护士的心理健康提出了挑战，同时社会生活节奏加快，给护士造成日益沉重的心理负担。当前影响护士心理健康的因素有以下几项。

（一）社会压力

人们受传统观念的影响，认为护理工作只不过是一些打针、发药之类的简单机械劳动，而把疾病的康复归功于医生。对护士和医生的态度判若两人，这种现象在病房常能看到。每当此时，护士的精心治疗，严密观察，亲切问候化为乌有。护士的自尊心受到了极大的伤害，心理上失去了平衡，产生了失落感。

（二）工作压力

由于护理工作具有连续性，使护士 24 小时轮流值班，遇到急诊、抢救患者更不能按时下班，有可能连轴转地工作。这种不规律的工作时间，导致人体生物钟紊乱。超负荷的工作加重了护士的身心负担，同时护理工作脑力劳动与体力劳动相结合的一种工作，其辛苦不言而喻。在商品经济浪潮的冲击下，面对一些简单劳动换取高额经济收入以及社会现实中其种种现象，护士容易对原有的价值观产生怀疑而致不公平感，心态易失去平衡。

（三）竞争压力

护理知识不断更新，技能要求日益提高，对护士提出了越来越高的要求。新技术、新业务、新设备应用于临床，要求护士必须掌握；各级医院对护士学历层次的要求，也促使着中职护士升专科、专科护士升本科，再加上护理继续教育、“三基”训练、晋升考试、进修学习等各种形式的考核，使护士一生中都在接受各种形式的考核，护士既要完成日常繁重的护理工作，还要利用休息时间参加培训、自学，长期处于高压的状态，使护士有一种力不从心的焦虑感。

（四）家庭压力

护士进入家庭，负担多重角色。本来应该关心老人、体贴丈夫、教育孩子，但漆黑的“夜班”还需丈夫接来送去，繁忙的工作使护士筋疲力尽，与他人交流时间少，人际关系淡漠，亲情减少，偶尔的家庭矛盾是避免不了的，护士会感到无所适从、苦闷难言，引发忧愁、烦恼等负性情绪。

（五）压抑消极情绪，往往造成“零存整取”的效果

护士应以愉快的心情和热情的态度走进病房去“微笑服务”。但护士有自己的喜怒哀乐，消极的情绪一再压抑，日积月累形成了潜在的能量即“感情势能”，这种能量一旦超过了个体所能承受限度，就会出现“零存整取”的后果，直接影响到护士的身心健康。

二、心理社会因素与护理专业

生物医学模式向生物－心理－社会医学模式转变后，与心理社会因素有密切关系的生活方式疾病和精神疾病有明显的增长，医学对心理学需要也更为迫切。护理工作也从单纯身体护理走向整体护理，不仅对患者身体疾病护理，也重视评定、处理患者的心理问题，并帮助患者获得良好社会适应。护士的心理素质在临床医疗护理质量中有举足轻重的作用。医学模式的改变及人们生活水平的提高，对护理质量的要求也不断提高。护理工作已不能只满足于一般疾病的护理而需要身心的整体护理。

（一）传统医学模式的影响

（1）生物医学模式长期影响医疗服务系统，使护理工作者只重视与躯体疾病有关的生理变化，与躯体疾病有密切关系的心理社会因素和患者及家属对患者的反应却往往被忽视。

（2）护理的目标是帮助患者达到身体、心理及心灵更高程度的协调，而目标的达到需要人与人之间相互关怀的过程及关怀的表达。患者感受的关怀越深，其对护理的满意程度就越高，要提高护理质量，护理人员必须重视对患者的心理护理。

（二）未来护理工作发展的方向

（1）设立心理护理专门机构，形成局域网络，在护理部下设心理健康教育科，由受过高等护理教育并有多年临床经验的心理学教育专家在该科进行心理护理理论、方法的深入研究，制订心理护理的模式及评价方法，对各科室进行指导及质控，在各病区设立一名心理护理带教，由受过专门心理护理培训的本科及以上学历的护士担任负责本病房心理护理的管理工作。

（2）将心理护理相关课程纳入中等、高等继续教育的护理教育中。心理护理应渗透到每位临床责任护士日常工作中去，责任护士应与专职护士一起做好患者心理护理。

三、护士心理健康自我维护的策略 e 微课

为了使护士尽快适应现代护理模式，提高自身生命价值，充分发挥潜能，维护身心健康，护士心理的自我维护是十分重要的。

（一）保持健康的情绪

热爱护理工作，热爱生活，热爱自然，向往美好未来。有上进心，激发健康情绪。正确认识自我、人生和社会，接受现实的自我，适应规律，心胸豁达，乐观。

（二）培养良好的个性、修养

要正确认识和评价自己，接受自己与别人的差异。懂得每个人在学习、生活、工作、人际关系中都不可能事事如意，要经得起挫折和磨难，注意培养踏实、克制、有涵养、坚韧、热心、勇敢的个性，不要软弱、孤僻，要树立自尊、自强、自爱意识。

（三）正确处理人际关系

首先要理解、宽容、尊重他人，真诚相待。以积极的心理、和蔼的态度对待病人、同事。创造团结友爱、和谐愉快的工作环境。有计划地处理业余时间，赡养老人、培养子女，主动承担家庭责任。适当的家务劳动也是一种放松心理压力的方式，与亲友和睦相处，争取他们对护理工作的理解和支持，使自己的不良情绪及时向他们倾诉，做合理宣泄，在他们的劝慰和开导下，不良情绪便会逐渐消失，以保持心理平衡和健康。

（四）目标定位要适宜，有利于解脱心理压力

错误的完美主义的期望，只会使你不停的做，却很少有过对自己努力完成工作感到满意。护士不可

能在多种角色中把每件事都干得完美，事情要分轻重缓急，将更多的精力和时间投入到内心期望的活动中去。身处逆境时能进行自我安慰、自我解脱，不钻“牛角尖”，自我减压，降低标准，始终保持良好的心理状态。

（五）增强适应能力

护士要努力调节自我，学会对各种现象做客观的分析，正确的判断。在工作、生活中遇到困难不退缩、不沮丧，树立战胜困难的信心和勇气。努力学习专业及边缘学科知识，适应现代护理模式的转变和发展。不断提高工作能力，体现自我价值，克服来自社会、同行不尊重护士的偏见。

（六）科学的生活方式

生活单调是形成许多疾病的原因。护士应改变从家庭到医院，又从医院回到家庭这种“两点一线”的单一生活方式。合理安排生活节奏，使工作、生活、人际关系能正确定位。学会在繁忙中求得休息，下夜班要保证充足的睡眠和丰富的营养物质，以满足身体能量的消耗。培养广泛的爱好兴趣，业余时间可以养花、养鱼、种草、种树、听音乐、散步、参加文体娱乐活动，可以调节情感、调和气血，利于身心健康。

目标检测

答案解析

A1 型题

1. 心理健康定义涉及的理论视角有（　）
   A. 发展心理学　B. 情绪心理学　C. 行为心理学
   D. 健康心理学　E. 变态心理学
2. 现代心理卫生运动的先驱者是著名精神病学家（　）
   A. 比内尔　B. 埃里克森　C. 弗洛伊德
   D. 华生　E. 马斯洛
3. 典型抑郁症患者的抑郁心境是（　）
   A. 思维迟缓　B. 晨重夜轻　C. 意志活动减退
   D. 心境低落　E. 反应迟钝
4. 个性形成的重要时期是（　）
   A. 成年晚期　B. 儿童期　C. 青少年期
   D. 成年中期　E. 婴儿期
5. 身体的全面发展与性需要的形成又促使青少年自我意识和成人感发展，出现了强烈的（　）
   A. 独立性冲动　B. 社会性冲动　C. 矛盾性冲动
   D. 成长性冲动　E. 变化性冲动

A2 型题

6. 大学生完整人格的主要标志是（　）
   A. 人格要素完整统一，无明显的缺陷和偏差
   B. 具有正确的自我意识，不产生自我同一性混乱
   C. 以积极进取的人生观作为人格的核心，并以此为中心把动机、需要、态度、理想、目标和行为方式统一起来

D. 能够持续地激发自己的斗志，保持稳定的心态

E. 对未来充满希望

7. 区分心理正常或异常的判断标准有（ ）

A. 内省经验标准 B. 统计学标准 C. 客观检查标准

D. 社会适应标准 E. 自然观察标准

8. 老年期心理发展的常见问题（ ）

A. 权威心理 B. 怜悯心理 C. 孤独心理

D. 恐惧心理 E. 矛盾心理

书网融合……

本章小结 微课 题库

第四章　影响健康的心理与社会因素

PPT

学习目标

1. 通过学习本章内容，重点把握心理应激的概念和心理应激的过程模型、心身疾病的概念和特点。

学会用心理应激模型解释应激对健康的影响，具有分析临床常见心身疾病心理社会因素的能力，具有从心身相互作用关系的角度来看待疾病的发生、发展、转归的意识。

情境导入

情境描述　患者，女，46 岁，从事高校教师职业。近一个月来经常感到头晕、头痛、心悸、胸闷，血压 160/110mmHg，综合诊断为原发性高血压，经药物治疗后血压维持在 120/70～130/90mmHg 之间，但心情烦躁、心悸、胸闷的症状未见好转。

患者自述平时性格好强，脾气急躁。近三个月来，该患者因同事休产假，需要额外承担较多的工作任务，工作压力比以前增大。近期，职称评审，自认为能评上教授，但因学校名额缩减最终未能如愿，因此郁闷不已。医生建议患者去寻求心理医生的帮助。最终，在药物治疗和心理治疗的共同作用下，患者的状态稳定，血压正常，各种症状明显减轻。

讨论　1. 该患者高血压发病与哪些因素有关？

2. 针对该患者的情况，可以采取哪些心理干预的措施？

没有应激就会死亡，适度的应激对人的成长有促进作用，人的态度、价值观等个性倾向性，以及能力和性格等个性心理特征因素，都不同程度地影响个体在应激过程中的评价。当具有威胁的事件被理解为积极意义的时候，个体便不会进入应激状态，甚至能从事件中总结经验、反思自己、取得突破。

第一节　影响健康与疾病的心理社会因素

一、心理因素

影响人健康的因素有很多，总体上可以分为生物因素和非生物因素。生物因素又称生理因素，指人的生理状况；非生物因素又称心理社会因素，包括心理因素和社会因素。

心理因素指影响人健康的人格特征和情绪状态。过去威胁人类的主要是传染病、营养不良等生物因素为主的疾病。随着人们生活水平的提高和医学技术的进步，人们越来越清楚地认识到，人不但是一个生物有机体，而且还是一个有思想、有感情、参与社会生活的社会成员。按照 WHO 对健康的定义认为“健康不仅仅是机体没有疾病和缺陷，而且是身体上、心理上和社会上的完好状态”；疾病则是有机体在与自然环境和社会环境相互作用中不能应付刺激或者不能适应的结果。1918 年德国海因诺斯教授在研究睡眠障碍时首先提出了“心身疾病”的问题，强调了发病机制中心理因素的作用。

近代心身医学的研究发现中枢神经、内分泌和免疫三个系统的互相影响，使心理因素转变为生理因素，在心理因素导致疾病的过程中起中介作用。任何心理刺激都可作为一种信息传到大脑，如果这种信息被人感知，就会产生一定的情绪和生理变化。

情绪的直接调节中枢在边缘系统和下丘脑，大脑皮质控制着自主神经系统对内脏功能的调节，维持交感和副交感两个系统的平衡，以适应一定量的心理压力。那些超负荷的心理活动，特别是强度大、持续的不良情绪状态，可使两个系统失去平衡，产生一系列病理生理变化，最终引起相应的疾病。

二、社会因素

社会因素是指人生活、工作的环境。社会是人们交互作用的产物，是各种社会关系的总和。人类生存环境可分为自然环境和社会环境。社会因素包括政治、经济、文化、教育、科学技术、生活方式、风俗习惯、卫生服务等。人类健康除了受自然环境中各种因素及遗传因素的影响，也受社会环境中各种因素的影响。

在社会因素中，社会经济因素对健康的影响往往起着主导作用。健康与经济发展存在着相互依存、互相促进的关系。社会经济因素通过与健康状况有关的社会因素，如工作、生活条件、营养状况、文化教育、卫生服务等影响人类的健康。人类健康水平提高了，意味着劳动力质量提高，又能促进社会经济发展，而社会经济发展又是人类健康水平的根本保证。

社会文化因素包括政治氛围、思想意识、文学艺术、科学技术、宗教信仰、风俗习惯、教育、法律、道德规范等。社会文化因素对健康也有着重要的作用。

家庭是以婚姻和血缘关系为基础的一种社会生活的群体方式，是构成社会的基本单位。富裕、和谐、温馨的家庭是社会安定的必要条件，也是家庭成员身心健康的重要因素。家庭可以通过遗传、社会化、环境和情感反应等途径影响个人的健康或疾病的发生、发展和转归；个人的健康问题也可影响整个家庭的内在结构和功能。例如，一旦家庭成员中有人患有绝症，家庭便处于一种危机状态。儿童的非特异性腹痛可能是夫妻关系不和的一种表现，因此儿童往往是家庭关系的“晴雨表”，这时，如果不解决家庭的问题，就无法从根本上解决孩子的健康问题。许多疾病可以在家庭中流行，如流感、肺结核、肝炎、寄生虫病等。

职业因素也是一个对健康有很大影响的因素，工作的自然环境、文化氛围、人际关系、发展前景、社会舆论等方面都会影响健康。研究表明，护理行业是一种高应激的职业，每天面对大量的患者及其家属，时刻要应对生离死别的场景，还可能经历超负荷的工作及紧张的护患关系。

卫生服务是社会因素中直接与健康有关的一个重要方面，包括预防、医疗、护理和康复等服务，以满足人民的保健需求。但医疗技术水平低、医疗机构管理不善、过多地误诊漏诊、卫生技术人员不足、初级保健不健全、卫生经费过少、卫生资源分配不合理、重治轻防的错误观点等因素都不利于健康，甚至有损健康，如造成医源性疾病。

第二节 应激概述

一、应激的概念及其研究发展过程

随着医学模式的转变，医学的研究领域开始从生物、心理、社会这三个不同的角度研究人类健康与疾病的发生、发展与转归的过程。在生活中，当人们遇到外部刺激或内部刺激时，这些刺激会直接作用于大脑，从而引起某种主观的评价，进而产生一系列的生理和心理反应。如果我们能有效地解决这些内外刺激，就能使身体重新恢复到健康状态。如果刺激超出了我们的预定范围，可能会导致身体的生理和心理失衡，即“压力”的出现，这种压力主要是个体身心感受到威胁时的一种紧张状态，也称为“应激”。自20世纪30年代以来，关于应激和应激理论的研究一直在不断更新。在医学心理学中，则重点关注医学上的应激和心理学上的应激。

（一）医学生理学界所关注的应激

20世纪初，生理学家汉斯·塞尔耶提出“一般适应综合征”和应激的概念，他发现不同性质的外部刺激如冷、热、缺氧、感染等引起的机体反应是非特异性的，即不同的刺激因素引起相同的机体应激症状群，称之为“一般适应综合征”。科学家将应激源和健康与疾病联系起来，认为应激是：个体“觉察”到环境刺激对其生理、心理及社会系统产生过重负担时的整体现象，引起一系列生理和心理反应过程。一般适应综合征包括警戒期、抵抗期和疲劳期三个阶段的全身性反应。

1. 警戒期 警戒期是应激反应的初始阶段，主要是由压力刺激引起的。机体为了应对这些刺激，将启动整体防御功能，压力的生理反应起于下丘脑，当大脑皮层将信息传递至下丘脑时，脑垂体立刻分泌促肾上腺皮质激素，促肾上腺皮质激素则通过血液循环到达全身组织和器官，进而引起一系列的身体反应和心理反应。如果应激源快速消失，或者通过机体本身的自我调节，身体就能很快恢复到正常水平。如果应激源继续存在，或不能自我调节，警报反应将增加身体的生理和心理变化程度，机体进入应激反应的第二阶段——抵抗期。

2. 抵抗期 当应激源的刺激持续存在时，可以通过改善身体技能水平提高对应激源的抵抗力。在抵抗期，整个身体的技能将被动员起来，用来应对目前的应激状态，试图通过对抗紧张来恢复正常状态。如果能够克服应激，身体就会恢复到正常状态。如果不能应对应激，身体就会消耗大量的能量，它会导致身体再次出现生理和心理上的不适，于是进入应激状态的最后阶段——疲劳期。

3. 疲劳期 这一时期主要表现为身体和精神上的疲惫。在抵抗期内，身体消耗了大量的能量，会严重受损。进入疲劳期后，消耗的能量相对减少。疲惫是身体的生理和心理上的深度自我防御，体现出自我保护的本能反应。但是，机体的反应由于长期的能量消耗而减慢，器官的免疫能力也在下降。如果个人的心理承受能力较弱，也会导致心理和行为异常，严重的应激可能会导致精神症状的出现。

在一般的情况下，应激只引起警戒反应期和抵抗期的变化，只有严重或长期的应激反应才会进入疲劳期。

（二）医学心理学界所关注的心理应激

心理应激，又称为心理压力、精神应激或者精神压力。人是社会动物，不能离群独处。生活事件的发生对人的心理、生理的影响则是心理学界关心的主要问题。在共同的社会生活中，可以存在各种精神刺激事件，从而影响人们的生活质量。突如其来的灾害，战争、洪水、地震、空难、海难、车祸，恐怖袭击，尤其是从未见过的可怕新的传染性疾病，更容易引起人们强烈的急性精神创伤。长期面临的贫穷、社会压力、工作学习压力、感情不和、慢性疾病或损伤也会引起心理的失衡甚至创伤。综合认为，心理应激是指个体在生活适应过程中产生的关于环境要求与自身应对能力不平衡时所引起的一种心身紧张状态，这种紧张状态往往通过非特异的心理和生理反应表现出来。

心理应激的积极作用是提高人们的适应能力，比如经历过的早期应激事件对于个体在以后的生活中就会提高应对和适应的能力，更好地耐受紧张刺激和致病因素，提高个人心理健康水平。但长期持续的应激反应或突然强烈的应激反应，带来的消极影响也会导致心身疾病的发生和心理障碍的出现。

二、应激的理论模型和意义 e 微课

随着研究的深入，心理学家越来越认识到许多中介的心理社会因素（如个人认知评价、应对方式等）在应激中的重要性。20世纪60年代，拉扎鲁斯等提出认知评价在应激中的重要性，此后马森和拉

扎鲁斯等进一步研究应对方式在应激过程中的重要性，形成了所谓的认知应激过程理论。20 世纪 80 年代，国内医学心理学教材中开始出现有关心理应激的专门章节，总体上是将心理应激看作是由应激源（生活事件）到应激反应的多因素作用“过程”。把心理应激看作一个连续动态的过程，它既非简单的刺激，也非简单的反应，而是以认知因素为核心的多因素作用过程，涉及应激的起点、中间变量、应激反应和终点，见图 4－1。

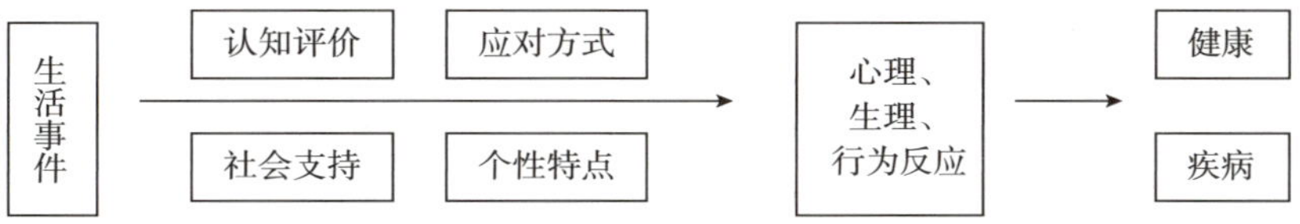

图 4－1　应激反应模型

三、应激过程

（一）心理应激的起点——应激源

1. 根据应激源的属性分类　应激源是引起应激发生的首要因素，由机体内外环境相互作用形成。当应激发生时，应激源会指向机体并提出适应要求，一切环境变化都是潜在的应激源，只有被个体认知性评价观察到，对自身具有威胁或挑战才能成为实际有效的应激源。布朗斯坦将这些应激源根据其属性不同分成四类，包括躯体性应激源、心理性应激源、社会性应激源和文化性应激源。

（1）躯体性应激源　指应激直接作用于人的机体，直接产生刺激作用，引起机体防御的刺激物，包括各种理化和生物刺激等。这类应激源的存在会使机体首先出现躯体性反应，并提示机体做出适应外界环境反应的变化，随着刺激程度的加深，还可能出现心理应激反应。

（2）心理性应激源　指来自于人们头脑的紧张性信息，当不符合客观规律的认知和情绪波动时，可以引起各种心理冲突和挫折，并导致焦虑、恐惧和抑郁等消极情绪。包括人际关系的冲突，身体的强烈需求或过高期望，能力不足或认知障碍等。心理性应激源与其他应激源不同，它直接来自人们的头脑，因为人们对于应激的认知不同则会表现出不同的结果。人们如果过分夸大应激压力的威胁，就会夸大心理应激的负面效应。人们如果能适应这些应激，则能保护人们的心理健康。

（3）社会性应激源　指各种自然灾害和社会动荡，主要是造成个人生活样式上的变化，并要求人们对其做出调整或适应的情境和事件，如升学、考试、离婚、亲人死亡、战争与社会动乱、居住地及居住地环境条件的改变、工作的类别及工作场所环境的变化等，都可以成为社会性应激源。

（4）文化性应激源　指要求人们适应和应付的文化方面、语言环境和风俗习惯等所面临的各种文化冲突和挑战。其中最常见的是文化性迁移，如城市、地区、国家的文化环境的影响，使人面临全新的生活环境，从而产生应激，就是通常所说的文化冲突。

2. 根据应激源的强度分类　应激反应与应激源的刺激强度有关，评价应激源的强度对于预估应激反应的程度和防治心身疾病有着重要作用。目前在心理应激研究领域，应激源是以生活事件作为研究中心的。生活事件是指人们在日常生活中遇到的各种各样的社会生活的变动，可能扰乱人们的心理和生理稳态，造成心理应激并可能使机体受到伤害的主要刺激物。

生活事件的数量和程度都对机体的健康和疾病产生一定的影响。生老病死等生活事件，个人的学习工作，生活中的成败得失，家庭成员、同事或同学之间的纠纷等，都可以作为应激源。所以，从心理学角度着眼于研究应激对健康的影响以及应激相关疾病的成因，应重视重大生活事件对个体产生的应激反应。

美国华盛顿大学医学院的精神病学专家赫尔姆斯和雷赫于 1967 年通过对 5000 多人进行社会调查和

实验所获得的资料编制了《社会再适应评定量表（SRRS）》（表4－1）。该量表中列出了43种生活事件，每种生活事件标以不同的生活变化单位（LCU）用以检测事件对个体的心理刺激强度。

表4－1　社会再适应评定量表（SRRS）

变化事件	LCU	变化事件	LCU
1. 配偶死亡	100	22. 所担负工作责任方面的变化	29
2. 离婚	73	23. 子女离家	29
3. 夫妇分居	65	24. 姻亲纠纷	29
4. 坐牢	63	25. 个人取得显著成就	28
5. 亲密家庭成员丧亡	63	26. 组成家庭后停止工作	26
6. 个人受伤或患病	53	27. 入学和毕业	26
7. 结婚	50	28. 生活条件的变化	25
8. 被解雇	47	29. 个人习惯的改变	24
9. 复婚	45	30. 与上级矛盾	23
10. 退休	45	31. 工作时间或条件变化	20
11. 家庭成员健康变化	44	32. 迁居	20
12. 妊娠	40	33. 转学	20
13. 性功能障碍	39	34. 消遣娱乐的变化	19
14. 增加新的家庭成员	39	35. 宗教生活的变化	19
15. 业务上的再调整	39	36. 社会生活的变化	18
16. 经济状态的变化	38	37. 少量负债	17
17. 好友丧亡	37	38. 睡眠习惯变异	16
18. 改行	36	39. 生活在一起的家庭人数的变化	15
19. 夫妻多次吵架	35	40. 饮食习惯的变异	15
20. 中等负债	31	41. 休假	13
21. 取消赎回抵押品	30	42. 圣诞节	12
		43. 微小的违法行为	11

赫尔姆斯等研究发现，LCU与健康关系最为密切，与疾病发生呈明显的相关性。若一年内累积的生活事件小于150LCU，提示来年基本健康；超过300LCU，来年有86%可能性患病；若为150～300LCU，来年有50%可能性患病。

SRRS是对生活事件在整个人群中影响程度的评估，反映了对整个人群影响的平均水平。但是该量表指标简单，忽略了生活事件对个体的意义、个体的认知评价、事件本身对当事人情绪变化的影响及年龄、个体特异性等方面的问题。尽管存在争议，该量表还是为医学心理学、精神医学、心理卫生及心身医学的流行病学及病因学等方面的研究提供了一个客观的评价工具和重要的研究手段。

（二）心理应激的中间变量

在现代生活中生活事件是普遍存在的，任何人都无法避免。然而，同样的刺激，有些人会产生强烈的应激反应，甚至会患病，有些人却未发生任何健康问题。因此，刺激引起反应，除了与应激源的强度、持续时间等有关外，还取决于中间变量，它们包括个体的认知评价、应对方式、社会支持及个性特点等。

1. 认知评价　认知评价是指个体从自己的角度对遇到的生活事件的性质、程度和可能的危害情况做出估计。认知评价作为应激的核心中介机制，对于应激反应的产生起着决定性作用。

由于人们认知评价标准的不同，以致对同一件事件可有不同的认知和评价，从而会引起不同的应激反应。如对失恋这一应激，有人将它认定是大挫折而抑郁悲伤甚至轻生，有人却看作是一次重新生活和重新选择的机会，并不表现出强烈的情绪反应和生理反应。影响个体认知评价的因素包括应激源的特点和个体的主观因素两个方面。

（1）应激源的特点　包括刺激的强度、刺激的持续时间、刺激的发生方式等。如一个人突然听到自己的亲人因交通事故不幸身亡和听到因久病不起的亲人的亡故后所引起的内心震动不一样，就是因为一个是突然发生，而另一个已有心理准备的缘故。

（2）个体的主观因素　包括个体的人格特征、个体的需要和期望值、个体过去的生活经历、个体的生物节律等几方面。

2. 应对方式　应对方式可以被直接理解成是个体解决生活事件和减轻事件对自身影响的各种策略，故又称为应对策略。各种研究证明，应对方式与各种应激有关因素存在相互影响和相互制约的关系。应对方式与生活事件、认知评价、社会支持、个性特征、应激反应等各种应激有关因素相关，还与性别、年龄、文化、职业、身体素质等有关。

应对作为一个中介机制，是人生命活动的一个重要组成部分，可以影响人体的健康。如通过长跑锻炼引起的升压反应可以降低焦虑的水平，借酒消愁的应对行为常导致疾病的产生或加剧。因此，能合理地运用心理防御机制，准确估计自己的应对能力，选择恰当的方式应对应激则会适应良好。若过高估计自己的应对能力，对生活事件的变动缺乏足够的心理准备，易受挫折，而导致强烈的心理、生理反应；若过低估计自己的应对能力，缺乏信心，易受生活事件的消极影响，更会引起精神紧张，增强应激反应，而引起心理、生理功能的紊乱。

3. 社会支持　社会支持又称心理环境中介因素，是指个体遭遇应激源时所能得到的来自周围环境的物质和精神上的支持与帮助，是个体与社会各方面包括亲属、朋友、同事、伙伴等社会人以及家庭、单位、党团组织所产生的精神上和物质上的联系程度。

人是生物的人，更是社会的人，其生活中的任何事件都与其社会关系有关。当个人遭受应激时，其社会支持就可能对其产生广泛地影响，是抵抗应激一个十分重要的机制。

4. 个性特点　个性与涉及应激的各种因素如认知评价、应对方式、社会支持和应激反应存在一定的相关性。

（1）个性影响认知评价　态度、价值观等个性倾向性，以及能力和性格等个性心理特征因素，都可以不同程度地影响个体在应激过程中的初级评价和次级评价。这些因素决定个体对各种内外物刺激的认知倾向，从而影响对个人现状的评估。如个性有缺陷的人往往存在非理性认知，使个体对各种内外刺激发生评价上的偏差，可以导致较多心身症状。

（2）个性影响应对方式　个性特质一定程度决定应对活动的倾向性，即应对风格，不同个性类型的个体在面临应激时可以表现出不同的应对策略。

（3）个性与社会支持的联系　人与人的支持是相互作用的过程，一个人在支持别人的同时，也为获得别人对自己的支持打下了基础，一个个性孤僻、不好交往的人是很难得到和充分利用社会支持的。

（4）个性与应激反应的形成程度有关　同样的生活事件，在不同个性的人身上可以出现完全不同的心身反应结果。

5. 年龄、性别、健康、遗传等因素　年龄、性别、健康、遗传等因素都会影响到应激的作用过程，影响到对应激源的评价，影响着个体的应对方式，这些都是应激的中介因素。如不同年龄、性别的人对同一件事件的评价就不同，年龄大的趋向于保守、求稳而息事宁人；年轻人气盛，好冲动而不肯谦让；男女由于接受的教育不同，往往是男性富有攻击性，女性趋于保守、内向等。

（三）心理应激的反应——应激反应

应激的存在是生活中不可避免的，当个体经认知评价而察觉到应激源的威胁后，就会引起心理、生理及行为的反应。应激反应的本质是适应，是机体通过改变自身结构或调整其功能对应激源所产生的一种反应。在个体应对、适应能力范围内的适度的心理应激可以促进人的身心健康，提高人的应对、适应能力；而过于强烈、持久的心理应激便会损害人的适应能力，而引起心身症状或心身疾病。

虽然根据应激反应的表现内容可以分别选择相应的量化指标，例如，情绪反应选用焦虑或抑郁问卷，躯体反应可以选择血压、尿儿茶酚胺等，但毕竟应激反应或应激结果同时涉及心身各方面，目前在心理卫生工作中常采用能整体反映心身健康水平的问卷测试方法，其中临床症状自评量表（SCL－90）使用最多。

另外，由于应激反应、心身障碍、心身疾病三者存在联系，故在国内外的一些量化研究中，经常将心身障碍和心身疾病也作为应激的“反应”变量进行研究。例如将心身障碍和心身疾病作为应变量，与各种应激有关因素做多元分析，以探讨心理应激在发病学中的意义；或将心身障碍和心身疾病作为效标变量，为各种应激因素的量化研究提供效度证据。

1. 应激的生理反应 在应激状态下，大脑皮层统一调控着人的各种活动。身体的生理反应主要是大脑通过自主神经系统、下丘脑、腺垂体、靶腺轴等进行全身系统调节的。当机体受到应激源刺激后，会发生一系列的变化。例如，骨骼肌张力增强，感觉运动功能增强或减弱；交感或副交感神经系统功能增强或减弱，引起心血管、呼吸、消化等系统功能改变；下丘脑－垂体－肾上腺皮质轴变化；神经与内分泌系统变化；免疫系统功能变化等。当应激源作用强大和（或）持久时，可造成心身障碍和心身疾病。

2. 应激的心理、行为反应 在机体产生生理反应的同时也伴随着心理反应。应激的心理反应可以涉及心理和行为的各个方面。从性质上来看，应激的心理反应既有积极的心理反应，又有消极的心理反应，积极的心理反应可以帮助人们维持应激期间的心理平衡并做出正确的判断，应激的消极心理反应可使人出现认知偏差、情绪激动、行动刻板等。个体在应激时产生什么样的情绪反应以及其强度如何，受很多因素的影响，差异很大；而与健康和疾病关系最密切的是应激的情绪反应。

伴随应激的心理反应，机体在行为上也会发生改变，这也是机体顺应环境的需要。常见的负性行为反应有：逃避与回避、退化与依赖、敌对与攻击、无助与自怜、物质滥用等行为。

第三节 心理应激与健康

一、心理应激与健康关系的影响因素

一个人在一定的社会环境中生活，总会有各种各样的情境变化或刺激对人施以影响，作为刺激被人感知到或作为信息被人接收，一定会引进主观的评价，同时产生一系列相应的心理生理的变化。心理应激的产生可提高人的警觉水平，应付各种环境变化的挑战。但长时间的应激状态则会损害人的心身健康。

二、心理应激对健康的影响

（一）心理应激对健康的积极影响

适度的心理应激对人的健康和功能活动具有促进作用，这类应激称为“良性应激”。其对健康的积极影响表现在以下两个方面。

1. 适度应激是人成长和发展的必要条件 个体的成长发育取决于先天遗传和后天环境两个主要方面。心理应激可以被看作是一种环境因素。研究表明，个体的早期特别是青少年时期，适度的心理应激经历可以提高个体后来在生活中的应对与适应能力。

2. 适度应激是维持正常心身功能活动的必要条件 人的生理、心理和社会功能都需要刺激。心理学的许多实验研究证明，人在被剥夺感情或处于缺乏刺激的单调状态超过一定时间限度后，就会出现幻觉、错觉和智力功能障碍等身心功能损害。

（二）心理应激对健康的消极影响

当心理应激长时间超过人的适应能力时会损害个体的健康。因此，心理应激与疾病的发生与发展都有密切的关系。研究发现，心理应激对健康容易产生消极的影响。

1. 过度应激导致的心身疾病 过度的应激能直接引起生理和心理反应，使人的心身功能和社会活动出现障碍，强烈的心理刺激作用于应激能力差的人，便可发生这种情况。

（1）急性心理应激状态 临床常见的有急性焦虑反应、血管迷走神经反应和过度换气综合征等。

（2）慢性心理应激状态 强度虽小，但长期的心理应激常使个体出现头晕、疲惫、乏力、心悸、胸闷伴心率加快及血压升高等症状和体征，还可以出现各种神经症表现、情感性精神障碍和精神分裂样表现，并常常被医生忽略而致不愈。

2. 持久和慢性应激导致心身疾病，加重已有的精神和躯体疾病 已患有各种疾病的个体，抵抗应激的心理、生理功能较低，心理应激造成的心理、生理反应很容易加重原有疾病或导致旧病复发。例如，高血压患者在工作压力增大时病情加重；冠状动脉粥样硬化性心脏病患者在争执或激烈辩论时发生心肌梗死；病情已得到控制的哮喘患儿在母亲离开后哮喘继续发作等。

3. 长期的不良应激引起心身疾病 严重的心理应激引起个体过度的心理和生理反应，造成内环境的紊乱，各器官、系统的协调失常，稳态被破坏，从而使机体的抗病能力下降，机体处于对疾病的易感状态。体内那些比较脆弱的器官和系统便极易首先受累而发病，如胃溃疡、冠心病的发生等。

三、心理应激的调控

心理应激对健康的影响是积极的还是消极的，受许多因素的影响。为了避免应激反应综合征的发生，要在心理上做好自我疏导和调节。尽可能使心理应激对健康的消极作用降到最低程度。

1. 控制应激源 充分认识到现代社会的高效率必然带来高竞争和高挑战性，对于由此产生的某些负面影响要有足够的心理准备，免得临时惊慌失措，加重压力。同时心态要保持正常，乐观豁达，不为小事斤斤计较，不为逆境心事重重。要善于适应环境变化，保持内心的安宁。

2. 学会换位思考 当个体在认识、思考和评价客观事物时，要注意从多方面看问题。如果从某一角度来看，可能会引起消极的情绪体验，产生心理压力，这时只要能够转换一个角度，就会看到另一番情景，心理压力可能迎刃消解。

3. 改善应对水平 精神世界充实、有旺盛进取心的人，才能有效处理各种紧张状况。一个具有明确奋斗目标的人，在遇到挫折和紧张时，会更快地恢复心理平衡；做人的态度和信念不是一朝一夕形成的，平时要加强世界观的改造，树立积极的人生观。当然在提高自己应对水平的同时，还要充分估计自己的应对能力，对自己能力估计过高或过低，都不利于应对做出正确反应。

4. 适度的期望水平 生活上也要有劳有逸，要忙里偷闲暂时丢掉一切工作和困扰，彻底放松身心，使精力和体力得到及时恢复。还有，要保持正常的感情生活。事实表明，家人之间、朋友之间的相互关心和爱护，对于人的心理健康是十分重要的。遇到冲突、挫折和过度的精神压力时，要善于自我疏解，如参加文体、社交、旅游活动等，借此消除负面情绪，保持心理平衡。

5. 适时地接受帮助 从个体来讲，提高心理素质，正确对待生活中的挫折，避免强烈而持久的应激状态，这是一种最根本的自我保护措施。但是一个人的力量是有限的，当遇到力所不能及的事情，最好能请别人帮忙，寻求事情解决的办法。

第四节　心身疾病

心身关系的研究从心身和身心的双向性和综合性出发，把人视为一个整体。目前认为，心理与生理之间不存在截然分界线，躯体与心理是生命活动的两个方面，彼此相辅相成、密切联系，两者之间的相互作用共同影响着人体的健康和疾病。长期处于心理社会的紧张刺激下，会对人体产生影响甚至导致机体产生疾病。

一、心身疾病的概念和特性

"心身疾病"一词最早是由德国哲学家和精神病学家海因洛茨提出的。而"心身疾病"提出归功于哈利迪，特别是亚历山大的大力提倡。长期以来，心身疾病对人类健康构成严重威胁，是造成死亡率升高的主要原因，日益受到医学界的重视。

心身疾病是一组发生、发展与心理社会因素密切相关的，介于躯体疾病与精神疾病之间，但以躯体症状表现为主的疾病。其主要特点包括以下内容。

1. 心理社会因素　在疾病的发生与发展过程中起重要作用。

2. 现为躯体症状　有器质性病理改变或已知的病理生理过程。

3. 不属于躯体形式障碍　目前，心身疾病有狭义和广义的两种形式。

狭义的心身疾病是指心理社会因素在疾病发生、发展过程中起重要作用的躯体器质性疾病，如原发性高血压、溃疡。广义的心身疾病就是指心理社会因素在疾病发生、发展过程中起重要作用的躯体器质性疾病和躯体功能性障碍（图 4－2）。

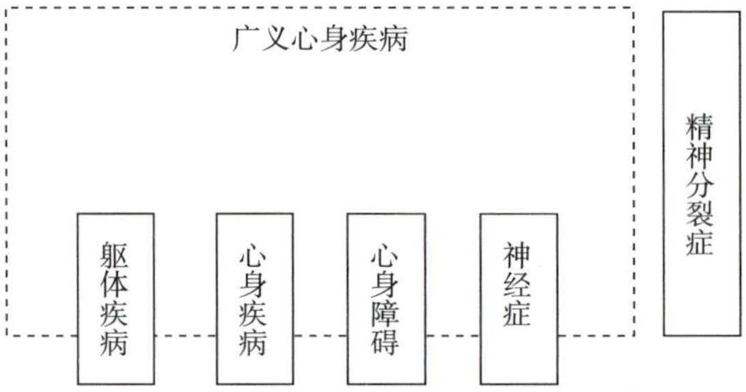

图 4－2　心身疾病示意图

二、心身疾病发病原因与机制

（一）心身疾病的范围及发病率

现有文献报道，心身疾病大概有数百种之多，但关于心身疾病的分类，迄今为止国内外还没有一个完整的、统一的分类体系被大家所公认。亚历山大最早提出七种经典的心身疾病是溃疡、溃疡性结肠炎、甲状腺功能亢进、局限性肠炎、类风湿关节炎、原发性高血压及支气管哮喘，并认为与特定的心理冲突有关。

近 50 年来，心身疾病已成为严重危害人类健康和导致死亡的主要原因。据调查统计，在综合性医院就诊的初诊患者中，有略高于 1/3 的患者是躯体疾病，不足 1/3 的患者是心理疾病，其余 1/3 的患者是心身疾病。另外，我国的几项以心身疾病为目标的患病率统计中，心身疾病大致占总就诊人数的 1/3

左右。

（二）心身疾病的发病机制

心身疾病的发病机制可用多种理论进行解释，这里主要介绍三种。

1. 心理动力理论 心理动力理论强调潜意识心理冲突在各种心身疾病发生中的作用。早期学者认为个体特异的潜意识动力特征决定了心理冲突，引起特定的心身疾病。例如，哮喘的发作被解释成是试图消除被压抑的矛盾情绪（如与母亲隔离引起的焦虑）或避开危险，此时患者不是有意识的行为，而是以躯体症状——哮喘来表达。

目前认为，潜意识心理冲突是通过自主神经系统功能活动的改变从而造成某些脆弱器官的病变而致病的。例如，心理冲突在迷走神经功能亢进的基础上可造成哮喘、溃疡病等，在交感神经亢进基础上可造成原发性高血压、甲状腺功能亢进等。心理动力理论发病机制的不足之处是夸大了潜意识的作用。

2. 心理生物学理论 这一理论以 Cannon 的情绪生理学和巴甫洛夫高级神经活动类型学说为基础。心理生物学发病机制的研究重点包括：有哪些心理社会因素，通过何种生物学机制作用于何种状态的个体，导致何种疾病的发生。

心理生物学研究也重视不同种类的心理社会因素可能产生不同的心身反应过程，如紧张劳动和抑郁情绪可能产生的不同心身反应过程。心理生物学理论还重视心理社会因素在不同遗传素质个体上致病性的差异，例如有证据表明，高胃蛋白酶原血症的个体在心理因素作用下更可能产生消化性溃疡，从而确认个体素质上的易感性在疾病发生中的重要作用。

3. 学习理论 学习理论对于心身疾病发病机制的解释是，某些社会环境刺激引发个体习得性心理和生理反应，如情绪紧张、呼吸加快和血压升高等。由于个体素质上的问题或特殊环境因素的强化，或通过泛化作用，使这些习得性心理和生理反应被固定下来而演变成症状和疾病。紧张性头痛、过度换气综合征、高血压等心身疾病早期症状的形成和发展过程，都可以由此做出解释。

三、心身疾病的诊断、治疗和预防

（一）心身疾病的诊断

1. 心身疾病诊断要点

（1）明确的躯体症状，必须具有躯体疾患，即具有明显的神经系统、内分泌系统及变态反应性等躯体症状或病理生理、病理形态学的改变。

（2）寻找心理社会因素并明确其与躯体症状的时间关系。各种因素均可起病，但心理社会因素，特别是明显的紧张应激导致的情绪波动，在疾病的发生、发展、转归上起重要作用。

（3）发病大多与某种特殊的性格有关，即常有一定的性格缺陷等易患因素。

（4）同一患者可以有几种疾病同时存在或交替出现。

（5）常常有相同的或类似的家族史。

（6）排除躯体疾病和神经症的诊断。

2. 心身疾病诊断程序 心身疾病有躯体症状和体征，心理社会因素引起强烈的情绪反应在病因与病程演变中起主导作用，并与遗传素质和人格特征有关。在诊断心身疾病时要从以下几个方面入手。

（1）病史采集 除与临床各科病史采集相同外，还应注意收集患者心理社会方面的有关材料，如心理发展情况、个性或行为特点，社会生活事件以及人际关系、家庭支持等，从中初步寻找与心身疾病发生发展有关的一些因素。

（2）体格检查 就心身疾病的体检而言，与临床各科体检相同，但需要注意有无和心身疾病相关的体征，注意体检时患者的心理行为反应和情绪状态等。必要时可对患者进行心电图检查、心功能检查、X 线检查、内窥镜检查、内分泌激素检查等。另外，还可根据情况进行血液、尿液等生化检验，以避免误诊。

（3）心理学检查　对于初步疑为心身疾病者，应结合病史材料，采用交谈、调查、行为观察、心理测量直至使用心理学检查方法，对其进行系统的医学心理学检查，以确定心理社会因素的性质、内容和在疾病发生、发展、转归中的作用。诊断心身疾病时可通过心理测验来了解患者人格与疾病的关系，为确诊提供辅助依据。

（4）综合分析　根据以上程序中收集的材料，结合心身疾病的基本理论，对是否有心身疾病、何种心身疾病、由哪些心理社会因素在其中起主要作用和可能的作用机制等问题做出恰当的估计。

（二）心身疾病的治疗原则：心、身同治

心身医学的疾病是生物医学与精神病学交界的“疑难杂症”，即患者反复门诊求医 3 个月以上却诊断不明的疾病。心身疾病的症状表现在躯体方面，而在病因方面都有心理因素，因此，有必要同时再给予心理方面的治疗。目前，这类疾病在综合医院门诊患者中占 25% ~30%，在住院患者中占 15%。心身疾病可以由心理病因产生躯体症状，同时也可以因躯体症状而产生或加剧精神症状。所以躯体方面的对症疗法对心身疾病的治疗有着重要的意义。

对于急性发病而又躯体症状严重的患者，应以躯体对症治疗为主，辅之心理治疗。例如，对于急性心肌梗死患者，综合的生物性救助措施是解决问题的关键，同时也应对那些有严重焦虑和恐惧反应的患者实施床前心理指导。对于以心理症状为主、躯体症状为次，或虽然以躯体症状为主但已呈慢性经过的心身疾病，则可在实施常规躯体治疗的同时，重点安排好心理治疗。例如，更年期综合征和慢性消化性溃疡患者，除了给予适当的药物治疗外，应重点做好心理和行为指导等各项工作。

（三）心身疾病的预防

心身疾病是心理因素和生物因素综合作用的结果，因而心身疾病的预防也应同时兼顾心、身两方面。心理社会因素大多需要相当长的时间作用才会引起心身疾病（也有例外），故心身疾病的心理学预防应从早做起。

对于那些工作和生活环境里存在明显应激源的人，应及时给予帮助。在紧张多变的社会环境中，对心身疾病的预防从个人角度来说应遵循以下原则。

1. 培养健全的人格　一个人的人格是在一定的遗传素质的基础上形成的，健全人格的形成主要来自客观环境的影响与人的主观能动努力及积极的行为调整。

2. 锻炼应对能力　尽可能地丰富自己的生活经历，提高自身适应环境的能力；学会缓解心理应激的技巧，调节不良情绪；在行为方面要多一点兴趣爱好，可以帮助缓冲应激引起的焦虑与抑郁；掌握正确的认知评价，提高社会容忍力；提高个体的认知水平、明确所发生事件的来龙去脉、做出正确的评价，以从根本上锻炼个体的适应能力。

3. 建立良好的人际关系，储备社会支持力量　人际关系应该包括社交和择友两个方面。前者是指在社会生活中人与人的交往，是现实社会生活所必需的。而后者则是指有严格选择的、在各种场合下建立起来的真正友谊，是可以寄托追求，有共同语言，相互理解的“精神港湾”。

总之，心身疾病的心理社会方面的预防工作是多层次、多方面的，这其实也是健康教育工作的重要内容。

四、临床常见的心身疾病

心身疾病的种类很多。这里我们主要介绍临床常见的五种心身疾病及其防治。

（一）原发性高血压

原发性高血压指以高血压［收缩压≥140mmHg 和（或）舒张压≥90mmHg］作为主要临床表现而病因表现不明者。据统计，全世界成人中约有 10% 的人患有此症。不同地区、不同文化背景发病率有所不同。一般来说，发达国家高于发展中国家，城市高于农村，男性高于女性，脑力劳动者高于体力劳动者，还有随年龄增长而患病率增高的趋势。

1. 心理危险因素　导致高血压的因素很多，社会文化、心理、生物因素都与高血压的发生有关，该病有明显的遗传倾向，但情绪变化也是重要的因素之一。

（1）社会文化因素　很多调查证明，社会心理压力与高血压的发生具有密切关系。早期的跨文化研究表明，高血压病多见于应激、冲突明显的社会。我国因经济的快速发展、竞争日趋激烈及生活方式的明显改变，高血压的总体发病趋势已与发达国家相近。

（2）负性情绪　20 世纪以来，对原发性高血压的相关性研究中，发现焦虑、紧张、愤怒以及压抑情绪常为高血压的诱发因素。高血压患者常具有被压抑的情绪，心理社会应激或情绪应激强烈而持久，神经、体液、内分泌等的血压调节机制容易遭破坏而致数月乃至数年的血压反复波动，最终形成持续的高血压。

（3）人格特征　患者常表现为 A 型行为特征。Wolfs 对一组 114 例患者的调查结果认为，原发性高血压虽然不具有某一种基本人格类型，但却有趋向好斗和过分谨慎的特征。较高的成就欲望、富于挑战和竞争精神、争强好胜、不耐烦、有时间紧迫感等容易造成血压的发病率升高。

（4）不良行为因素　高盐饮食、超重、肥胖、缺少运动、大量吸烟及饮酒等不良行为因素与高血压的发生有关。大量调查和实验研究结果证明，这些不良行为因素又直接或间接地受心理或环境因素的影响。

2. 心理防治　除现有药物治疗外，还应进行心理社会因素的综合干预，给予心理治疗和心理咨询，甚至可以使用小剂量抗抑郁和抗焦虑药物，以便取得更好效果。可以通过健康教育使患者和家属认识到高血压与心理社会因素的密切关系；同时提供良好的环境、松弛疗法，合理改善患者睡眠；纠正各种不良行为、生活方式，并建立健康的行为，如加强锻炼、控制和减轻体重。

（二）冠状动脉粥样硬化性心脏病

冠状动脉粥样硬化性心脏病，简称冠心病，是现代社会中危害人类健康最常见的疾病之一，其病因至今未明。通过流行病学、心理学和生物学的大量研究，提示其发生和发展与许多生物、心理和社会因素有关。

1. 心理危险因素　最新研究证明，心理社会因素是引起冠心病发病的重要危险因素。不良的生活方式和行为习惯，如吸烟、酗酒、持久紧张的高负荷工作和生活节奏与 A 型行为等，激活神经内分泌机制，激活交感神经和血小板的活性，引起冠状动脉内皮的功能损伤，形成粥样斑块，促使冠状动脉狭窄、心肌缺血，可引发冠状动脉痉挛和严重的心血管疾病。

（1）A 型行为　多年来，许多研究报告认为，A 型行为与冠心病有关。冠心病患者中有一种特征性的行为模式，概括为时间紧迫感、竞争和敌意，他们称之为 A 型行为类型，此类患者大多有较高的成就欲望，富于挑战和竞争精神，容易发生无端敌意，争强好胜，常不耐烦，有时间紧迫感。A 型行为中的愤怒和敌意在冠心病的发病中可能具有更重要的作用，这类人群患有冠心病的概率比普通人高出 2 倍以上。

（2）社会和生活因素　社会应激事件（如生活节奏明显加快、环境氛围突然变化等）使冠心病的发病率明显增高。我国学者使用社会再适应量表（SRRS）调查 40 例心肌梗死的患者，发现发病前 6 个月内患者经受的社会事件明显偏高。一般认为，经历的事件越多，其发生和复发及死亡率越高，这意味着生活事件与心肌梗死的病情变化密切相关。所以社会生活中的应激性生活事件（应激源）常被认为是冠心病的重要原因之一。

（3）不良生活方式 吸烟、缺乏运动、肥胖、过量饮食等因素已被公认同冠心病有密切联系。这些往往是在特定环境和心理环境条件下行为学习的结果。不良生活习惯可直接通过机体的病理生理作用促使冠状动脉粥样硬化性心脏病的形成。

（4）缺乏社会支持 研究表明，缺乏社会支持，患冠状动脉粥样硬化性心脏病的危险性增加。蒂罗勒（Tyroler）报道了随访9年后的冠心病患者，发现社会交往少、人际关系差者，其死亡率是对照组的两倍。Read等认为办公室工作的妇女缺乏上级支持是冠心病发病的一个明显的独立因素。

2. 心理防治

（1）心理咨询 针对患者不良的生活行为习惯给予咨询和帮助，使其学会自我调整和控制情绪。

（2）生物反馈治疗 主要是通过松弛训练，消除患者过度紧张和焦虑的情绪，降低患者骨骼肌紧张程度，利于血管扩张，降低血压，改善心肌缺血状况。

（3）运动治疗 鼓励患者进行适度的运动，降低血黏度，改善病情。

对冠心病患者出现的多种情绪问题，可应用心理支持疗法、认知治疗等多种方法。简单易行、有效的放松训练，如进行渐进性肌肉放松、听轻音乐等，可减轻患者焦虑情绪反应，对心率、呼吸、血压均有良性调节作用。对抑郁情绪反应除采取心理疏泄、解释支持外，应注意从认知方面纠正，消除不良认知态度。还必须注意脱离来自环境方面的影响因素。

（三）消化性溃疡

消化性溃疡主要是指发生在胃和十二指肠的慢性溃疡，以慢性、反复发作性、节律性的胃脘部疼痛为典型表现。多年研究证实，心理社会因素与该病的发生、发展、预后及转归密切相关。近年大量研究提示，心理、社会因素造成的应激会刺激胃酸分泌，加剧平衡失调，促进疾病的发生和发展。

1. 心理危险因素

（1）负性情绪 应激时的抑郁情绪也很容易促使溃疡病的发生。雷斯（Reies）等曾用多虑平、丙米嗪等抗抑郁药治疗消化性溃疡，4周有效率达到46%~86%，有些顽固、难愈性溃疡也有所好转，其药理作用除与三环类药物阻断H_2受体及抗胆碱能功能有关外，很可能与缓解或消除抑郁情绪有一定程度的联系。

（2）生活事件与应激 研究表明，消化性溃疡患者常存在情绪障碍。严重的生活事件和重大的社会变革，如亲人去世、离异、自然灾害、战争、社会动乱等造成的心理应激，可促进消化性溃疡的发生。不良情绪反应与溃疡发病或复发有着因果关系，这是先“心”后“身”的心身疾病特征。阿尔普（Alp）在研究中发现，消化性溃疡患者大多存在与发病有关的生活事件，主要包括家庭矛盾（30%）、经济压力（50%）、不良习惯（48%的个体每天服用阿司匹林，39%每天饮酒，67%每天吸烟）。

（3）工作压力 监狱看守员和教师等职业人群由于环境恐怖、工作负担重，溃疡发生相对多见。近些年，随着生活节奏的加快以及社会竞争的日趋激烈，人们工作压力普遍加大，精神经常处于紧张状态，加之交通拥挤、环境污染和噪声的加剧等负性生活事件的增加，可能与本病的发病率增加有一定关系。

（4）人格因素 人格特征与消化性溃疡的发生有一定的关系，既可作为本病的发病基础，也可改变疾病过程而影响疾病的转归。通常溃疡患者具有工作认真负责、较强的进取心、强烈的依赖愿望、易怨恨不满、常常压抑愤怒等个性特点。佩蒂（Piper）用艾森克人格问卷（EPQ）进行对比研究，发现溃疡患者具有内向及神经质特点。

2. 心理防治 在进行药物治疗的同时，实施切实有效的心理治疗是至关重要的。可以通过调整行为方式和消除不良情绪两个方面进行心理调适。消化性溃疡为慢性、反复发作性疾病。漫长的病程带来的精神损伤，尤其患者担心溃疡癌变的心理压力，往往影响溃疡愈合，成为复发的重要因素。

（四）支气管哮喘

1950 年，亚历山大提出哮喘是呼吸系统经典的心身疾病。支气管哮喘是一种以嗜酸性粒细胞和肥大细胞反应为主的气道变应性炎症，是以气道高反应性为特征的疾病，在受到变应原或其他因素刺激时引起气道痉挛、黏膜水肿、分泌物增加，表现为反复发作性的喘息、呼吸困难、胸闷、咳嗽等症状。目前全世界大约有 2.35 亿患者，多数是幼儿时期发病。

1. 心理危险因素

（1）负性生活事件　经过研究，人们发现负性生活事件可诱发、加重哮喘。家庭、工作、生活三方面负性生活事件会增加哮喘的发病，如亲人去世、母子冲突、家庭不和、意外事件、个人欲望未满足、生活环境改变、过度紧张和疲劳等。国外有报道，角色关系紧张能通过神经内分泌系统影响免疫系统，从而导致哮喘发病。此外，心理应激同哮喘基因易感个体的疾病表达有关。

（2）负性情绪　通过简要症状调查表（BSI）检测发现，与健康人相比，成年哮喘患者躯体化、强迫症状、人际关系敏感、恐惧、焦虑、抑郁、敌对、偏执和精神病性因子分均明显增高。哮喘引起患者不良心理变化，转而又成为哮喘发作诱因，两者互为因果，形成恶性循环。

（3）人格特征　国内有人用明尼苏达多项个性调查表（MMPI）、艾森克人格问卷（EPQ）、卡特尔 16 项个性因素测验测定哮喘患者人格特征，发现男女两性均表现顺从、随和、依赖性强。其相应心理防御机制中不成熟的一面形成被动、敏感、懦弱的人格特征。

（4）亲子关系　在哮喘患儿亲子关系的研究中，很多学者发现许多父母对哮喘患儿持过分爱护态度。支气管哮喘往往起病于幼儿或儿童早期，家长对孩子的疾病感到忧虑，容易产生过分溺爱和迁就，尤其是孩子发病时，会更加小心翼翼，担心孩子情绪激动而加重病情。慢慢的患儿的心理变得更加脆弱，以自我为中心，某些需求得不到满足时，就会习得性地哮喘发作，好似一种为达目的的“躯体语言”。

2. 心理防治　对于与精神心理因素有关的哮喘患者，应当向患者强调哮喘经过治疗是可以缓解和控制的。

（1）提高对病理心理状态的认识并给予积极的处理；采用放松训练法、系统脱敏法，生物反馈法等，消除消极情绪，解除呼吸困难与焦虑情绪间的恶性循环。

（2）改变与支气管哮喘有关的不良行为方式和家庭教育模式；指导和鼓励应用更好的自我照顾，提高患者的安全感。

（五）恶性肿瘤

恶性肿瘤是一种严重危害人类健康及生命的常见病、多发病。在我国城市中，恶性肿瘤死亡率已超过心脑血管疾病，位列人群死亡谱的前列。多数恶性肿瘤的病因复杂，不能完全从生物学加以解释。研究提示，不良的生活方式，如饮食、缺乏运动、吸烟、酗酒、肥胖、性行为、应激等危险因素，可能与恶性肿瘤的发生、发展有关，应该引起足够的重视。

1. 心理危险因素

（1）C 型人格特征　研究发现，人格特征与恶性肿瘤的发生有一定的关系，特别是 C 型人格特征与恶性肿瘤的发生密切相关，“C” 系指 cancer 的首字母，所以也称为癌症倾向人格。这类人在与人合作时往往过分迁就别人，尽量回避冲突，屈从权威，不表达愤怒等负性情绪，在遭遇重大生活挫折时，常陷于失望、悲观和抑郁中而不能自拔，在行为上表现为回避、否认、委曲求全、逆来顺受等。

（2）负性情绪　不良情绪可能贯穿肿瘤诊断、治疗的全过程，并与预后显著相关。个体的情绪反应与肿瘤的发生密切相关。那些不善于宣泄生活事件造成的负性情绪体验者，即习惯于采用克己压抑的应对方式者，其癌症发生率较高。有学者指出，不愿表达个人情感和情绪压抑是癌症发病的心理特点。

（3）生活事件与应激　生活事件是日常生活中主要的应激源。研究表明，恶性肿瘤患者发病前生活事件发生率比其他患者高。生活事件引起慢性心理压力和高度情绪应激与恶性肿瘤发病率增高有关。大量文献表明，恶性肿瘤发病前最常见的明显心理因素是失去亲人的情感体验。亲人死亡事件一般发生于恶性肿瘤发病前 6～8 个月。

2. 心理防治　对于恶性肿瘤患者，应该正确处理生活事件，避免强大的心理刺激造成的心理压力；学会积极协调、正确处理人际关系；同时积极参加社会、文娱活动，消除心理疲劳，增强抵抗力。

（1）自我心智重建　肿瘤是一种疾病，但也是可以攻克的。相信体内的免疫机制是恶性肿瘤的“克星”，能将其杀伤、消灭和消除；深信抗肿瘤治疗的巨大作用；正确对待“充满紧张压力的事件”，具备健全的“消除紧张压力”的方法。

（2）心理支持疗法　主动接近患者，了解患者的心理；消除患者的自卑心理；同患者进行积极的交谈，树立其乐观的生活态度。自我放松训练，包括冥想术、气功、催眠法、生物反馈治疗等。

心身疾病是一类有躯体症状及体征，与社会紧张刺激、遗传素质及人格特征和情绪有关的躯体疾病，正日益严重地危害着人类的健康。心身相关问题已渗透到临床各科，因此在心身疾病的诊断上要重视心理诊断，详细了解患者的生活背景，尤其是负性生活事件、负性情绪、个性特征及应对方式与疾病的关系。运用心身相关理论指导临床实践，是当前医学研究与发展的新途径，也是医学发展的必然趋势。

目标检测

答案解析

一、选择题

A1 型题

1. 移民的思乡情，属于（　）
   A. 创伤后应激障碍　B. 社会性应激源　C. 职业问题
   D. 文化性应激源　E. 躯体性应激源
2. 应激的心理反应不包括（　）
   A. 认知反应　B. 偏执　C. 恐惧
   D. 情绪反应　E. 自主神经反应
3. 强调心理冲突、器官脆弱性、自主神经过度活动产生心身疾病的理论是（　）
   A. 心理动力理论　B. 行为学习理论　C. 心理生理理论
   D. 人本理论　E. 认知加工理论
4. 通过内脏学习，使血压成为一种能被患者“随意”操作的内脏行为，从而达到降压目的，这种治疗方法属于（　）
   A. 认知疗法　B. 正强化技术　C. 精神分析疗法
   D. 生物反馈疗法　E. 人本主义疗法
5. 高血压、冠心病、恶性肿瘤、糖尿病、消化性溃疡等多种疾病的发生与不良情绪有关，此类疾病可统称为（　）
   A. 生理疾病　B. 心理疾病　C. 精神疾病

D. 心身疾病　　E. 神经疾病

X 型题

6. 应激的生理反应涉及（　）

A. 神经系统　　B. 内分泌系统　　C. 循环系统

D. 免疫系统　　E. 运动系统

7. 应激的行为反应包括（　）

A. 逃避与回避　　B. 退化与依赖　　C. 敌对与攻击

D. 物质滥用　　E. 抑郁焦虑

8. 塞里认为“一般适应综合征”经历（　）

A. 警戒期　　B. 抵抗期　　C. 逃避期

D. 疲劳期　　E. 消退期

二、简答题

心身疾病的预防，应遵循哪些原则？

三、案例分析题

刘女士今年 39 岁，最近 6 年的时间内她经常感到胸闷胸痛。几年来，她吃了多种治疗冠心病的药物。为了治好病，她都是吃最好最贵的药，但效果并不好，相反症状越来越重，发作越来越频繁。有好几次，医生劝她做冠状动脉造影检查，可她总是下不了决心，想想这么年轻就在心脏上放支架，心里总觉着不是滋味。最后医生说实在不行，先做个 64 排螺旋 CT 看看心脏的血管狭窄到什么程度了，然后再放支架。螺旋 CT 结果显示：冠状动脉只有轻度狭窄，不能解释她那么重的心脏病。刘女士带着忐忑不安的心情，决定到北京咨询更权威专家的意见。

结合本案例，谈谈如何鉴别心身疾病与心理疾病，并提出防治心身疾病的策略。

书网融合……

本章小结　　微课　　题库

第五章　临床常用心理护理技能

PPT

学习目标

1. 通过本章学习，重点把握心理护理的特点、原则和程序；心理评估的概念及基本方法；心理测验的分类及标准化心理测验的基本特征；常用的智力测验、人格测验和心理评定量表。

2. 学会运用心理评估的基本方法和常用心理量表，收集患者心理问题资料，为患者实施心理护理，具有良好的临床心理评估的职业素养，以及对患者实施心理抚慰和人文关怀的现代护理理念。

情境导入

情境描述　患者，女，35 岁，某公司高管，平时性情急躁，易激动，工作作风雷厉风行，争强好胜，一心扑在事业上，很少有休闲放松的时候。在一次赶往公司的路上因太着急，发生意外，导致小腿骨折急症入院救治。手术很成功，术后伤口及骨头断面愈合好，医生交代术后 10 天可借助拐杖下床活动，但患者拒绝下床，终日卧床一动不动，自述伤口及小腿骨折处剧痛，情绪处于极度恐慌和焦虑不安中，无脸见人。近期反复出现失眠早醒、烦躁易怒，常无缘无故摔打东西，对家属和医护人员大发脾气，不配合医护人员的治疗和护理。

讨论　1. 怎样对该患者进行心理评估？

2. 针对该患者的情况如何制定心理护理计划？

3. 怎样对该患者实施心理护理？

第一节　心理护理概述

随着生物－心理－社会医学模式的广泛应用，现代护理也不断深入完善，护理模式转变为以整体人的健康为中心的整体护理，这对护理人员的能力和素质也提出了较高要求，要求护理人员需具备实施临床心理护理的能力，并能将护理心理学贯穿于临床护理的全过程。心理护理作为系统化整体护理的一个重要组成部分，在临床护理实践中发挥着不可替代的作用。学习并掌握心理护理的有关理论和常用技能是有效实施整体护理的关键所在。

一、心理护理的概念和特点

（一）心理护理的概念

心理护理是指在护理过程中，护理人员以心理学的理论和技术为指导，以良好的人际关系为基础，通过一定的程序，积极影响或改变患者的心理状态或行为，促进康复、维护健康的过程。

（二）心理护理的特点

1. 心身统一性　随着医学模式的转变，人们已经认识到人的健康不仅只是生理的健康，还要有良好的心理状态和社会适应能力。人是心理与生理的统一体，个体在罹患躯体疾病后产生的不同心理现象会影响心理健康；心理又可以通过改变情绪进而影响疾病的发生发展。

2. 复杂性　心理护理是一个在护理目标、方法、时间、技巧等方面都有连续性的复杂的过程，它体现在护理人员与患者接触的每一个阶段、每一个过程、每一项操作中，对护理人员的心理素质、沟通方法、交流技巧、敬业精神等有较高的要求。护理人员必须通过了解患者的心理特征，以便为其提供个性化的心理措施。

3. 预测性　护理人员通过对患者的显性或潜在心理问题的评估，尽早开展心理护理，减轻心理因素对健康的不良影响，做到“防患于未然”。

4. 社会性　人具有生物和社会属性，社会环境因素对人的影响也不能忽视。在心理护理的实施过程中，应协调各种社会关系，充分发挥社会支持系统的作用，获得更好的护理效果。

5. 个体差异性　每个人都有与众不同的社会背景、成长经历、个人阅历、受教育程度等，个性千差万别，不同病情和疾病类型也不一样，即使是同一疾病的不同阶段所表现出来的心理需要也不尽相同。因此，护理人员在开展心理护理时应结合患者的个体特征，给予针对性的心理护理措施。

6. 发展性　随着社会不断进步和人对健康的需求提高，心理护理的内容也在不断发展和深化，这对护理人员的素质提出了更高要求，要不断丰富自身知识结构，提高心理护理的技术和能力。

二、心理护理与整体护理

（一）整体护理理念

整体护理是以人为中心，以现代护理观为指导，以护理程序为基础框架，并且把护理程序系统化地运用到临床护理和护理管理中去的指导思想或护理观念。整体护理的目标是根据人的生理、心理、社会、文化、精神等多方面的需要，提供适合的最佳护理。

（二）心理护理与整体护理的关系

心理护理与整体护理关系密切，整体护理的提出和新型护理模式的建立肯定了心理护理对人的健康状况的影响，促进了心理护理的发展，而心理护理也使得整体护理的内容、目标与过程更加系统完善。具体而言，心理护理是整体护理的核心成分，它贯穿于整体护理的全过程，且心理护理与其他护理方法有本质区别；同时整体护理促进了心理护理的深入发展，明确了心理护理的基本任务，规范了心理护理的实施程序，提高了心理护理的质量标准。

三、心理护理的原则和基本要素

（一）心理护理的原则

1. 交往原则　心理护理的整个过程都是在双方交往的过程中进行的，在此过程中，护理人员起着主导作用，通过交往可以促进护患双方的相互了解，满足患者的心理需要。因此，护理人员要切实提高交往技巧，平等对待被护理者，尊重对方，并逐步增加交往的深度和交往的质量，提高交往沟通的效果。

2. 启发性原则　心理护理的过程就是使被护理者逐步受到启发的过程，护理人员应用有关心理学和医学、护理学等专业知识，通过宣传、解释和承诺等方法，消除或减少其各种顾虑，确立对疾病、对治疗、护理和康复的客观态度。

3. 针对性原则　心理护理的范围很广泛，内容也很复杂，每个被护理者的情况也有很大差异。因此，心理护理的模式和方法的选择也要因人而异，绝不能千篇一律。心理护理就是针对不同病种、不同病程的患者，运用科学的道理、灵活的方法及时消除患者的不良情绪及对疾病的错误认知，实施差异化的心理护理措施。

4. 自我护理原则 自我护理包括维护健康、自我诊断、自我用药、自我治疗、主动预防和参与保健等内容。良好的自我护理一定程度上体现了心理健康的水平。心理护理的最终目标是被护理者自身的身心健康发展，整个过程都应体现患者的主体地位，是被护理者的自我实践活动。护理人员要充分调动和激发被护理者的潜能，满足其合理的心理需求，积极促进其心身健康。

5. 尊重原则 虽然患者因疾病的缘故需他人帮助，但每个人的人格都是平等的。患者在这一时期对于尊重的需求甚至更为强烈。这就要求护理人员在实施心理护理时，不论患者的性别、年龄、职业、文化程度、经济水平等，都应一视同仁，诚恳礼貌，语气温和，切忌以轻视嘲讽的态度伤害患者的自尊心。

6. 保密原则 心理护理的实施经常会涉及到患者的隐私。尊重患者的隐私，为患者保守秘密，既体现了对患者的尊重，也是顺利开展心理护理的前提。

（二）心理护理的基本要素

心理护理若要取得良好的效果需要多方面共同作用。主要包括以下几方面。

1. 具备一定的心理学知识和技能 缺乏系统的心理知识，对现代心理学理论不了解，没有一定的心理干预技能，仅仅以良好的态度对他人进行安慰或劝告，这并不是心理护理。

2. 应按一定的程序有步骤有计划地实施 心理护理应以护理程序为基本的工作方法，即以评估、护理诊断、计划、实施和评价的五个步骤，互为联系、系统地解决问题。

3. 综合使用各种心理学理论和技术 基于心理现象的复杂性，几乎每一种心理行为问题，不同的心理学理论体系对其发生、发展机制等都有着各自不同的理论解释，因此相应地会采用各种不同的技术缓解或消除心理行为问题，促进个体心理健康。面对护理对象的形形色色的心理状态，护理人员应选择那些临床中简便易行、行之有效的相关理论和技术。

4. 针对护理对象存在的或潜在的心理行为问题实施护理 心理护理过程中，护理人员需评估护理对象现存的或潜在的心理行为问题，或评估心理平衡遭受破坏的可能性及其相关因素，然后针对存在的或潜在的心理行为问题进行心理护理。

四、心理护理的程序

心理护理程序是按照护理程序针对患者的心理反应，进行有目的、有计划的系统护理，是一个综合的、连续的、动态的、具有决策和反馈功能的过程。运用护理程序，护理人员可以对护理对象进行主动、全面的心理护理，使其达到最佳心理状态。包括五个步骤：心理护理评估、心理护理诊断、制订心理护理计划、实施心理护理和效果评价（图5－1）。

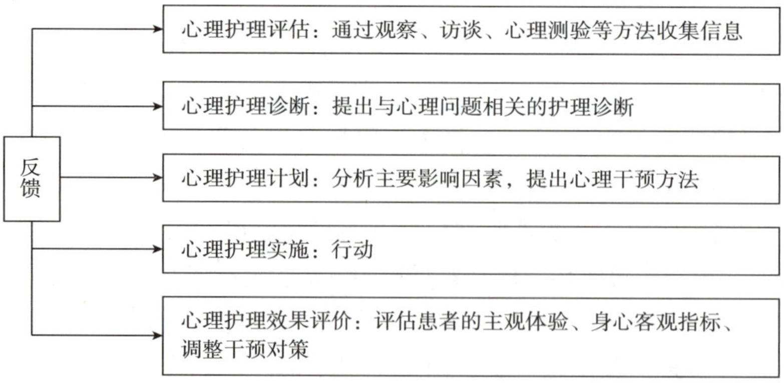

图5－1 心理护理的程序

（一）心理护理评估

心理护理评估是实施心理护理的第一步，通过有计划、系统地收集资料信息了解患者的健康状态，是确定护理问题、制定护理计划的依据。评估内容如下。

1. 一般资料 患者的性别、年龄、职业、文化程度、民族、婚姻状况、宗教信仰等；是否有酗酒、吸毒、药物滥用史；既往病史、家族史及过敏史等。

2. 生理因素 评估患者躯体疾病的种类与性质，了解病因以及疾病带来的潜在危险。不同的躯体疾病，患者的心理反应不同，如癌症患者在不同的时期具有不同的心理特点。生理方面的评估还包括患者的生命体征、营养与代谢、排泄功能、活动与锻炼、睡眠与休息等。

3. 心理方面 主要从认知功能、情绪状态、意志和行为表现等方面评估患者目前的心理状态。通过对上述内容的评估了解患者当前的心理活动特点与长期的心理特征。如冠心病患者目前的情绪状态与认知水平，长期以来是否具有 A 型行为模式，以及患者自尊、身体形象、气质类型、亲密关系等。

4. 家庭社会因素 包括患者的家庭条件、职业状况、工作性质等。社会环境的动荡、变迁，战争、经济变革等也会影响社会成员的身心健康。

5. 生活经历 了解患者在成长经历中发生的重大事件，如升学、就业、婚恋等情况，注意一些对个体具有重大影响力的生活事件（如丧偶、家庭成员的死亡或亲密关系的中断等）在个体成长过程中出现的时间点和频率。

心理护理评估要贯穿于护理程序的始终，其目的在于识别和解决患者的心理问题。护士可以通过晤谈、观察、问卷和心理测量等多种方法，综合评估来自于患者、家属及知情的同事朋友、其他医务人员、各种实验室或其他检验结果的资料。

（二）心理护理诊断

心理护理诊断是在心理护理评估的基础上对所搜集的资料进行分析，从而确定护理对象的心理健康问题及引起心理健康问题的原因，是护士为达到预期结果选择心理护理措施的基础。这些健康问题必须是属于心理护理工作范畴，并能用心理护理的方法和手段加以解决或缓解的问题。目前北美护理诊断协会（NANDA）制定的 216 个护理诊断中，常见的属于心理社会范畴的护理诊断见表 5－1。

表 5－1 常见的与心理社会因素有关的护理诊断

1. 失眠	17. 有情境性低自尊的危险	33. 无效性否认
2. 睡眠形态紊乱	18. 体像紊乱	34. 恐惧
3. 感知觉紊乱	19. 照顾者角色紧张	35. 悲伤
4. 记忆功能障碍	20. 父母角色冲突	36. 复杂性悲伤
5. 语言沟通障碍	21. 无效性角色行为	37. 持续性悲伤
6. 有沟通增进的趋势	22. 社会交往障碍	38. 压力负荷过重
7. 有个人尊严受损的危险	23. 创伤后综合征	39. 自主性反射失调
8. 无望感	24. 强暴创伤后综合征	40. 婴儿行为紊乱
9. 自我认同紊乱	25. 迁移应激综合征	41. 有精神安适增进的趋势
10. 有孤独的危险	26. 焦虑	42. 决择冲突
11. 有能力增强的趋势	27. 有死亡的焦虑	43. 道德困扰
12. 无能为力感	28. 妥协性家庭应对	44. 不依从行为
13. 有无能为力感的危险	29. 无能性家庭应对	45. 精神困扰
14. 自我概念改善的趋势	30. 防卫性应对	46. 有自杀的倾向
15. 情境性低自尊	31. 应对无效	47. 社交孤立
16. 长期性低自尊	32. 社区应对无效	48. 成人心身功能衰退

在书写心理护理诊断时可以采用PES公式：问题（P）、症状和（或）体征（S）、相关因素（E）。其陈述方式分类如下。

1. 三部分陈述 采用PSE陈述，包括健康问题、症状和（或）体征、相关因素，多用于现存的护理诊断。

例如：吴先生，60岁，农民。左小腿被农具划伤术后第4天，被告知2天后拆线，患者不时询问亲属及护士拆线是否疼痛，不时观看、抚摸伤口，饭量减少，对周围环境的反应有些心不在焉，坐立不安，血压升高，脉搏增快，与护士交谈中反复讲述害怕拆线疼痛。

护理诊断：焦虑（与缺乏伤口缝合知识有关）。

P：焦虑

S：审视、坐立不安、血压升高、脉搏增快

E：与缺乏伤口缝合知识有关

2. 两部分陈述 常用PE陈述。常见于有危险的护理诊断。

例如：李同学，男，18岁。因诊断“大叶性肺炎”收住院治疗。父母均在国外，由72岁外祖母照顾，家离医院较远，每天奔波，使外祖母感到力不从心。

护理诊断：照顾者角色困难（与年龄大、被照顾者需照顾时间长有关）。

P：照顾者角色困难

E：与照顾者年龄大，被照顾者需照顾时间长有关

3. 一部分陈述 采用P陈述。健康的护理诊断为一部分陈述型。例如：有家庭应对增强的趋势（P）。

此外，护士在进行心理护理诊断时，应注意如下事项：①准确选择适当的心理护理诊断；②一个诊断针对一个具体问题；③名称或问题应明确，且简单易懂；④要有充分的主、客观资料作为诊断依据；⑤要使用护理术语；⑥确定问题能用心理护理措施来解决。

（三）制订心理护理计划

心理护理计划是心理护理过程中的具体策略，是实施心理护理的行动指南。心理护理计划以心理护理诊断为依据，确定预期目标，使护理对象尽快恢复心理健康。具体包含4个方面内容：①将完成的心理护理诊断按优先顺序排列；②确定心理护理预期目标；③制定心理护理干预措施；④将心理护理计划成文。其中预期目标是针对心理护理诊断提出的，是选择心理干预措施的依据，同时也是评价心理护理措施效果的标准。在制定干预措施过程中，护士需要注意的问题有：①心理护理措施切实可行，患者可以接受；②心理护理措施要针对预期的护理目标；③护士的实际能力能否胜任。在心理护理计划制定过程中应体现个性化和动态发展性，根据患者情况的变化和心理护理效果进行补充调整。

（四）实施心理护理

实施心理护理是将心理护理计划付诸于实践，解决患者心理问题的过程。所有提出的心理护理诊断都要通过实施各种心理护理措施来得到解决。下面列举几个常见心理护理诊断的护理措施。

1. 恐惧 护士对患者的恐惧可以实施的心理护理措施如下。

（1）对可能的原因进行评估 患者感到威胁，如不熟悉的环境，生活方式的改变（结婚、退休、工作变动），生理方面的变化（功能障碍、妊娠）等；患者受到了侵犯；自尊受到威胁；可能有感觉障碍，对危险性刺激的感知是错误的；与年龄有关的恐惧。

（2）设法减少或消除引起恐惧的因素

①对环境不熟悉的患者 利用简单的解说使患者熟悉环境，注意说话应缓和而平静；消除有威胁性的刺激，避免突然可能引起疼痛的刺激；环境光线柔和，可放轻音乐；尽量按照原来的规律制订每天的

计划；提供一些能象征安全的物品，如家中的一件物品；鼓励患者逐渐熟悉所处环境。

②在患者受到侵犯时 让患者离开刺激；与患者在一起，直到恐惧消失，可倾听他诉说或保持安静；在他能忍受时可进行轻轻抚摸肩膀，有时紧紧抱住患者有助于保持镇定；随后还要经常而持续地与他保持联系，可要求家属或其他亲人陪伴在患者身边。

③对自尊有威胁时 用患者喜好的方式帮助他运用适应机制（有人喜欢细微的具体帮助，有人喜欢原则性的一般说明）；鼓励患者表达自己的感受，如无助感或愤怒，并对他所表达的感觉给以反馈，如对他的正确估计予以支持；反复强调患者的能力和优点，弱化他的缺点和功能障碍部分；鼓励患者面对恐惧，并鼓励应用正常的应对机制，及时给以积极的反馈；尽量提供机会由患者自己对现状做决定，帮助他列出可能解决问题的各种方案，并协助他分析各方案的优缺点，以便做出决策。

④感知有错误时 对能反映真实情况的反应进行表扬；用直接而明确的方式进行提问，如“你觉得疼吗”“这样提问是否让你感到不安吗”，以澄清问题；鼓励患者提供具体的内容而不是一般化的情况，如“你说他们要伤害你，你指的他们是谁”；提供一些能纠正他的错觉的信息，如告诉他，“他们不会伤害你，那只是一个影子，不是坏人”；提供一个没有威胁气氛且富于感情的环境，如护士尽量固定以加强舒适和熟悉程度，对可能发生的情境进行预测，在环境可能有变化时提前通知。

（3）进行健康教育和指导 教给患者如何解决问题，应先找出问题所在，以及有哪些解决问题的方法，各种方法的优点及缺点是什么。把控制恐惧的方法教给患者，告诉患者哪些方法可以用来转移情绪以分散恐惧的强度，如对害怕黑暗的儿童可给他一个手电筒随身携带以减轻恐惧；术前患者可预先告诉他将发生些什么（麻醉和手术的大致过程），特别是会有什么感觉，以及说明如何对付就可以减轻恐惧和消除不良反应，如在手术后的呼吸锻炼可以避免恐惧和减轻身体的反应；介绍一些能增加舒适和松弛的方法，如读书、听音乐、呼吸练习、放松训练、瑜伽、冥想等；介绍一些有关的社会组织，可让患者参与活动或咨询。

2. 焦虑 护士对患者的焦虑可以实施的心理护理措施如下。

（1）帮助患者降低焦虑水平 评估焦虑水平；帮助患者感到安全和舒适，如陪伴患者，不再向患者提出任何要求或要求他做决定；认同患者当前的应对方式（如允许他来回踱步，不停地自言自语或哭泣）；不与患者就他所采取的防卫性行为或合理化行为进行辩论；谈话时语速缓慢，态度和蔼，护士注意自身的忧虑；表示出对患者的理解和同情；明确表示解决问题的途径一定会找到；尊重患者，允许他保留自己的天地；减少对感官的刺激，如环境安静，光线柔和，提问简明扼要，给予简洁明确的指导，着重当前的问题；限制他与其他具有焦虑的患者或亲属接触；对有过度换气的患者指导其进行深而慢的呼吸，指导放松，必要时可建议医生给予对症治疗的药物。

（2）对患者进行健康教育 用非医学术语和患者易懂的词语，对疾病和处理进行指导，要反复解释，因为焦虑会影响学习效果。当焦虑程度降低到有利于患者学习的时候，帮助患者认识他们的焦虑，学习解决问题，并指导解决问题的方法；鼓励回忆和分析在相似情况下，用于取代焦虑的方式；假如防卫机制失败，探索可供选择的各种行为；指导教育患者，当应激情况无法避免时，选择有效的方法以中断焦虑，如仰视、控制呼吸、垂肩、缓慢地思考、改变说话的语音、允许自我发泄的方法（如大声叫喊）、活动锻炼；指导患者维持健康的方法，如营养和锻炼；提供处理紧急情况的措施，如热线电话、心理咨询中心。

（3）减少或消除不利的应对方式 减少抑郁和退缩性行为；减少暴力性行为；面对否认情况时，可以为患者创造一种富有感情色彩，充满理解和同情的气氛，重点帮助患者解决当前焦虑，适当将实际情况告诉患者，对其进步予以肯定；在出现无器质性病变的躯体症状时，可鼓励表达感觉，在症状消失时要给以正反馈，注意倾听患者的主诉，鼓励他对外界发生兴趣，避免对每一个主诉都提供照顾，要适当加以限制，例如：当患者诉说头痛，要求用药或请医生时，可婉言拒绝，但要提供一些其他的方法，如指导放松疗法等。

3. 抑郁 护士对患者的抑郁可以实施的心理护理措施如下。

（1）建立良好护患关系 花时间陪伴患者，提供支持性的伙伴关系，表达真诚和共情，避免过分取悦安慰或使用“一切都会好起来的”词句，要鼓励患者表达感受并表示理解他。对患者认为自己无用的表示不要争辩或用“你怎么能这么说，要看到你一生中有成就的事情”这样的话来劝说。要给予实事求是的评价，要善于等待，允许患者用较多的时间来做出反应。

（2）评估患者状态并给予适当干预 要注意患者的自杀可能，严重抑郁和（或）自杀者往往需要住院治疗，并对环境进行控制；协助患者完成个人的清洁卫生和修饰，维持营养，以及对一些问题的决策；随着抑郁的消除，个人解决问题的能力和应对行为会逐渐增加，此时应让患者参与各种活动，不能任其退缩。

（3）协助患者培养解决问题的能力 让患者描述以前遇到的冲突及其解决办法的基础上鼓励患者对自己过去的行为进行评价；同患者讨论可能的各种方案；协助患者明确不能直接控制的问题，并帮助他采取减少应激的活动，以达到控制的目的（如通过制订训练计划来练习瑜伽）；鼓励患者采取有效的应对行为，对患者以往的有效应对行为给予肯定和支持，并给出各种选择方案，鼓励患者进行尝试，但要注意不替患者做决定；动员患者逐渐增加活动，向患者强调积极主动地消除抑郁的重要意义，告诉患者抑郁使人失去动力，要消除抑郁必须采取有意识的自主行动。帮助患者确认并采取曾经令其愉快但已被忽视的活动，如个人修饰或穿着、逛街购物、娱乐活动、健身运动、演奏乐器、美术制作等；寻找培养个人成就感和自尊感的方式，可安排时间进行一些娱乐活动，找个助手来分担一定的责任和任务，学会分解问题，并善于学习和运用应激调控方法；充分利用他人的情感支持，同那些经受同样挑战以及能理解你处境的人建立联系和友谊，与有同感者分享个人的感受和彼此的关心；选择最佳的支持系统，能够允许情感发泄并从中获得慰藉。

4. 慢性疼痛 护士对患者的疼痛可以实施的心理护理措施如下。

（1）对能降低疼痛耐受性的因素进行评估 这些因素包括怕别人不相信、缺乏知识、恐惧、疲劳或生活单调等。

（2）减少或消除使疼痛加强的因素

①患者怕别人不相信 护士应专心倾听患者讲述疼痛的情况并告诉患者你相信他的确疼痛，评估患者疼痛的强度，与患者共同确定用什么方法来减轻疼痛的强度；评估家属如何对待患者的疼痛，或处理方法是否有错误的概念，与家属讨论可以引起疼痛加重（如疲劳）或减轻（如分散注意力）的原因；鼓励患者家属要暗中给以关怀，因为有时过多的注意会令某些患者利用他的疼痛进一步提出要求；鼓励家属要在患者无明显疼痛时也要给以关心。

②患者知识缺乏 将已知的疼痛的原因给患者说明，将疼痛可能持续的时间告诉患者，让他心中有数；在做一些诊断性检查前，应将详细步骤和大概需要多长时间告诉患者，允许患者观看或抚摸有关设备以解除顾虑。

③患者有恐惧 患者怕药物用时间长了会逐渐失效，应说明药物的耐受性问题；患者怕成瘾时，应说明若能正确用药是不容易成瘾的，以及药物的耐受性与成瘾是有区别的；患者怕在疼痛时失去控制，则应对他进行个别帮助，最好固定护士进行照顾，允许患者表达他的痛苦感受，并对他能较好地忍受疼痛进行鼓励表扬。

④生活单调 向患者和家属说明单调的生活会加强对疼痛的注意，以及在进行止痛疗法时采用分散注意力方法的作用；强调每个人的疼痛能被分散的程度与所存在疼痛的强度无关；在进行一些可引起疼

痛的操作时，可教患者使用分散注意力的方法，如有节奏地呼吸，自己默默数数等，听舒缓的轻音乐也可以有效缓解疼痛；若患者必须卧床，应尽量将室内布置美观，给患者提供音乐、电视或其他合适的娱乐项目；在家休养的患者，应鼓励他每天计划进行一种活动，最好是户外活动。

（3）处理并发的抑郁情绪　协助患者及家属设法减轻抑郁对其生活方式的影响，如鼓励患者和家属主动说出其困难处境，仔细倾听，向患者和家属说明抑郁和慢性疼痛之间互相影响的关系。

（4）帮助患者使用无创性止痛措施　使用无创性止痛措施前应考虑患者是否有参与的愿望、参与的能力、爱好与习惯、其他人的帮助、费用及方便程度；把各种方法及有效的原理告知患者及家属：对每一种方法进行具体指导，如放松训练、皮肤刺激疗法（冷敷、热敷、按摩、加压、震动等）、分散注意力等，此外还有瑜伽、气功、生物反馈等。

（5）协助家属对患者的疼痛做出最佳反应　家属对患者的疼痛既不能置之不理，也不能过分关心和焦虑，这样都可能会增加疼痛；家属应承认患者确有疼痛，与医护人员协商选择并正确使用止痛剂，不要怕成瘾，但要注意避免副作用；指导家属采用一些无创性的止痛措施：提供机会让家属表达他们的恐惧和困惑，以及处境的困难。

这里需要特别强调的是，护士在实施心理护理时需要按照心理护理计划内容执行护理措施，并做好以下几点：①建立良好的护患关系，尊重患者的人格；②创造安全舒适的环境；③充分发挥患者的主观能动性；④强化患者的心理支持系统；⑤缓解外界刺激，调节消极情绪；⑥促进患者间良好的情绪交流；⑦将心理护理融入整体护理中。此外，还可让患者及家属参与一些护理活动，鼓励他们掌握有关知识，达到自我维护健康的目的。此外，在计划付诸于实践过程中护士需要继续收集资料，不断发现新的护理问题，并重新评估护理对象的心理状态，制定新的护理计划和措施。

（五）心理护理效果评价

心理护理效果评价是将实施心理护理计划后所得到的患者心理健康状况信息与预期的目标逐一对照，检验预期目标是否达到。心理护理的效果评估包括三种方式：量表评价、患者满意度评价以及目标评价。对目标部分实现或未实现的原因要进行探讨和分析，并重审护理计划，对诊断、目标和措施中不适当的内容加以修改。

心理护理程序的五个步骤是一个整体，同时也是动态连续的过程。随着现代医学的发展，心理护理越来越凸显它的重要性。护理的本质是关怀与照顾，护理人员需要具有丰富的心理学知识和技能才能达到“用心关怀”的效果，提高患者的应对能力和心理健康水平。

第二节　心理评估概述

一、心理评估的概念

心理评估（psychological assessment）是指应用心理学的理论、方法和工具，对人的心理状态和行为等心理现象作全面系统和深入的客观描述、分类、鉴别与诊断的过程。它与医护人员根据患者症状、体征和辅助检查结果对患者所作的临床护理诊断相类似。

二、心理评估者的职业道德

1. 严肃认真、科学慎重地对待临床心理评估工作　在评估过程中，选择评估方法、实施心理评估均需要严肃认真的态度；在分析评估结果、做出评估结论时也需要特别慎重。

2. 管理好心理评估工具　心理评估尤其是心理测验，就如同国家考试题，内容要保密，不能随意公开，更不能因满足好奇心而随意使用。标准化的心理测验如智商测验是受管制的测验工具，只有具备相应资格的人员才能保存和独立使用，且不允许向无关人员泄露测验内容。

3. 保护被评估者的利益 心理评估工作会接触到被评估者的个人隐私，因此需要尊重被评估者的人格，保护其隐私，对其心理测验的结果保守秘密。如果得到的测验结果是对他人有危害的，需要用适当的方法让对方注意。

三、心理评估者应具备的条件

人的心理活动是世界上最复杂的现象，同时心理评估的结果容易受主观因素影响又常常涉及被评估者隐私，因此，心理评估者的业务素质、心理素质和职业道德都需要达到较高的标准。

1. 业务素质 评估者要经过专业理论知识的学习与操作技能的训练，有心理学基础，熟悉评估的方法与技巧。同时还需要有敏锐的观察力，较强的分析、比较、推理判断能力，以及良好的沟通能力。

2. 心理素质 优秀的评估者要具备适合该项工作的一些心理素质。如健全的人格，情绪积极稳定，自信独立，有自知之明；较高的智能水平，应善于察言观色，具备敏锐的观察能力，并善于记忆和思考；良好的人际交往技能，要乐于并善于与人交往，同时要待人真诚尊重，有耐心和同理心。

3. 职业道德修养 心理评估会涉及一些伦理学问题，如对所获取信息的保密、来访者权利保护等，因此，评估者必须要有意识地自觉加强自身职业道德修养，如严谨的职业态度、尊重被评估者和严格管理心理测评工具等。

四、心理评估的方法

心理评估的方法主要有行为观察法（behavior observation）、访谈法（interview method）和心理测验法（psychological test method）。

（一）行为观察法

1. 行为观察法的概念 在完全自然或接近自然的条件下，有目的、有计划地对患者有代表性的行为或活动进行系统的直接或间接观察，从而描述临床现象、评估患者心理活动特点、监测行为变化，为心理评估提供客观依据的方法。行为观察法是临床心理评估的方法中常用的方法之一。由于人的心理活动是通过其表情、动作、语言等外显行为来显现的。因此，医生、护士可以通过对患者的行为进行客观、准确的观察，以此判断患者的心理活动的变化和规律。

2. 行为观察的设计 即根据观察目的，对观察情境、观察内容、观察时间、观察记录等问题进行计划，以保证行为观察法顺利有效地实施。观察设计是否合理将直接影响到观察结果的科学性和客观性。设计观察方案需要考虑如下因素。

（1）观察情境 在临床工作中，行为观察通常都在医院进行。在确定观察情境时，应考虑观察的可行性。一是要保证观察者的观察视野没有死角，二是不影响被观察者的常态。

（2）观察内容 心理评估的观察内容主要包括被观察者的仪表、体形、人际交往风格、身体状况、疾病认知以及态度、注意力、兴趣和各种情景下的应对行为等。在实际的观察中，需要根据观察目的、观察方法和观察的不同阶段来选择有代表性的、可观测的目标行为。为了保证观察的可持续性和观察结果的客观性，对选定的目标行为要给予明确的操作性定义。

（3）观察时间 观察的时间一般为每次 10～30 分钟，这样观察者不会太疲劳。当然有时根据需要亦可以更长一些。观察次数可以根据实际情况制定。如果需要一天内进行多次观察，则各次观察应分布在一天当中不同的时间段，以便较全面地掌握被观察者在不同情境下的行为表现；如果观察期跨越若干天，则每一天的观察次数和观察的时间应保持一致。至于各次观察安排在什么时间进行，应根据影响目标行为的时间因素来确定。

（4）观察记录　观察资料的主要记录方法如下。①叙述性记录：这是一种常用的方法，可采用笔记、录音、录像或以上方法联合使用，也可以按目标行为发生的时间顺序编写简单的记录表，记录重要观察指标。②评定性记录：根据评定量表的要求进行观察和记录。例如记录“焦虑等级 3”。③间隔性记录：又称为时间间隔样本，指在观察中有规则地每隔同样长短时间便观察和记录一次，如每隔 10 秒观察并记录 5 秒内的观察结果，这种记录方法能比较准确地反映目标行为随时间变化的特征。一般而言，这种记录的观察时间间隔可定为 5～30 秒。具体可视目标行为的性质和研究需要而定。④事件记录：又称事件样本，记录在一次观察期间内，目标行为或事件的发生频率。这种方法又时常与时间间隔记录结合使用，多在条件控制较好的观察中应用。⑤特殊事件记录：在观察过程中，如果出现了影响目标行为发生、发展或进程的特殊事件，观察者应将这些特殊事件详细记录下来，并分析这些特殊事件对目标行为产生的影响。

3. 行为观察法的注意事项　由于个人动机和心理预期的影响，不同观察者对同一观察对象的观察结果可能出现不一致的情况，即所谓的观察者偏见。为了防止这种偏差的产生，在进行行为观察时观察者应注意如下问题。

（1）全面观察　观察者应记录被观察者周围的环境以及其他人的言语和非言语因素是如何影响被观察者的行为的。注意其他人对被观察者行为的反应。

（2）及时记录　当一个事件发生后应尽快地把它记录下来（间隔性记录时例外）。对事件或目标行为的观察和记录应当尽可能客观、完整和准确。对目标行为采用描述的方式记录而避免使用解释的方式。

（3）观察者对被观察者的印象　观察者应认识到自己对被观察者的整体印象，并评价自己的这种印象可能会对观察结果产生什么样的影响。

（4）观察者的感觉和反应　在观察和评估过程中，观察者要经常意识到自己的“角色”，特别是自己的感觉和反应。

（5）观察者的自控　观察者要控制自己，不对那些与目标行为关系不大的特殊行为和突发事件发生兴趣。

（6）理解被观察者　对于与自己年龄或文化背景相差悬殊的人，观察者在分析结果时应尽可能从被观察者角度而不是从自己的角度去理解他们的行为。

4. 对行为观察法的评价　行为观察法的优点如下。

（1）行为观察法简便、易操作　观察法不受时间、地点和条件的限制，医生护士只要掌握一定的原则和技巧，就可根据观察目的和要求对患者实施观察。

（2）观察结果比较客观真实　由于行为观察能够在比较自然的情况下进行，被观察者所表现出的外显行为较为真实可信。

（3）观察具有及时性　运用观察法时，不需要被观察者做任何配合，就能捕捉到正在发生的现象，还能搜集到一些无法言表的临床资料。

（4）对某些人群具有优势　对于婴幼儿和某些特殊人群（如发展迟缓儿童、聋哑人和语言障碍者等），访谈法和心理测验法均很难应用，而行为观察法可以发挥独到的作用。

行为观察法的局限性如下。

（1）行为观察法受观察者自身能力的制约　实施观察的医生护士由于自身的临床经验、敏感程度、观察态度、洞察能力和分析综合能力等因素都会对观察结果的客观性和准确程度造成影响。

（2）观察指标不易定量　观察的标准难以统一，比如沮丧、孤独等行为表现的程度难以用定量的指标衡量，造成不同观察者对同一观察对象的观察结果可能不同。

（3）观察结果不易重复　患者的某些心理行为具有随意性和偶然性，不能作精确的重复观察和定量分析，容易造成观察者个人主观臆断，影响临床心理评估的真实性。

（二）访谈法

1. 访谈法的概念　访谈法是评估者围绕某一问题，通过会谈、访问、座谈等方式对患者的心理特征和行为进行调查，获得被调查者资料并加以分析研究的方法。访谈法是临床心理评估的最基本技术。访谈法的效果取决于问题的性质和访谈者的访谈技巧。

2. 访谈的基本形式　访谈的形式分为结构式访谈、非结构式访谈和半结构式访谈。

（1）结构式访谈　即根据访谈目的预先编制好访谈提纲或者问题表，访谈时据此依次进行访谈。使用该方法进行访谈时重点突出、方法固定、省时高效。但是过于程序化，缺乏灵活性，易将相关信息遗漏。

（2）非结构式访谈　即开放式谈话。访谈氛围轻松，被访谈者较少受到约束，能自由发散地表达，易于了解到一些额外的重要信息，但是这种方法交流话题比较松散、费时、效率较低。

（3）半结构式访谈　即介于结构式和非结构式访谈之间，具有两种方法的优点，又能较好地克服不足和缺点，是临床应用较多的一种访谈方法。

3. 访谈的内容

（1）一般性资料收集　一般性资料收集是访谈者与被访谈者接触初期进行的访谈。其目的是收集被访者一般人口学信息和基本病情资料。通常涉及的问题如下。

①被访者基本情况　姓名、年龄、职业、文化、经济状况等。

②婚姻及家庭情况　婚姻状况、家庭成员、家庭关系等。

③出生成长情况　是否顺产、成长经历等。

④近期情况　饮食睡眠、日常活动、是否容易疲劳、精神状况如何等。

⑤健康情况　既往和现在的健康状况，有无遗传病、外伤等。

⑥生活习惯　起居是否规律、是否有吸烟、酗酒等嗜好。

⑦生活事件　近期是否有对自己影响较大的事件发生，如工作状况、经济状况、突然变故等。

⑧社会支持　与家人、同事、朋友之间的关系如何。

（2）心理评估访谈　心理评估访谈是在一般性资料访谈之后，为了进一步了解被访者的心理状况而进行的更加专业的访谈。它主要围绕病史采集、精神状况检查的内容和诊断需要的资料进行。常见的问题如下。

①您现在主要存在哪些问题和麻烦？

②请您描述一下这些问题最重要的方面。

③您的这些问题是什么时候开始出现的？

④这种问题大概多长时间出现一次？

⑤这些问题发生后有变化吗？多久变化一次？

⑥出现这些问题后还有其他方面的相继改变吗？

（3）心理（精神）状况检查　在一般性资料访谈和心理评估访谈之后，如有需要可以继续进行心理（精神）状况检查。检查应包括以下几个方面。

①感知觉障碍　被访者有无幻觉和错觉、感知综合障碍。

②思维障碍　评价被访者有无联想障碍（如牵连观念、思维松弛等），有无各种妄想。

③智力　在访谈过程中可以观察被访者是否有明显的智力缺损，以便确定是否要进行智力测验。

④定向力检查 被访者是否存在时间和空间的定向障碍。

⑤注意和记忆 被访者在访谈过程中的注意情况；远、近记忆是否有障碍。

⑥情绪表现 检查被访者一段时间以来的心境，情绪反应的强度、适度性和可控性。

⑦行为方式和仪表 访谈期间可以观察被访者的行为和仪表是否属于常态。

⑧自知力 访谈期间访谈者应对被访者的自知力（即对自己的问题或疾病的自我判断能力）进行评估，重性精神病患者在症状活跃期通常自知力缺乏。

上述只是一个检查提纲，详细的检查方法及临床意义可参考精神病学专著。

4. 访谈的技术

（1）营造良好的访谈氛围 在访谈过程中首先需要营造一个放松、安全的谈话氛围，让患者能对医生、护士产生信任感、安全感，从而自然地接受提问，真实地回答问题。

（2）注重倾听 耐心、专注、真诚地倾听患者的表述是取得访谈成功的关键。它不仅有利于建立良好的护患关系，而且容易从患者的表述中掌握问题的关键点。一名优秀的倾听者不但要在访谈中注意患者说了些“什么”，而且还能通过患者的表情（面部表情、姿态表情和言语表情）来观察他是“如何”说的，从中觉察患者未表露出的深层问题。此外，倾听时给予适当的鼓励性回应，让患者感到自己被关注和关怀，从而更开放地表露。

（3）掌握提问技巧 医生在访谈提问时，要使用患者易于理解的语言，避免使用含糊、模棱两可的词语和专业术语；询问时应表述清晰准确、简洁易懂；所提问题要避免对患者造成暗示而影响回答的客观性。如“你对手术是否感到很紧张”就具有一定暗示性，患者的回答容易被你的问题所引导，可改为“手术前你的心情是怎样的？”

（4）客观准确地记录 访谈时医生要做好记录。但无论是现场记录还是之后回忆记录，医生都要注意尽量使用患者自己表述的语言，不要任意诠释、强调和加重患者的叙述内容；不要将医生个人主观的理解和看法添加到记录内容中，以免影响所收集资料的客观性。此外，若需使用摄像机、录音机辅助记录，要事先征得患者的同意，并尽可能不给访谈过程造成干扰。

（三）心理测验法

心理测验可以对心理现象的某些特定方面进行系统评定。在医学领域所涉及到的心理测验内容如智力、人格和心理症状等，这些心理特征是不能直接测量的，必须对心理特征进行量化。因此，心理测验多为定量的心理评估方法，与其他心理评估方法相比具有数量化、标准化、客观化等优点。由于心理测验法在心理评估中占有十分重要的地位，具有其他方法不可取代的作用，因此本章第三节将进一步详细介绍心理测验法。

五、心理评估在临床护理工作中的应用

随着心理评估技术的不断提高，心理评估的用途越来越广，在临床护理工作的应用如下。

（一）为心理护理提供依据

通过对患者的心理活动进行全面、动态的监控，评估患者的心理状况，深入分析患者心理反应的影响因素，及早发现可能存在的潜在危急状态，采取相应的干预对策。根据患者反应区分干预等级，可减少心理护理的盲目性，为明确护理诊断，制定护理计划提供依据，提高心理护理质量。

（二）评价心理护理效果

针对患者不同心理状态实施心理干预后，通过患者的情绪变化、行为表现可评估心理护理效果。经评估，如果患者情况有所改善，负面反应减少或强度降低说明采取了有效的心理干预；若患者仍有持续

的负面表现，就需要重点关注，尽快调整心理干预策略，以防对患者心身健康造成更严重的后果。

第三节　心理测验及其基本特征

一、心理测验的概念

心理测验，是指依据心理学理论和原理，使用客观、标准的操作程序，通过观察人的少数有代表性的行为，对于贯穿在人的全部行为活动中的心理特点，做出推论和数量化分析的一种科学手段。

二、常用心理测验的分类

（一）按测验的功能分类

1. 智力测验　用于测量人的智力，评估人的智力水平，以及作为脑器质性损害或退行性病变的参考指标，也可作为特殊教育或职业选择时的咨询参考。常用的智力测验有比奈－西蒙量表、韦克斯勒儿童和成人智力量表等。

2. 人格测验　这类测验用于测量性格、气质、兴趣、态度、品德、情绪、动机、信念等方面的个性心理特征和个性倾向性，是用于测量不同情境中个人典型行为表现的一类心理测量工具的统称。常用的有明尼苏达多项人格测验（MMPI）、艾森克人格问卷（EPQ）、卡特尔16种人格因素测验（16PF）、罗夏墨迹测验等。

3. 神经心理测验　这些测验可用于脑器质性损害的辅助诊断和对脑与行为关系的研究。如H－R神经心理成套测验。

4. 症状评定量表　在心理咨询与治疗中用以评定精神障碍的有关症状，常用的有90项症状自评量表（SCL－90）、焦虑自评量表（SAS）、抑郁自评量表（SDS）。

5. 特殊能力测验　评定人的某一特殊潜在能力，多为升学、职业指导以及一些特殊工种人员的筛选所用，如考查个体在音乐、绘画、体育、文学等的特殊能力。

（二）按测验的方法分类

1. 文字测验　测验所涉及到的材料均为文字材料，测验的项目和回答都采用文字或语言表达，如MMPI。

2. 非文字测验　测验项目以受试者对图形、实物、模型或工具的辨认和操作进行，无需使用语言表达，如韦氏智力测验中的图形拼凑、木块图。

（三）按测验的性质分类

1. 结构测验　测验材料采用结构式问题的方式，意义清楚明确，只需受试者直接理解，无需发挥想象力来猜测、联想，有解释结果的常模，评分容易，数据处理方便，目前绝大多数的心理测验都属于此类，如MMPI、EPQ、16PF、SCL－90、SAS、SDS等。

2. 无结构测验　又称投射测验。测量材料无严谨结构，意义模糊，无明确主题，没有标准答案和记分标准。此类测验要求被试根据自己的理解、体验和想象做出解释说明。如一幅无明确内容的墨迹图，一句未完成的句子或一幅主题不明确的图画，受试者对此反应时，需要凭自己的想象来加以填补，使之有结构、有意义。这一过程中，恰好能诱导出被试潜意识中的欲望、冲突和动机等，从而投射出受试者的思想、感情和经验等人格特征。如罗夏墨迹测验、主题统觉测验、填词测验等。

（四）按测验的组织形式分类

1. 个别测验 指测验过程以一对一的方式进行，即一个主试只能测验一个被试。这一方式有利于主试全面地观察被试的整体情况。

2. 团体测验 测验中由一个或多个主试对较多的被试同时实施测验。

三、标准化心理测验的基本特征

标准化心理测验（Standardized psychological test）是指通过一套标准程序建立测验内容，制定评分标准，固定实施方法，具备达到国际公认水平的主要心理测量技术指标的心理测验。标准化心理测验可以最大限度地减少测量误差，保证测量结果的稳定与可靠，使测量结果具有可比性。标准化心理测验主要的测量技术指标如下。

1. 常模（norm） 常模是指心理测验在某一人群（样本）中测查结果的标准量数，是可供比较的参照标准。被测者的测验结果只有与这一标准比较，才能确定该结果的实际意义。而这一标准是否正确，很大程度上取决于常模样本的代表性。常模的形式比较多，常见的主要有均数、标准分、百分位数、划界分和比率（或商数）。

2. 信度（reliability） 信度即可靠性，是对测验分数测量误差的计算，反映测量工具的可靠性和稳定性。在编制心理测验时，造成抽样误差的来源主要有内容抽样误差、时间抽样误差和评分者误差。一般采用相关的方法来对各种误差进行测量，并用信度系数来表示误差的大小。信度系数在 $-1 \sim +1$，绝对值越大（接近1），表明误差越小；绝对值越小（接近0），表明误差越大。通常能力测验的信度系数要求在0.80以上，人格测验的信度系数要求在0.70以上。常用的信度系数主要有：重测信度、分半信度和复本信度。

（1）重测信度　同一组被测者在两次不同的时间做同一套测验所得结果的相关系数就是重测信度。

（2）分半信度　将一套测验的项目按难度排序，然后将单号条目分为一组，双号条目分为另一组，计算两组（单双号）题目得分的相关系数得到的就是分半信度。

（3）复本信度　为测验编制平行的正副本，同一组被测者分别做正本和副本，所得两组分数的相关系数就是正副本相关信度。

3. 效度（validity） 效度即有效性，用于检验所编制的测验测量了什么，在多大程度上达到了测验的编制目的。检验效度的方法很多，由美国心理学会等三个单位联合颁布的《教育心理测验的标准》将效度测量分为三类：内容关联效度、效标关联效度和结构关联效度。

（1）内容关联效度（content - related validity）　用于评估测验的内容是否涵盖了有代表性样本的行为范围，它主要在设计测验条目时运用。

（2）效标关联效度（criterion - related validity）　用来检验所编制测验是否能有效预测被测者在特定情境中的表现。

（3）结构关联效度（construct - related validity）　用于检验所编制的测验是否达到了设计目的，反映测验依据理论的程度。

第四节　护理专业工作中常用的心理测验和评定量表

一、智力测验 e 微课

智力测验（intelligence test）是评估个人一般能力的方法，它是根据有关智力概念和智力理论经标准化过程编制而成的，它是心理测验中重要的一类测验，也是临床工作中最常用的心理测验。

（一）比奈－西蒙量表

1. 1905 年量表 它是世界上第一个智力量表，当时出于诊断异常儿童智力的需要，由法国的比奈和西蒙共同编制，内容包括 30 道题，主要涵盖记忆、言语、理解等项目，用于测量智力的多方面表现。题目由易到难排列，以通过多少题目作为区分智力高低的标准。

2. 1908 年量表 它是世界上第一个用智龄来表达智力的量表。这个量表是比奈和西蒙对 1905 年量表的一个修订，测验项目增至 59 个，并把测验项目按年龄分组，3～13 岁，周岁分一组，每个年龄组项目数量不等，以智力年龄来评估个体智力，即儿童最后通过哪个年龄组的项目，就表示他具有这一年龄的智力水平，而不论其实际年龄。

通过比较智龄和实际年龄来衡量儿童智力水平的高低。即儿童凡是智龄大于实际年龄的，被认为智力较高；智龄等于实际年龄的则被认为智力中等；智龄小于实际年龄的被认为智力较低。但是，智龄只能表示一名儿童智力的绝对水平，它不能用来比较实际年龄不同的儿童智力高低。

（二）斯坦福－比奈量表

美国斯坦福大学的特曼（L. M. Terman）对比奈－西蒙量表进行了多次修订，形成了斯坦福－比奈量表。该量表主要特点如下：①增加了项目，从 59 项增加到了 90 项；②增加了一些动手操作的非文字测验；③标准化程度提高，对每个项目的施测规定了详细的指导语和记分标准；④首次引入比率智商（ratio IQ）的概念，开始以智商（IQ）作为个体智力水平高低的指标。智商能表示智力的相对水平，解决了智龄所不能比较的问题，成为比较儿童聪明程度的指标，这是智力测验上的重大突破。

特曼提出的智商是比率智商（ratio IQ），其计算方法为：$IQ = MA/CA \times 100$。其中 MA 为智龄，指智力达到的年龄水平，即在智力测验上取得的成绩；CA 为测验时的实际年龄。例如，儿童甲、乙，儿童甲的 MA 为 10 岁，CA 为 9 岁，其 IQ 为 111；儿童乙的 MA 为 6 岁，CA 为 5 岁，其 IQ 为 120。因此，儿童乙的智力比儿童甲的智力高。比率智商建立在智力水平与年龄成正比的假设基础上，这在一定的年龄范围内是正确的。所以，比率智商受年龄限制，其最高适应年限为 15 或 16 岁。

（三）韦克斯勒智力量表

韦克斯勒量表（简称韦氏量表）是由美国纽约贝尔韦精神病医院的韦克斯勒编制的一整套智力测验，包括韦氏幼儿智力量表（适用于 4～6 岁半的儿童）、韦氏儿童智力量表（适用于 6.5～16 岁的儿童）和韦氏成人智力量表（适用于 16 岁以上的人群）。我国龚耀先、戴晓阳、林传鼎和张厚粲等主持了相应量表中国版本的修订。

韦氏量表的主要特点如下。

1. 全量表（测量总智商，FIQ） 由言语量表（测量言语智商，VIQ）和操作量表（测量操作智商，PIQ）组成言语量表和操作量表又分别由几个分测验组成，每一个分测验旨在测量一个不同的智力侧面，根据这些量表计算出来的智商分别为全智商、言语智商、操作智商，故韦氏智力量表所测的一般智力是多种能力的综合测验。全智商代表受试者的总智力水平，在整个人群中呈常态分布（表 5－2）。以 1982 年龚耀先主持修订的《中国修订韦氏成人智力量表》（WAIS－RC）为例，言语量表包括知识、领悟、算术、相似性、数字广度、词汇 6 个分测验，操作量表包括数字符号、填图、木块图、图片排列、图形拼凑 5 个分测验，按照由易到难的顺序排列（表 5－3）。

表 5-2 韦氏智力量表智商等级分布表

智商范围	等级	理论分布（%）	实际分布（%）
129 以上	极超常	2.2	2.3
120~129	超常	6.7	7.4
110~119	高于平常	16.1	16.5
90~109	平常	50.0	49.4
80~89	低于平常	16.1	16.2
70~79	边界	6.7	6.0
70 以下	智力缺陷	2.2	2.2

表 5-3 韦氏成人智力量表主要内容

项目	分测验名称	题目数	测量的主要能力	最高分
言语量表	1. 知识	29	知识的广度与保持	29
	2. 理解（领悟）	14	实际知识与理解能力	28
	3. 算术	14	计算与推理能力	18
	4. 类似（相似性）	13	抽象概括能力	26
	5. 数字广度	22	注意力与短时记忆能力	22
	6. 词汇	40	言语理解能力	80
操作量表	7. 数字符号	90	学习与书写速度	90
	8. 绘画完成（填图）	21	视觉记忆与视觉理解力	21
	9. 木块图	10	视觉及结构分析能力	48
	10. 图片排列	8	对社会情景的理解力	36
	11. 图形拼凑	4	处理部分与整体之间关系的能力	44

2. 提出了离差智商的概念 用统计学的标准分来计算智商，表示被试者的成绩偏离同年龄组平均成绩的距离（以标准差为单位）。每个年龄组 IQ 均值都为 100，标准差为 15。计算方法为：$IQ=15(X-\bar{X})/SD+100$。其中 X 是被试者的成绩，$\bar{X}$ 是样本成绩的均数，SD 是样本成绩的标准差。离差智商克服了比率智商计算受年龄限制的缺点，能够表示个体在年龄组中所处的位置，现在已成为计算智商的通用方法。

3. 适用年龄范围广 韦克斯勒系列量表适用的年龄范围可从幼儿直到老年，是一套较完整的智力量表。该量表在临床应用较多，成为临床测验中的重要工具。

（四）瑞文标准推理测验

瑞文标准推理测验（SPM）是由英国心理学家瑞文（J. C. Raven）于 1938 年创制的一套非文字智力测验，既可用于团体测验，也可用于个别测验。SPM 按难度递增的顺序分成 A、B、C、D、E 五组，每组题目的类型略有不同。A 组主要测知觉辨别力、图形比较、图形想象力等；B 组主要测类同比较、图形组合等；C 组主要测比较推理和图形组合；D 组主要测系列关系、图形组合、比拟等；E 组主要测互换、交错等抽象推理能力。每一组中包含有 12 道题目，也按难度递增的方式排列。每个题目由一幅缺少一小部分的大图案和作为选项的 6~8 张小图案组成。测验中被测者需根据大图案内图形间的某种关系从备选的小图片中选出一张适合填入大图案中缺少部分的，一般人完成瑞文标准推理测验大约需要半小时，最好在 45 分钟之内完成。

瑞文测验在20世纪五六十年代几经修订，目前发展成三种形式，除了标准型以外，还有为适应测量幼儿及智力低下者而设计的彩色型和用于智力超常者的高级型。为了实际测试的需要，1989年李丹等人将瑞文测验的标准型与彩色型联合使用，称为联合型瑞文测验，这样可使整个测量的适用范围扩大到5～75岁。

瑞文测验的使用不受语言和文化背景的限制，不同职业、国家、文化背景的被测者都可以使用，甚至聋哑人及丧失某种语言功能的患者、具有心理障碍的人也可以使用。被测者的适用年龄也比较广泛，5～75岁的幼儿、儿童、成人、老人皆可借此量表粗分智力等级。但由于瑞文测验强调推理方面的能力，并非完全的智力，因此目前仅用于智力方面的筛选，不能绝对化。

二、人格测验

人格测验是评定个体人格心理特征的一种技术。由于依据的人格理论不同，人格测验多达数百种，大体上可以分为两大类。一类是结构性的自陈量表，如MMPI、EPQ、16PF和A型行为量表等；一类是非结构性的投射测验，如主题统觉测验、罗夏墨迹测验等。

（一）自陈量表

1. 明尼苏达多相人格测验（MMPI） 明尼苏达多项人格测验由哈特维（S. R. Hathaway）和麦金利（J. C、Mckingley）等人于20世纪40年代初期编制。其最初的目的是编制一套鉴别精神病患者的辅助调查表，后来发展为人格测验。该量表问世以来，应用非常广泛。1989年布契尔（J. N. Butcher）等人完成了MMPI的修订工作，称MMPI－2。我国宋维真等人于20世纪90年代对MMPI－2进行了标准化工作，制定了中国常模，并于2003年编制了工作手册，实现了计算机操作。

MMPI－2有纸笔测验和计算机化测验两种形式，共有567个问题。包括：未达项目数（Q）、掩饰量表（L）、伪装量表（F）、校正量表（K）、后F量表（Fb）、同向答题量表（TRIN）和逆向答题量表（VRIN）7个效度量表；疑病量表（Hs）、抑郁量表（D）、癔症量表（Hy）、精神病态性偏倚量表（Pd）、男性化或女性化量表（Mf）、偏执型人格量表（Pa）、精神衰弱量表（Pt）、精神分裂性人格量表（Sc）、躁狂症量表（Ma）和社会内向量表（Si）10个临床量表。

MMPI－2通常由个体自评，也能团体测验，施测时间一般为60～90分钟，根据问题逐条回答“是”或“否”，然后按照使用指导手册进行人工计分或计算机计分，并换算成标准T分数。T分平均数为50分，标准差为10分。常模的划界分为60分，凡高于60分的量表T分应考虑临床意义。

MMPI－2的主要用途是作为精神疾病临床诊断的辅助工具。在心身医学领域可用于多种心身疾病如冠心病、癌症等患者的人格特征研究。另外，在行为医学、心理咨询和心理治疗、司法鉴定、人员选拔、社会问题及跨文化心理研究等领域均有广泛应用。

2. 艾森克人格问卷（EPQ） 艾森克人格问卷（Eysenck personality questionnaire，EPQ）由英国伦敦大学艾森克夫妇于1975年根据其人格结构三个维度的理论编制。EPQ成人问卷适用于16岁以上的成人，儿童问卷适用于7～15岁的儿童。EPQ由三个人格维度量表和一个效度量表组成。

（1）E量表（内－外向维度） 测验内向和外向人格特征。高分反映人格外向，具有好交际、热情、冲动等特征；低分则反映人格内向，具有好静、稳重、不善言谈等特征。例：你是否健谈？

（2）N量表（神经质维度） 测验情绪稳定性。高分反映易焦虑、抑郁和较强烈的情绪反应倾向等特征；低分则可能情绪反应缓慢轻微，易恢复平静，性情温和，善于自我控制。例：你容易激动吗？

（3）P量表（精神质维度） 测验一些与精神病理有关的人格特征。高分可能具有孤独、缺乏同情心、不关心他人、难以适应外部环境、好攻击、与别人不友好等特征；也可能具有与众不同的人格特征。例：你是否在晚上小心翼翼地关好门窗？

（4）L 量表（掩饰性） 测验朴实、遵从社会习俗及道德规范等特征。在国外，高分表明掩饰、隐瞒，但在我国 L 分高的意义仍未十分明了。例：你曾拿过别人的东西（哪怕一针一线）吗？

EPQ 结果采用标准 T 分表示，根据各维度 T 分高低判断人格倾向和特征。80 年代，我国心理学家和精神病学家龚耀先、陈仲庚、刘协和等分别将艾森克个性问卷成人本和儿童本修订并标准化，是我国临床应用最为广泛的人格测验量表。

3. 卡特尔 16 种人格因素测验（16PF） 卡特尔 16 项人格因素测验（16PF）是美国伊力诺伊州立大学的卡特尔（R. B、Cattell）根据人格特质学说编制的。卡特尔是人格特质理论的创始人之一。早年他曾对 Allport 和 Odbert 的人格描述词表进行研究，从中精选出 4504 个特质词，又将意义相似的特质词合并产生 171 种特质名称；然后运用因素分析的方法对特质名称进行研究，产生 31 个表面特征维度；再据此编制成人格评定量表进行实验，进一步因素分析后产生了 12 个因子，卡特尔将其命名为人格根源特质。在以后的研究中卡特尔又发现了 4 个独立因子，构成了 16 个根源特质，它们分别是：乐群性（A）、聪慧性（B）、稳定性（C）、恃强性（E）、兴奋性（F）、有恒性（G）、敢为性（H）、敏感性（I）、怀疑性（L）、幻想性（M）、世故性（N）、忧虑性（O）、实验性（Q_1）、独立性（Q_2）、自律性（Q_3）、紧张性（Q_4）。卡特尔认为这些根源特质是构成人格的内在基础因素，并根据人格特质学说编成了 16 种人格因素测验。16 种因素的名称及意义见表 5－4。

16PF 现有五种版本。普通版本有 A、B、C、D 四型，其中 A 与 B 是全版本，各有 187 个项目；C 与 D 是缩减本，各有 106 个项目。这四个版本适用于 16 岁以上具有小学文化程度的成人；E 版本适用于文化程度较低或智力稍差的人群，有 128 个项目。16PF 的分量表都是双向量表，所采用的标准分为标准 10 分，8 以上和 3 以下为典型特征类型。此问卷的主要功能是从 16 个方面描述个体的人格根源特质，确定和测量正常人的基本人格特征，并进一步评估某些次级人格因素。

表 5－4 16PF 各因素、名称及特征

因素	名称	低分特征	高分特征
A	乐群性	缄默、孤独、冷淡	外向、热情、乐群
B	聪慧性	思维迟钝、学识浅薄、抽象思维能力弱	聪明、富有才识、善于抽象思维
C	稳定性	情绪激动、易烦恼	情绪稳定而成熟，能面对现实
E	恃强性	谦逊、顺从、通融、恭顺	好强、固执、独立、积极
F	兴奋性	严肃、审慎、冷静、寡言	轻松兴奋、随遇而安
G	有恒性	且敷衍、缺乏奉公守法的精神	有恒负责、做事尽职
H	敢为性	畏怯退缩、缺乏自信心	冒险敢为、少有顾虑
I	敏感性	理智、注重现实、自食其力	敏感、感情用事
L	怀疑性	信赖随和、易与人相处	怀疑、刚愎、固执己见
M	幻想性	现实、合乎成规、力求完善合理	幻想、狂妄、放任
N	世故性	坦白、直率、天真	精明强干、世故
O	忧虑性	安详、沉着、通常有自信心	忧虑抑郁、烦恼自扰
Q_1	实验性	保守、尊重传统观念和行为标准	自由的、批评激越，不拘泥于成规
Q_2	独立性	依赖、随群附和	自立自强、当机立断
Q_3	自律性	矛盾冲突、不顾大体	知己知彼、自律严谨
Q_4	紧张性	心平气和、闲散宁静	紧张困扰、激动挣扎

4. A 型行为量表 1959 年美国学者弗雷德曼（Frinedman）和罗森曼（Rosenman）在临床实践中发现冠心病易罹患者的行为类型，即 A 型行为类型，并设计编制了 A 型行为评定量表（附录 1）用来评估个体的行为模式，以了解被试者冠心病的易罹患性。

（1）评估方法 该问卷总共包括 60 题，分成三个部分：①TH 共 25 题，反映时间匆忙感，时间紧迫感和做事快等特征；②CH 共 25 题，反映争强好胜、戒心、敌意和缺乏耐心等特征；③L 共 10 题，真实性检测题。前 50 题包含冠心病患者所具有的性格或行为表现的主要特征，L 的 10 题专门用来检测被试答题的真实性。

（2）统计指标 每题与标准答案相符合者记 1 分。统计时先计算 L 量表的 10 题得分，如得分≥7 表示真实性不大，需剔除该问卷；如 L 得分 <7 则进一步调查其他两个量表的总分。A 型行为量表评定是以 TH 分和 CH 分相加，即得行为总分以判断五种行为模式。总分超过 29 分的为 A 型行为倾向，高于 36 分时视为具有 A 型行为特征；27～29 分为中间型；19～26 分之间视作中间偏 B 型，低于 18 分时视为 B 型行为特征。

（3）评定注意事项 A 型行为的评估不能只靠问卷答案计算，必须结合临床观察和会谈，在会谈中观察其表情特征。

（二）投射测验

1. 罗夏墨迹测验 罗夏墨迹测验（Rorschach test）是由瑞士精神科医生、精神病学家罗夏（Hermann Rorschach）经过长期的试验和比较后创制的一种投射测验，出版于 1921 年，共由 10 张墨迹图卡片组成，每张卡片上墨迹形状各异，内容毫无意义，其中有 5 张是墨迹深浅不一的黑白图片，2 张为黑色加红色的图片，3 张为彩色图片。

测验的实施分为三个阶段。第一阶段是自由联想，把 10 张图片依次呈现给被测者，请他说出从图片中看到了什么，一张图片可以说出多个答案。第二阶段是询问，可以让被测者再看一遍图片，请他说明看到的东西是图的全部还是某一部分，使他得出该答案的因素是什么，如颜色、形状等。第三阶段为极限试探，要确定被测者能否从图片中看到某种具体的事物。测验的目的是使被测者表露自己的生活经验、情感、个性倾向等心声。

该测验在记分时主要考虑反应的部位（location）、反应的决定因素（determinant）和反映的内容（content），也要考虑反应的普遍性和反应时间。

罗夏墨迹测验可用于正常及病理人格的理论和临床研究，其抑郁指数、自杀指数、精神分裂症指数、应付缺陷指数及强迫方式指数对临床诊断和治疗有重要意义。虽然它的结果比较真实、对被测者心理活动的了解得比较深入，但其记分和解释的方法复杂，对主试的要求比较高。

2. 主题统觉测验 主题统觉测验（thematic apperception test，TAT）是另一种与罗夏墨迹测验齐名的人格投射测验，由美国哈佛大学的默里与摩尔根等于 1935 年编制而成。现在使用的 TAT 是经莫瑞修订过的第三版，全套测验材料包括 30 张黑白图片和 1 张空白图片。图片上的画面有的是模糊、阴暗和抽象的，有的则有比较明显的结构。测验指导语为：“我将让你看一些图片，请你根据每张图片的内容编一个故事，告诉我图片中的事情是如何发生的。现在正在发生什么、画中的人物在想什么、以后将会发生什么。故事愈生动，愈戏剧化愈好。每张图片你可以有 5 分钟的时间来讲一个故事。”对材料中的空白卡，要求受试者想象上面有一幅图画，并描述此画面，再根据想象中的画编故事。主试给受试者一张呈现图片，并详细记录受测者的回答。

主题统觉测验除了作为一种临床诊断工具外，还常被用作心理治疗时的刺激联想材料，以利于同患者沟通。但是 TAT 测验也同样避免不了投射测验难以量化等问题。

素质提升

中国人格测验

人格测验的研究在中国起步较晚，主要是引入国外的人格测验量表进行中国化修订，但由于中西方在历史、生存环境、社会背景等方面的不同，长期以来形成了不同的文化和理念，道德评价和价值标准也存在相当大的差异。因此只有立足于自身的文化，以中国人的人格特点为研究的出发点，建立适合中国人实际的理论和工具，才是科学研究的必然之路。我国一些研究者在1990年就开始探索建构符合中国文化和国情的人格测验工具《中国人个性测量表》（宋维真等，1993年）。近年来，有关中国人的人格结构和人格特征的研究获得重要进展。北京大学心理学系教授王登峰博士与台湾大学心理学系教授杨国枢先生，根据西方成熟的人格研究路径，采用完全中国化的方法获得了中国人人格的“大七”结构，并编制了中国人人格形容词评定量表和中国人人格量表。“大七”人格结构与近年西方“大五”人格结构相比，存在很大不同。

三、评定量表

评定量表（rating scale）是临床心理评估和研究的常用方法。包括反映心理健康状况的症状评定量表（如90项症状自评量表、焦虑自评量表和抑郁自评量表等）和与心理应激、应对有关的评定量表（如生活事件量表、应对方式量表和社会支持量表等）。评定量表具有数量化、客观、可比较和简便易用等特点。下面主要介绍常用的三种症状评定量表。

（一）90项症状自评量表

90项症状自评量表（symptom check – list 90，SCL – 90）是由 L. R. Derofatis 编写（1975）。吴文源修订的版本，包含90个反映常见心理症状的项目，共10个症状因子。SCL – 90 包含较广泛的精神症状学内容，从感觉、情绪、思维、意识、行为到生活习惯、人际关系、饮食、睡眠均有涉及。该量表具有容量大、反映症状丰富的特点，是目前临床应用最多的一种自评量表（附录2）。

1. 评定时间 通常是评定最近一周的情况。

2. 评定方法 采用5级评分，没有反向评分项目，要求受试者根据自己的情况进行判定。1级：没有，自觉无该项症状。2级：轻度，自觉有该项症状，但发生得并不频繁、不严重。3级：中度，自觉有该项症状，且造成一定影响。4级：偏重，自觉有该项症状，且有相当程度的影响。5级：严重，自觉有该项症状，且频度和强度都十分严重。

3. 统计指标

总分：是90个项目所得分之和，可反映整体心理健康水平。

总症状指数：也称总均分，是将总分除以90，表示从总体上看，受测者的自我感觉位于1～5级间的哪一个分值程度上。

阳性项目数：指评为2～5分的项目数，可反映症状广度，表示受测者在多少项目中呈现“有症状”。

阴性项目数：单项分等于1的项目数，即90减去阳性项目数，表示受测者“无症状”的项目有多少。

因子分：SCL – 90 包括10个因子，每一个因子反映出患者的某方面症状痛苦情况，通过因子分可了解症状分布特点。因子分 = 组成某一因子的各项目总分/组成某一因子的项目数。

10个因子的名称、题项及含义如下。

（1）躯体化　包括1，4，12，27，40，42，48，49，52，53，56，58共12项，主要反映被试者的主观的身体不适感。

（2）强迫　包括了3，9，10，28，38，45，46，51，55，65共10项，主要反映那种明知没有必要，但又无法摆脱的无意义的思想、冲动、行为等表现。

（3）人际关系敏感　包括6，21，34，36，37，41，61，69，73共9项，主要反映人际交往障碍，如个人不自在感、自卑感，尤其是在与他人相比较时更突出。

（4）抑郁　包括5，14，15，20，22，26，29，30，31，32，54，71，79共13项，主要反映忧郁苦闷的感情和心境。

（5）焦虑　包括2，17，23，33，39，57，72，78，80，86共10项，主要反映焦虑症状。

（6）敌对　包括11，24，63，67，74，81共6项，主要从思维、情感及行为三个方面来反映患者的敌对表现。

（7）恐怖　包括13，25，47，50，70，75，82共7项，主要反映恐怖症状。

（8）妄想　包括8，18，43，68，76，83共6项，主要反映猜疑和关系妄想等精神症状。

（9）精神病性　包括7，16，35，62，77，84，85，87，88，90共10项，主要反映幻听、被控制感等精神分裂症症状。

（10）附加项　包括19，44，59，60，64，66，89共7项，主要反映睡眠和饮食情况。

4. 结果判断　按全国常模结果，（1～5的5级评分）总分超过160分，或阳性项目数超过43项，或任一因子分超过2分，可考虑筛选阳性。筛选阳性只能说明可能有心理问题，但不说明一定患有精神障碍，需进一步检查。一般规定任一因子分值或总均分≥3分为阳性，表示有中等程度以上的心理健康问题。

5. 注意事项　开始评定时，需由工作人员先把总的评分方法和要求向被测者说明，待其完全明白后，再做出独立的、不受任何外界影响的自我评定。对于文化程度低的自评者或其他特殊情况者，可由工作人员逐条念给他听，但是需要以中性的不带任何暗示和偏向的方式，把问题的本意告诉他。

（二）抑郁自评量表

抑郁自评量表（SDS）主要用于成年人衡量抑郁程度的轻重及其在治疗中的变化情况。其特点是使用简便，能直观地反映抑郁患者的主观感受及严重程度，但对严重迟缓症状的抑郁评定有困难（附录3）。SDS包括20个题项，每一个题项相当于一个有关的症状，有反向计分项目（题前有*号者）。

1. 评定时间　通常是评定最近一周的情况。

2. 评定方法　SDS采用4级评分，主要评定症状出现的频度。让被试根据自己一周内的实际情况，在相应的栏目下划对号。“1”表示没有或很少时间有；“2”表示小部分时间有；“3”表示相当多时间有；“4”表示绝大部分或全部时间有。若为正向评分题，按1－2－3－4评分。反向计分题按4－3－2－1评分。

3. 结果统计　将20个题项的得分相加得到粗分，用粗分乘以1.25直接取整数部分（不用四舍五入）得到标准分。

4. 结果判断　中国常模分界值为53分。53以下为无抑郁；53－62为轻微至轻度抑郁；63－72为中度至重度抑郁；72以上为重度抑郁。量表总分值仅作为参考而非绝对标准，还应根据临床关键症状来划分。

5. 注意事项　SDS量表由受试者自行填写，但在填写前要让受试者把整个量表的每个问题的含义及填写方法都弄明白，尤其是反向评分的题目（题前有 * 号者），然后做出独立的、不受任何人影响的自我评定。如遇特殊情况（文化程度低不理解或看不懂题者），可由工作人员逐条念给他听，然后再由受试者独立做出评定。

（三）焦虑自评量表

焦虑自评量表（SAS），从量表的构造、形式到具体的评定方法，都与 SDS 十分相似。SAS 主要用于评定感到焦虑患者的主观感受，且与 SDS 具有一样广泛的适用性（附录 4）。SAS 有 20 个问题，分别调查 20 项症状，有反向计分项目（题前有 * 号者）。

1. 评定时间 通常是评定最近一周被测者有无焦虑症状及其严重程度。

2. 评定方法 四级评分制，每项问题后有 1 至 4 的四级评分选择："1" 表示没有或很少时间有该项症状；"2" 表示小部分时间有该项症状；"3" 表示相当多时间有该项症状；"4" 表示绝大部分或全部时间有该项症状。项目 5、9、13、17、19 为反向评分，按 4 -3 -2 -1 计分。由受试者按量表说明进行自我评定，依次回答每个项目。

3. 结果统计 回答完毕后将 20 个项目评分相加，即得到总分粗分。粗分乘以 1.25 后直接取整数部分（不用四舍五入），就得到标准分。

4. 结果判断 中国常模分界值为 50 分。50 ~ 59 分为轻度焦虑；60 ~ 69 分为中度焦虑；70 分以上为重度焦虑。量表总分值仅作为参考而非绝对标准，还应根据临床关键症状来划分。

5. 注意事项 SAS 量表由受试者自行填写，但在填写前要让受试者把整个量表的每个问题的含义及填写方法都弄明白，尤其是反向评分的题目（题前有 * 号者），然后做出独立的、不受任何人影响的自我评定。如遇特殊情况（文化程度低不理解或看不懂题者），可由工作人员逐条念给他听，然后再由受试者独立做出评定。

（四）护士用住院患者观察量表

护士用住院患者观察量表（Nurses observation scale for inpatient evaluation，NOSIE）是由霍尼格（Honigteld G）等人于 1965 年编制的，主要用于评定住院成年精神患者和老年痴呆患者的生活、行为和情绪等方面的状况。每项为一描述性短语，对周围活动感兴趣，自觉一无是处等。本量表广泛用于世界各国，是各国护士用精神科量表中最普遍的一种。由于此量表全部以观察做出评定，故避免了不合作患者给评定时带来的困难及干扰。

NOSIE 的评定应由经过训练，并熟悉患者情况的护士进行。每一次评定应由两名护士同时分别评定，记分时将二位评定者的各项评分相加，如果只有一名护士评定，则其结果应当乘以 2。评定时应根据患者最近 3 天（或 1 周）的情况评分。通常在治疗前、治疗 3 周后和治疗 6 周后各评一次。本量表为频度量表，通过护士的观察与交谈了解受测者具体现象或症状的出现频度，并以此为依据评分。第 1 ~ 30 项的记分标准为：0 分，无；1 分，有时有；2 分，常常有；3 分，经常有；4 分，一直是。此外有 2 个附加项目：即第 31 项"病情严重程度"和第 32 项"与治疗前比较"，这 2 项由评定者根据自己的经验，按 1 ~ 7 分七级评分。NOSIE 的结果可以归纳成因子分、总积极因素分、总消极因素分和病情总估计分（总分）。

NOSIE 由护士依据对患者病情的纵向观察进行评定，可以对病情演变、治疗效果进行客观评定，为临床治疗、护理和精神病药理学研究提供依据。

目标检测

答案解析

一、选择题

A1 型题

1. 以下有关心理护理的概念不正确的是（　）
   A. 心理护理是指护士不拘泥于具体形式、可积极影响患者心理活动和行为的一切言谈举止
   B. 心理护理是指护士处理患者现存的心理问题的过程
   C. 心理护理是指护士处理患者潜在的心理问题的过程
   D. 心理护理是指护士运用心理学知识和技术给患者关怀、支持和帮助，以使患者达到最适宜身心状态的过程
   E. 心理护理仅指护士对患者进行的心理治疗
2. 下列选项中不属于人格测验的是（　）
   A. 6PF　B. MMPI　C. EPQ
   D. 投射测验　E. CRT
3. 反映一个测验工具的正确性是指该测验的（　）
   A. 效度　B. 信度　C. 样本
   D. 常模　E. 标准化
4. 以下哪个量表能够评估个体的焦虑状况（　）
   A. TAT　B. WAIS－RC　C. SDS
   D. SAS　E. 16PF
5. “比奈－西蒙量表”属于一种（　）
   A. 智力测验　B. 人格测验　C. 神经心理测验
   D. 评定量表　E. 投射测验
6. SCL－90 评定的时间范围是（　）
   A. 半个月　B. 一个月　C. 10 天
   D. 一周　E. 5 天
7. 关于 SAS，下述哪一项是错误的（　）
   A. 有 20 个项目　B. 使用简便　C. 全为正项计分项目
   D. 分四级评分　E. 是焦虑自评量表
8. EPQ 测验中反映情绪稳定性的维度是（　）
   A. 内－外向　B. 神经质　C. 精神质
   D. 掩饰性　E. 焦虑

A3 型题

（9～10 题共用题干）

患者，女，22 岁，入院后不愿主动与人交流，对别人的评价比较敏感，与医护人员交谈时防御性强。

9. 在对该患者进行访谈时，不正确的做法有（　）
   A. 尽量采用封闭式提问

B. 说话的声调尽量平静、温和，避免裁决式的口吻

C. 保持适度的眼神接触

D. 关注被访者的非言语行为

E. 感受患者的情绪体验

10. 要获得有关该患者人格特征的信息，应首选的人格测验是（　）

A. 艾森克人格问卷　　B. 明尼苏达多相人格量表　　C. 主题统觉测验

D. 瑞文测验　　E. 卡特尔 16 项人格因素问卷

二、思考题

1. 心理护理的步骤有哪些？
2. 心理评估者应具备哪些职业道德？

（李明芳）

书网融合……

本章小结　　微课　　题库

第六章　心理咨询与心理治疗

PPT

学习目标

1. 通过本章学习，重点把握心理咨询的基本技巧；常用的心理治疗方法及治疗过程。

2. 学会运用所学知识，具有整体医学观和心身护理的健康观，根据心理咨询与心理治疗的原则制订心理干预方案，为临床护理实践打下基础。

情境导入

情境描述　患者，女，43 岁，本科学历，独自抚养一个 10 岁的孩子。住院时查体发现乳房肿块，等待病检结果。来访者非常恐惧，经常夜里醒来，担心肿块是恶性的，担心治疗费用和手术，更担心自己万一死了孩子怎么办？每日以泪洗面，不思茶饭。

讨论　1. 作为该来访者的主管护士，可以为她提供哪些心理帮助？

2. 心理咨询的过程中，应注意遵循哪些原则？

第一节　心理咨询

一、心理咨询的概念与类型

（一）心理咨询的概念

心理咨询是指受过专业训练的咨询师在良好的人际关系基础上，针对来访者的心理问题运用心理学的理论和技术，帮助来访者解决心理问题、提高适应能力、促进人格发展的过程。要正确理解这一概念，需把握以下几点。

1. 心理咨询中的人际关系是基础　良好的人际关系以共情、理解和尊重为核心，咨询师与来访者既相互影响和相互作用，同时咨询师又需要保持中立态度，而来访者的主动参与和积极配合十分重要。罗杰斯指出："许多用心良苦的咨询之所以未能成功，是因为在这些咨询过程中未能建立一种令人满意的咨询关系。"这就说明，在心理咨询中起关键作用的不是咨询师的方法和技能，而是咨询师与来访者之间良好的人际关系。

2. 心理咨询是一种专业性活动　所有的心理咨询都要在心理学理论的指导下，运用心理咨询的专业技术进行工作，咨询师必须受过专业训练。从咨询师的角度看，帮助来访者更好地认识自我、接纳自我、开发自我，是一系列的心理活动；从来访者的角度看，需要接受新的信息，学习新的行为，学会解决问题的技能及作出某种决定，也是一系列的心理活动。

3. 心理咨询解决的是心理问题　心理咨询不解决来访者在生活中遇到的具体问题，解决的是心理问题以及由此引发的行为问题。心理咨询不是简单的同情、安慰、劝导或提出建议，也不是帮助他人解决问题，最终目的在于促进来访者的成长和发展，培养来访者觉察、感受、独立思考、有效决策和行动的自助能力。因此，助人自助才是心理咨询的最终目标，即通过咨询师的帮助，来访者学会自己解决自己的问题，而不是咨询师代替来访者解决问题。

（二）心理咨询类型

1. 根据咨询的内容分类 可以分为发展心理咨询和健康心理咨询。

（1）发展心理咨询 指根据个体身心发展的一般规律和特点，帮助不同年龄阶段的个体尽可能圆满地完成各自的心理发展课题，妥善解决心理矛盾，更好地认识自己和社会，开发潜能，促进个性的发展和人格的完善。如儿童发展中的心理问题；青春期身心发展的不平衡；性心理知识咨询；青年独立性和依赖性的矛盾；择偶与新婚；人际关系；择业、失业与再就业；中年及更年期人际冲突、情绪失调、工作及家庭负荷的适应；家庭关系及家庭结构调整等。

（2）健康心理咨询 指的是当一个精神正常的人，因各类刺激引起焦虑、紧张、恐惧、抑郁等情绪问题，或者因挫折引起问题行为并且影响社会功能发挥时，所进行的心理咨询。如各种心理障碍的咨询，包括情绪障碍、人格障碍、行为障碍的辨别与干预等；各种心理疾病的诊断和治疗，如抑郁症、强迫症、焦虑症以及神经衰弱等；精神障碍的咨询，例如一些精神疾病早期的诊断和症状较轻的精神疾病恢复期的咨询指导。

2. 按照咨询的规模分类 可分为个体咨询与团体咨询。

（1）个体咨询 指咨询师与来访者之间一对一的咨询。其优点是针对性强、保密性好，咨询效果明显。缺点是咨询成本较高，需要双方投入较多的时间和精力。

（2）团体咨询 亦称小组咨询，指根据来访者问题的相似性，将他们分成若干小组，咨询师对一个小组的来访者同时进行咨询。团体咨询主要是通过团体成员之间的相互作用，影响或改变成员的认知方式、情感和行为。团体咨询的优点是咨询面广、咨询成本低，对某些心理问题效果明显优于个别咨询。缺点是同一类问题也可能因个体差异而表现出明显的特殊性，团体咨询往往难以兼顾每个来访者的需求。

3. 按照咨询的方式分类 可分为门诊咨询、网络咨询、现场咨询和电话咨询。

（1）门诊咨询 指在门诊开展的心理咨询。如在综合性医院、专科医院、心理咨询机构所开设的心理咨询门诊，这是心理咨询最常见的方式。由于是咨询师与来访者直接面谈，能进行深入的交流，找出问题症结，给予有效的疏导和支持，故咨询效果好。不足之处在于对异地来访者不方便。

（2）网络咨询 指借助互联网进行的心理咨询，近年来网络咨询越来越普遍。对于那些不能面见咨询师或不愿面见咨询师的人来说，互联网咨询尤为合适。缺点是部分时候对于来访者的肢体语言或者情绪不能及时准确地观察到。

（3）现场咨询 指咨询师到某一现场进行的心理咨询。例如，到学校、机关、部队、工厂、社区、家庭、病房等现场，对咨询对象提出的各种心理问题给予咨询帮助。现场咨询一般用于心理公益活动中，深入的咨询还需要来访者到咨询室进行。

（4）电话咨询 指利用电话开展的心理咨询。主要适用于心理危机、有自杀观念或自杀行为的人。目前，我国很多城市已经开通了心理危机干预热线，电话机旁日夜有咨询师守候，随时帮助咨询对象解决心理困境、渡过心理危机。优点是快捷、方便、保密性强。但由于缺乏面对面的直接交流，难以进行准确的心理评估，限制了咨询师的工作空间。

以上各种咨询方式是互为补充的，有些门诊咨询的来访者，回到异地学习、工作或生活处所后，可以通过网络咨询继续得到咨询师的帮助；现场咨询中发现的心理问题严重的人，需要转到医院或者心理咨询机构进行门诊咨询。因此，多种形式相互配合，有利于心理咨询的广泛开展和咨询效果的提高。

二、心理咨询的原则与模式

（一）心理咨询的原则

1. 保密性原则 咨询师需保守来访者的秘密，妥善保管来往信件、测试资料等材料。如因工作需要不得不引用咨询事例时，应对材料进行适当处理，不得公开来访者的真实姓名、单位或住址。

2. 理解支持原则 咨询师对来访者的语言、行动和情绪等要充分理解，不得以道德的眼光批判对错，要帮助来访者分析原因并寻找出路。

3. 积极心态培养原则 咨询师的主要目的是帮助来访者分析问题的所在，培养来访者积极的心态，树立自信心，让来访者的心理得到成长，自己找出解决问题的方法。

4. 时间限定的原则 心理咨询必须遵守一定的时间限制。咨询时间一般规定为每次 50～60 分钟左右（初次受理时咨询可以适当延长），原则上不能随意延长咨询时间或间隔。

5. 自愿原则 原则上讲，到心理咨询室求询的来访者必须出于完全自愿，这是确立咨访关系的先决条件。没有咨询愿望和要求的人，咨询师不会去主动找他（她）并为其心理咨询，只有自己感到心理不适，为此而烦恼并愿意找咨询人员诉说烦恼以寻求咨询师的心理援助，才能够获得问题的解决。

6. 感情限定的原则 咨访关系的确立和咨询工作顺利开展的关键，是咨询师和来访者心理的沟通和接近，但这也是有限度的。对于来访者的劝诱和要求，即便是好意的，在终止咨询之前也是应该予以拒绝的。个人间接触过密的话，不仅容易使来访者过于了解咨询师内心世界和私生活，阻碍来访者的自我表现，也容易使咨询师该说的不能说，从而失去客观公正地判断事物的能力。

7. 重大决定延期的原则 心理咨询期间，由于来访者情绪过于不稳和动摇，原则上应规劝其不要轻易作出诸如退休、调换工作、退学、转学、离婚等重大决定。在咨询结束后，来访者的情绪得以安定、心境得以整理之后作出的决定，往往不容易后悔或反悔的比率较小。就此应在咨询开始时予以告知。

（二）心理咨询的模式

1. 心理咨询的指导模式 指导模式是指咨询师通过对来访者的素质、兴趣、特长、性格等人格特质的了解，在此基础上对来访者的生活、学习、升学、就业等多方面问题进行综合性的指导。指导模式的理论基础主要是奥尔波特的人格理论和卡特尔的人格理论。

在心理咨询的指导模式里，咨询师关注的是来访者已经形成的遗传素质、人格特质、行为习惯等因素对当前行为的影响，重视来访者的个体差异。咨询师试图通过自己的知识、经验和专业技能，帮助来访者思考问题，做出决定。指导模式的一个基本目标就是帮助来访者获得他们必须自己解决问题与做出决定的意识与技能。咨询师还应该关注当前社会的一些信息以及对未来社会的预测，以便为来访者提供各方面的信息。心理咨询过程是一种特定的双向交往活动，咨询师在其中起着主导作用，因而咨询师的指导功能不能忽略。

2. 心理咨询的发展模式 发展模式是指咨询师遵循个体心理发展的一般规律，针对来访者在不同发展阶段所面临的任务和矛盾进行咨询，以妥善解决其心理矛盾，促使其发展任务得以顺利完成。

发展模式的理论基础主要是皮亚杰的认知结构发展理论和埃里克森的心理社会发展理论。咨询师帮助来访者学会在整个人生历程中保持心理上或精神上的成长。个体在每个时期都有不同的发展任务需要解决，所以咨询师不仅要关注来访者当前时期任务的解决，帮助他们排除障碍，还要关注来访者下一时期发展任务的准备，对发展障碍进行早期发现和预防。发展模式的主要目标是充分发挥来访者的潜在能力，使个体能够适应社会的变化，比较和谐的与人相处，完成每一阶段的任务，逐步地完善自我。

3. 心理咨询的社会影响模式 社会影响模式是指咨询师依据社会心理学关于社会影响人际交往的

原理对来访者进行咨询，注意来访者的价值观念、社会角色、社会文化和性别差异等多种社会因素的影响。社会影响模式的理论依据是米德的符号互动理论。人的行动就是“主我”和“客我”交互作用的产物。

社会影响模式的基本特征是从社会因素方面探讨有效咨询的条件和途径。咨询师要重视社会文化和个体社会化对来访者的影响。社会文化因素主要包括文化、家庭、学校、同辈群体和大众传播媒介。家庭是一个极为重要的社会化因素，是个体社会化的第一课堂，尤其是童年期，家庭及其主要成员在极大程度上影响着孩子的社会化和一般的精神健康与心理教育。学校是将儿童从家庭引向社会的第一架桥梁。当儿童进入学龄期以后，学校的影响便取代家庭上升到首要地位，成为最重要的社会化因素。学校教育是长期的系统的教育，对儿童的社会行为的影响作用巨大。同辈群体对青少年的社会化影响是最大的。同辈群体是一种非正式群体，他们有自己的价值标准和行为方式，易使其成员产生较高的认同感。所以应重视社会文化因素对咨询过程的影响，利用其对来访者的积极影响，尽可能避免消极因素对咨询过程的干扰。另外，家庭、学校和社会还要密切配合咨询师的工作，切实帮助来访者巩固咨询效果，更好地适应生活，适应社会。

4. 心理咨询的治疗模式　治疗模式是指咨询师运用有关心理学的理论和方法，通过影响来访者的认知、情绪和行为来调动其积极性，帮助来访者减轻心理压力和精神痛苦，改善或消除病理状态，促进来访者心理功能的恢复和协调。

治疗模式的基本特征是把咨访关系看作是一种特殊的医患关系，即治疗与被治疗的关系。咨询师依据来访者的心理问题，以不同的理论和假说为基础，采取不同的治疗方法。

现代的心理治疗多采用几种治疗方法综合运用的策略。因为单一的理论往往有缺陷，不能对来访者的心理问题做出全面的说明，所以根据来访者的心理问题特点采用各派理论，取长补短。

三、心理咨询的过程与技巧

（一）心理咨询的过程

简单的心理问题，咨询师一次咨询可能会解决，但这种情况很少。比较复杂的心理问题，通常需要几次咨询才能解决。心理咨询有一个过程，一般分为三个阶段，即心理咨询初期阶段、中期阶段和后期阶段。

1. 初期阶段　主要是与患者建立相互信赖的关系和收集患者的信息，积极关注和倾听是咨询师此阶段的重要任务。

美国心理咨询专家拉斯（S. W. Russ）曾说：“咨询师与患者之间建立一种坦率、信任的关系，是咨询过程中最重要的事情，也是有效咨询的前提条件”。建立相互信赖的咨询关系的方法包括：①给患者留下良好的第一印象；②以平等的身份对待患者；③耐心倾听患者的叙述。

收集患者的信息，应着重了解如下信息。①患者的基本情况：主要包括姓名、性别、年龄、民族、职业、婚姻状况、工作情况、身体状况、家庭情况、特长和爱好等。②患者的社会文化背景：主要包括家庭背景，如父母的职业、文化程度、宗教信仰、兴趣爱好、健康状况、教育方式、对子女的期待等）；学校背景（如教师态度、班风、校风、学校的文化环境等；工作背景，如所在工作单位的社会声誉及经济效益，与领导及同事之间的人际关系，工作单位的管理模式，本人在组织中的地位等；社区背景，如居住社区的社会治安状况、文化、卫生服务设施等。③患者的心理问题：这是收集信息的核心内容，常见的问题有学习问题、工作问题、社会适应问题、智能发展问题、人格发展问题、情绪困扰问题、人际冲突问题、性心理和婚恋问题、行为或品德问题、职业选择问题等。

2. 中期阶段　主要任务是对患者进行诊断分析，确立咨询目标、选定方案并解决问题。

（1）对患者问题的诊断分析包括　①咨询对象的区分：确认患者是否符合咨询范围。②患者问题的确认和分析：对于适合心理咨询的患者，要进一步确认他的问题并分析其原因。

（2）确立咨询目标　确立咨询目标有助于咨询双方明确努力方向，有助于双方积极合作，有助于对咨询效果进行评估。确立咨询目标的原则是：①咨询双方共同制订咨询目标；②中间目标与终极目标相统一；③目标要具体化，具有可操作性。

（3）选定方案，解决问题　具体措施如下。①选定方案：选定方案对解决问题有重要意义。解决问题的方案可有多种选择，但是哪一种更适合，需要咨询师仔细斟酌，还可适当征求患者的意见，然后依据实际的咨询情况和预计的结果做出可行的选择。②解决问题：方案选定后，要依据方案具体实施。解决问题时，要分清主次，应注意解决主要问题。由于在咨询的过程中有可能出现反复或效果迟缓的现象，这是咨询中常出现的情况。咨询双方应对这种现象有足够的认识、互相合作、协调与信任。

3. 后期阶段　在咨询结束之前做出结论性解释，咨询师要与患者作一次全面的总结，回顾整个咨询过程，强调咨询要点，使患者对自己有一个更清醒的认识，进一步了解自己问题的前因后果，明确今后的努力方向。帮助患者运用所学的经验，引导患者把咨询中学到的新经验应用到日常生活中去，逐渐做到不需要他人指点也能应付周围的环境。咨询师要渐渐退出自己的角色，脱离患者的依赖。

通过追踪研究，可以评估诊断是否正确，帮助指导是否有效，而且可以起到强化咨询效果的作用。这也是心理咨询过程中不可忽视的一步。总之，心理咨询过程就是设立一种情景，在积极、坦诚、和谐的氛围中，通过双方有效的相互作用，从认知、情绪、行为及环境方面协助患者探明其问题与解决方法，使其获得的新知识、技能或生存模式等逐步迁移到生活的其他方面，实现新理念、新行为改变的目的，并得以发展。心理咨询既是一门科学技术，也是一种科学艺术，其生命就在于是在实际应用中逐步发展。

（二）心理咨询的若干技巧

在心理咨询过程中，与来访者建立良好的关系，取得满意的咨询效果，需要运用心理咨询的技巧。这些技巧可通过心理咨询的正规训练获得，也可在实践中反复地摸索、锻炼和总结。心理咨询的技巧包括参与性技巧、影响性技巧及非言语性技巧。

1. 参与性技巧

（1）倾听　是心理咨询的第一步，是建立良好咨询关系的基本要求。倾听既可以表达对来访者的尊重，同时又可以让来访者在一种放松和信任的氛围中宣泄自己的情感。倾听时，咨询师要认真、设身处地地听；不带偏见和框框，不作价值评判。对来访者讲述的内容不表示惊讶、厌恶或气愤，予以无条件的尊重和接纳。倾听不仅用耳，更要用心。倾听时注意对来访者的讲述给予言语的和非言语的回应。只有认真地倾听来访者的叙述，才能发现其问题的症结所在，切实提出解决问题的建议。

（2）提问　分为开放式提问和封闭式提问两种形式。

1）开放式提问　是咨询会谈中较常用的一种提问方式，通常在会谈初期，资料的收集阶段较常使用。开放式问题常以“什么”“怎么样”“为什么”“能不能”“愿不愿意告诉我……”等形式提问。通常不能用一两个字作答，而是引出一段解释、说明和补充材料。

2）封闭式提问　封闭式提问通常使用“是不是”“对不对”“要不要”“有没有”等词来提问，而回答也是用“是”“否”等一两个字简短回答。比如，“你是不是近来感到情绪压抑？”“你常常失眠吗？”这类提问不引导来访者提供更多的信息，不扩大话题，而是就提问的问题进行查证。其作用是获得特定的信息、澄清事实、缩小讨论范围。

（3）鼓励　是咨询师表达对来访者的接受，对来访者所谈的话题感兴趣，希望来访者将谈话继续下去。所用的技巧是点头、微笑，或者说一些肯定、赞同的话，比如“嗯”“好”“我理解”等。鼓励的另一个功能则是咨询师通过对来访者所述内容的某一点、某一方面作选择性关注而引导来访者的谈话朝着某一方向作进一步的深入。

（4）内容反应 也称释义，是咨询师将来访者所讲述的主要内容、思想，加以综合整理后，再反馈给来访者。其作用主要有三：①检查咨询师是否准确理解来访者所说的话；②给来访者传递一个信息，即我正专心听你讲话，从而提高来访者信心；③使来访者有机会再次审查其心理困扰，重新整合零散的事件和关系。

（5）情感反应 与上述的释义很接近，区别在于：释义着重于来访者言谈内容的反馈，而情感反应则着重于来访者的情绪反应。是指咨询师用词语来表达来访者所谈到、所体验到的感受，即有选择地对来访者在晤谈中的情绪内容予以注意和反应。它的作用是澄清事件后隐藏的情绪，推动对感受及相关内容的讨论，也有稳定来访者谈话心情的作用。

（6）概述 是咨询师把来访者的言语和非言语行为综合整理后，以提纲方式再对来访者表达出来。其作用是使来访者有机会回顾所谈内容，产生咨询的进展感，使会谈有一个喘息的机会。可以用于一次会谈结束前，也可以用于一阶段咨询完成时。

2. 影响性技巧

（1）解释 是咨询师运用某一种理论描述来访者的思想、情感和行为的原因、实质等，使来访者从一个新的、更全面的角度重新面对自己的困惑、自己的周围环境及自己，并借助于新的观念、系统化的思想加深了解自身的行为、思想和情感，产生领悟，提高认识，促进变化。

（2）指导 是咨询师直接指示来访者做某件事、说某些话或以某种方式行动。指导是影响力最强的一种技巧。指导的作用在于直接造成来访者的认知、情感、行为，甚至性格改变。指导可分为一般指导和实用技术指导。一般指导，主要告诉来访者怎样看待自己的心理问题和心理困惑，如何与咨询师合作共同改进行为、解决问题。实用技术指导包括各种行为疗法的矫正程序、家庭作业、放松训练等。

（3）劝告 常用于咨询师传递信息、提出建议、给予保证、进行褒贬和反馈，以帮助来访者思考有关问题，做出决策。劝告没有指导要求得那么严格，来访者是否接受取决于咨询师的权威，劝告是否有坚实的事实基础和科学依据，是否符合来访者的情况以及来访者真诚的合作态度。因此劝告最好是在来访者已有良好效果以及与咨询师关系较融洽时提出。

（4）自我开放 又称“自我暴露”，是咨询师主动将自己的情感、思想、经验向来访者表达的一种技巧。其作用：①可缩短咨询师与来访者之间的人际距离，建立和促进咨询关系；②咨询师的这种开放的态度为来访者作出了示范，可促进来访者的自我表达。自我开放一般有两种形式：咨询师把对来访者体验感受告诉来访者；咨询师暴露与来访者所谈内容有关的个人经验。

（5）反馈 是咨询师通过某种方式把咨询信息传递给来访者。其作用在于让来访者了解自己的问题、想法，在咨询师看来是否合理、有效，是否得到重视。咨询师经常给来访者反馈，可以使信息流畅、使谈话双方关系融洽。通过反馈，来访者不仅会获得“咨询师在注意听我的讲述，且肯定我的某些看法和意见”等信息，同时来访者又可以从咨询师的反馈中，获得对自己问题的一些新的认识，以促进发生改变。

3. 非语言性技巧

（1）目光注视 在传递信息的所有部位中，眼睛是最重要的，它可以传递最细微的感情。一般来说，当一方倾听另一方叙述时，目光往往直接注视着对方的双眼，但不是直盯着。而当自己在讲话时，这种视线的接触会比听对方讲话时少些，即讲者比听者更少注视对方。

咨询中的目光使用很重要。咨询师是否善于利用目光参与倾听和表达，这直接影响到咨询的效果。交谈时，有些咨询师眼睛注视地面或房顶，或者脸侧向一方，这会显得不礼貌，对来访者不够重视。有些则死死地盯住来访者的眼睛，这样会使其感到窘迫，甚至透不过气来。有些咨询师则用目光在来访者身上扫视，甚至看其身后，可能使其惶惑不安。

眼睛应注视来访者的哪些部位为好？一般来说，目光大体在来访者的面部为好，给对方一种舒适的、很有礼貌的感觉，并且表情要轻松自然。目光范围过小会使来访者产生压迫感，而目光范围过大则会显得太散漫、随便。目光可以表达不同的情感和意义，咨询师应恰如其分地使用。如表达安慰时，目光充满了关切；给予支持时，目光传达出力量；提供解释时，目光蕴含着智慧。

（2）面部表情　面部表情与人的内心活动，尤其是情绪息息相关，一个人内心的喜怒哀乐无不在脸上透露出来。观察一个人的非言语行为首先而且主要是集中在面部表情上，目光注视其实也是面部表情的一部分。

一般不愉快或迷惑可以借助皱眉来表达，嫉妒或不信任时会将眉毛上扬。研究发现，一边眉毛扬起是传统的怀疑信号，双眉扬起是惊讶的信号，双肩下垂则是沮丧和忧伤的信号。冲突、挑战、敌对的态度用绷紧下颚的肌肉和斜眼瞪视来表示，这时嘴唇也是紧闭的，表示已摆出一种防御姿态，头和下颚常挑衅地向前推出，眉毛下垂，眉头皱起。笑是脸部表情中重要的一点，不同的笑可体现人不同的心情，有会心的、愉悦的、满足的、兴奋的、害羞的、不自然的、尴尬的、解嘲的等。

在理解面部表情时需要注意的是，有些面部表情在某种情况下可能根本没意思，而在另一种情况下却十分有内容，但内容含义可能很不一样。比如，皱眉可以简单理解为一句话的中间停顿，在另一种情况下也可能是"心里冒火"或"讨厌"的信号，或者是思想集中的表现。如果仅仅研究皱眉或面部表情，就难以确切把握其含义，还要知道这位皱眉者在干什么，要联系其他一系列的非言语行为所表达出来的含义。

（3）身体语言　咨询师和来访者的身体、手势的运动和位置在相互沟通中起着重要作用，它们的变化往往能反映咨询状况的某种变化。身体语言具有丰富的含义。一般低头表示陈述句的结束，抬头表示问句的结束，而较大幅度的体态改变表示相互关系的结束，思维过程或较长的表达的结束。人们有时借用摊开双手、解开外衣纽扣或脱掉外套，表达一种真诚、坦白。而双手交叉在胸前则常表明一种防卫，表示否定、拒绝或疏远。

咨询中，若来访者的双手紧握一起或反复摆动，加之身体坐立不安，往往表明来访者情绪紧张而难以接近。这时，咨询师应设法使其放松。来访者若搓起两只手来，很可能是有所期待。例如，由于咨询师给予的理解、尊重、真诚，来访者受到感动而期望得到更多的共情或得到某种指点。若来访者移坐到了椅子的前端，踮起脚尖，很可能是来访者跃跃欲试，预示某种行为即将发生。当来访者对咨询师说的话兴趣不大或想早点结束会谈时，可能会在座位上反复扭动，坐立不安，让人觉得是椅子不舒服。也有的人会交叉双腿，另一只脚不住地轻轻晃荡。有的则是不停地用手指敲弹桌子或椅子，或拿着纸胡乱涂鸦，有些则显得目光空洞，心不在焉，对问话没反应或答非所问。咨询师发现这种情况后，应及时调整咨询内容和方式。

一个人的心理过程影响着人体行为和人体功能，人的心理僵化通过姿势和动作也僵化人的举止，一个始终感到不幸的人会终日皱眉，皱眉成了他固定的表情。一个好侵犯、好管闲事的人老是探头探脑。一个温和、慈祥的人常常面带微笑。所以学者认为，当人情绪低落时，仅仅以挺胸和挺直腰杆的动作，就可使自己由颓丧的感觉转变为充满信心。咨询中，那些较自信的来访者往往能正视咨询师，而且正视时间较长；而缺乏自信、心中不踏实者则相反。自信的人眨眼的次数亦少，那些非言语行为尤其是代表消极意义的非言语行为亦少，因此显得是更好的听众。

（4）声音特质　咨询师和来访者双方的声音亦是交流信息的重要窗口。声音伴随言语产生，有第二言语的功能，它对言语起着加强或削弱的作用。如果声音所传达的信息与言语所表达的信息一致，则肯定、加强言语所传递的意思，反之则是削弱、否定的作用。

声音通常包括音质、音量、音调和言语速度。人们借助于声音的轻重缓急自觉不自觉地表达自己错综复杂的思想和感情。一个人的个性可以透过声音外露出来。急性还是慢性、自信还是自卑、坦率还是躲闪，都能在声音上流露出来。来访者叙述、谈论自己和他人的语气，尤其是咨询过程中，声音的突然变化，都能给咨询师提供不少有用的信息。

一般来说，音调的提高表明对所谈内容的强调，也表明某种情绪，如激动、兴奋，这可以是愤怒也可以是惊喜。而音调降低可以是一种强调，以引起听者注意，也可以表示一种怀疑、回避，或者是因为涉及敏感、痛苦、伤心的事情。声音强度增大，常表明一种强调，一种激动的情绪，而声音强度减轻，则可能表示一种失望、不快或软弱、心虚。节奏加快表明紧张和激动，节奏变慢则有可能是因为冷漠、沮丧，或正在思考是否要表述、如何表述。

（5）空间距离　咨询时双方的空间距离也具有非言语行为的特征。每个人都拥有一个自己的空间，以保持自己的独立、安全和隐私的需要。如果他人不适宜地闯入，就可能引起不满、愤怒、反抗。咨询师与来访者间亦是如此，双方距离是彼此关系的反映。

一般来说，在专用咨询室里，座位可能相对固定，双方按各自位置就座即可。如果是临时座位的布置，则应符合有助于咨询关系建立、彼此感到适宜的原则，距离以1m左右为好，最好是成直角或钝角而坐，这样可以避免太多的目光接触所带来的压力。不过也有些人喜欢面对面交谈，觉得这样有更多的目光和面部表情交流，言语沟通比较直接。

咨询的不同阶段，空间的距离也会变化。一般来说，初次见面，彼此不了解，间距会大些；随着咨询关系的建立，间距会小些；若来访者对咨询师不那么信任，或对效果不那么满意，来访者会自觉不自觉地加大彼此的间隔。然而另一方面，适当地缩短距离是一种希望加强关系的表示，若使用得当，有助于咨询。但无论如何，咨询师不可忘记彼此间是咨询关系，而不是一般的朋友关系。

如果面对的是危机咨询或寻求感情支持的来访者，则缩短距离可以最大限度地表示咨询师的关切，咨询师微微前倾的身姿能使来访者感到咨询师愿意接纳他、帮助他。

（6）衣着及步态　衣着也可以视为非言语交流的一部分，因为衣饰能反映一个人的个性、经济地位、文化修养、审美力等，尤其是较能体现出来访者当时的心情。衣着提供了一系列具有参考价值的信息，它可以为咨询师对来访者作综合判断提供一种素材，有经验的咨询师往往能借助来访者的某一点做出一系列有价值的判断。

同样，来访者的步姿、动作、神情对于咨询师把握来访者亦是有价值的。那些垂头丧气、痛苦不堪的来访者从他们进门的一刹那就暴露无遗。有些来访者见到咨询师后手足无措，坐立不安，支支吾吾，脸涨得通红，反映了其内心的紧张局促。这样的来访者可能出现人际交往上的困难，给人以缺乏自信、胆小害怕的感觉，也可能面临难以自我调节的冲突和紧张情绪。

作为咨询师，非言语行为也是表达共情、积极关注、尊重等的有效方式之一。非言语行为与参与性技术和影响性技术之间指向的一致性是提高咨询效果的重要保证，不然会削弱、破坏咨询技巧的作用。因此，咨询师在咨询过程中要讲、听、看、想，缺一不可。将其协调使用、合理搭配，才能最大限度地发挥整体效能。

四、心理咨询在护理专业工作中的应用

随着医学模式的转变，生物－心理－社会医学模式发展，心理护理越来越被临床重视。护理人员可以灵活采用心理咨询技巧与患者及家属进行沟通，对患者进行心理护理。

（一）收集患者信息，鼓励患者倾诉

耐心认真的倾听和提问有助于护士了解患者的情况，发现患者的心理问题。同时，也有助于患者对

护士产生信任和亲切感，建立良好的护患关系。适当的鼓励和反应让患者觉得被重视，乐意表达自己的情绪和倾诉内心的想法，达到了情绪宣泄的效果。

（二）树立患者信心，发挥患者潜力

运用安慰与劝告可以使患者充分发挥其主观能动性和潜在能力，增强其克服困难及治愈疾病的信心。在临床中，患者总是容易将疾病看得过分严重，对自己的病情有很多顾虑和担忧，看不到希望，只看到消极不利的一面。此时，护士应安慰和指导患者接受现实，面对现实，充分认识到对自己有利的方面，树立信心，与疾病抗争，以积极的态度和行为面对人生，面对疾病。

（三）解除患者疑惑，提高患者满意度

解释和指导是帮助患者、家属解除疑惑，以患者为中心，实行人性化服务的方法之一，在护理中有重要地位。在临床实践中护士在实施各项护理治疗操作前后都应向患者和家属解释和指导，合理的解释和指导技术可以使患者家属了解医护人员实施救治的目的，解除思想顾虑，配合治疗护理，避免护患纠纷，提高治疗效果，提高患者的满意度。

总之，作为临床护士掌握了一定的心理咨询技巧，可以在治疗上与患者耐心认真有效地沟通、精神上鼓励安慰患者、生活上照顾患者，使患者心理变化呈正向趋势，利于疾病向康复的方向发展，这是心理护理的出发点和目标。

第二节　心理治疗

一、心理治疗的概念与发展简史

（一）心理治疗的概念

心理治疗又称精神治疗，是在良好的治疗关系基础上，由经过专业训练的治疗师运用心理治疗的有关理论和技术，对患者进行帮助的过程，以消除或缓解患者的问题或障碍，促进其人格向健康协调的方向发展。

心理治疗有广义和狭义两种概念。广义的概念认为，心理治疗是每位医务人员在同患者接触、谈话、诊疗的过程中，通过言谈举止、仪表态度等，对患者产生各种心理影响，直接或间接地改善患者的精神状态和躯体症状。狭义的心理治疗，指专业的心理治疗师运用心理学理论，针对患者有计划地实施以改善精神效果为目标的具体治疗过程。现代心理治疗已成为心理学和医学不可分割的组成部分，其作用原理、适应范围、禁忌证、注意事项及具体操作方法的掌握和实施，均需经过专门的学习和训练。

（二）心理治疗的发展简史

追溯心理治疗的历史，可谓源远流长。在医学发展史上，国内、国外都有关于心理治疗内容的记载。如早在古希腊和古埃及时代，人们就利用暗示、音乐和催眠等手段治疗疾病，而我国传统中医学中有对患者采用“告之、语之、导之和开之”的疏导式心理治疗。

两千多年前，我国第一部医学著作《黄帝内经》就特别强调心理的作用，认为“精神不进，意志不治，病乃不禹。”这种认识充分体现了心理治疗的理念。由此可见，中医学关于心理治疗的理论已经有了雏形，并在临床中广泛应用，曾经比较盛行的方法有运用符咒和语言起到祛除疾病的祝由、言语开导、情志相胜治疗、激情刺激和气功治疗等。现代心理治疗的方法在我国的应用开始于 20 世纪上半叶，当时仅限于精神病学领域，又由于主要沿用弗洛伊德精神分析法，脱离中国传统文化特点，效果不佳，影响较小。中国的心理治疗工作主要从 1979 年后才蓬勃开展，目前正向成熟纵深和本土化方向发展。

在西方，早在古埃及和古希腊时代就对心理治疗相当重视，强调要把“言语”作为一种治疗疾病的工具，也有使用惊吓作为治疗某些疾病的手段，如让精神病患者走过河中搭起的特制的桥，当患者行至桥中央活动亭子时，突然落入桥下冷水中，受惊后使疾病好转（因此，这种桥被为“疯人之桥”）。19世纪末，奥地利精神科医生弗洛伊德（Freud）在研究催眠术的基础上创立了一整套精神分析理论和方法，成为心理治疗史上的一个里程碑。20世纪50年代末，建立在行为主义理论基础上的行为疗法开始迅速发展而成为心理治疗的又一个重要流派。近半个世纪以来，随着心理科学研究的深入，不但原有的心理治疗方法不断分化和完善，而且许多新的心理治疗方法也雨后春笋般地出现，如人本主义的来访者中心疗法、认知学派的认知疗法、日本的森田疗法以及后现代理论基础上的焦点解决短程治疗等。

二、心理咨询与心理治疗的异同

（一）心理咨询与心理治疗的不同点

1. 对象不同 心理咨询的对象主要是有心理困扰的正常人，而心理治疗的对象是症状较重或者有心理障碍的患者。

2. 内容不同 心理咨询主要解决正常人的各种心理问题，如学习问题、工作问题、婚姻问题、家庭问题和人际关系问题等；而心理治疗主要诊治某些患者的异常心理，如神经症、性心理障碍、人格障碍、行为障碍以及心身疾病等。

3. 目标不同 心理咨询的目标在于促进心理健康发展，即通过心理咨询，使来访者摆脱心理困扰，增强适应能力，充分开发潜能，提高发展水平；而心理治疗的目标在于纠正异常心理，即通过心理治疗，消除或缓解病理症状，使患者恢复正常生活。

4. 工作人员不同 心理咨询的工作人员主要是各类心理学工作者和社会工作者，而心理治疗的工作人员主要是治疗师和临床心理学家。

（二）心理咨询与心理治疗的相同点

心理咨询与心理治疗两者之间没有本质区别。常表现在以下方面。

1. 理论和方法一样 例如，心理咨询师与心理治疗师在工作过程中采用的认知疗法在理论和方法上完全相同。

2. 注重建立良好的人际关系 良好的人际关系贯穿咨询过程和治疗过程的始终，是心理咨询和心理治疗顺利进行的保障。

3. 两者相容 在实际工作中，心理咨询与心理治疗很难截然分开。例如心理咨询师和心理治疗师都会面对因人际关系问题、情绪障碍而来寻求帮助的来访者。所以，心理咨询中有心理治疗，心理治疗中也有心理咨询。

三、心理治疗基本过程与工作原则

（一）心理治疗的基本过程

心理治疗和心理咨询的过程大体一致，也需要按照一定的程序进行。各种心理治疗技术依据的心理学原理不相同，其实际操作过程也有差异，但基本过程大致相同。

1. 问题探索阶段 在建立了良好的治疗关系的基础上，探索心理行为问题的成因及其相关因素是心理治疗的开始阶段。涉及生物、心理社会各方面的多种因素。如心理问题的表现，心理问题的病因，心理问题的相关因素等。

在进行问题判断的同时，还要注意了解患者对心理治疗的愿望，巩固其求助动机，树立对心理治疗的信心。必要时应通过对心理治疗的目的、意义、方法及效果等进行适当的解释和劝告，促使其积极参与治疗。但是，如果患者最终对心理治疗没有兴趣，则不应勉强。

2. 明确治疗目标阶段 这是心理治疗的第二阶段，通常必须用几天到几周时间对有关心理问题进行详细的治疗前的测量和分析。发现和明确患者的主要问题和治疗的主要目标，制订治疗计划。

3. 治疗行动阶段 首先是选择治疗方法：心理问题的影响因素个体差异很大，因此在心理治疗时必须注意所使用的方法与患者的问题行为相匹配。然后是指导和实施治疗，在治疗开始前，治疗师应对患者进行有关治疗原理和目的等内容的指导。在治疗过程中，治疗师与患者要不断进行沟通交流，注意患者对交谈信息的反馈，允许患者提出问题并及时作进一步解释，以提高患者对问题的认识及积极的参与意识，使各种治疗方案正确地得到贯彻和执行。

4. 疗效评估阶段 在治疗期间，除了要随时对患者治疗的情况进行分析，了解心理问题或问题行为改变的情况，判断治疗的进展外，经过一段时间的治疗后，还应对治疗的效果进行总的分析和评价，确定是否达到预期的目标和终止治疗时间。

5. 结束巩固阶段 心理问题很容易复发，因此，取得疗效后继续巩固，是治疗程序的最后的重要环节。巩固疗效的治疗计划必须事先与患者共同制订，耐心解释其必要性，并要求患者严格按计划实施，使患者真正掌握治疗过程中所学的东西，应用到现实生活中，至此可结束治疗。

（二）心理治疗的工作原则

在心理治疗的工作中应遵循下列工作原则。

1. 信任性原则 治疗师与患者能否建立和谐的治疗关系，是心理治疗能否成功的关键。因为良好和谐的关系是心理治疗的一个重要的前提条件。在心理治疗过程中，治疗师对患者保持尊重、同情、关心、支持的态度，才能使患者对治疗师建立起信任感，逐步建立治疗动机，毫无保留地吐露个人心理问题的细节，接受治疗师提供的各种信息及行动指导，为正确的诊断和治疗的顺利进行提供保障。

2. 针对性原则 每种心理治疗的技术都有一定的适应证，治疗师应根据患者存在的具体问题（如心理问题、心身问题、行为问题或社会适应问题）的性质、程度，以及治疗师本人心理治疗技术的熟练程度、设备条件等情况，有针对性地选择治疗技术。针对性是取得治疗效果的保证，它来源于正确的分析和诊断。

3. 计划性原则 无论实施何种心理治疗，都应根据事先收集到的患者的具体资料，设计治疗的程序，包括采用的方法、时间、作业、疗程、目标等，并预测治疗过程中可能出现的各种变化和准备采取的对策。在治疗过程中，应详细记录各种变化，形成完整的病案资料。

4. 综合性原则 心理问题是生物和心理社会因素相互作用的结果。因此在对某一疾病实施心理治疗时，应考虑综合利用其他的治疗方法和手段，如药物或理疗等，增强疗效。

5. 灵活性原则 在心理治疗过程中，治疗师应密切观察患者的心身变化，随时准备根据新的情况灵活地变更治疗程序。与此同时，治疗师也要注意各种社会文化和自然环境因素，如文化传统、风俗习惯、文化程度、经济地位等对治疗过程的影响。

6. 保密性原则 心理治疗往往涉及患者的隐私。为保证材料的真实，保证患者得到正确及时的指导，同时也为了维护心理治疗本身的声誉和权威性，必须在心理治疗工作中坚持保密的原则。包括治疗师不得将患者的具体材料公布于众，或在公共场合作为谈话内容。在学术活动或教学等工作中需要引用时，也应隐去患者真实姓名。

7. 中立性原则 心理治疗的最终目标是帮助患者自我完善与成长。因此，在心理治疗的过程中，治疗师要始终保持中立的态度，帮助患者解决自己的问题，助人自助，而不是代替患者作出选择或决定。

8. 回避性原则　心理治疗中往往涉及个人隐私，患者在熟人面前很难完全自我暴露，这给治疗师的诊断和治疗方案的制订设置了障碍，难以保证治疗效果。同时，治疗师也会遭遇角色冲突的尴尬，在治疗过程中难以保持中立的态度。因此，一般情况下应回避为亲友和熟人进行心理治疗。

此外，心理治疗的实施，需要一个安静、适宜、不受外界干扰的环境条件，才能保证治疗工作顺利进行。

第三节　常用心理咨询和心理治疗的理论与方法

一、经典精神分析治疗

（一）基本理论

精神分析理论属于心理动力学理论，是奥地利精神科医生弗洛伊德于19世纪末20世纪初创立的。精神分析理论是现代心理学的奠基石，它的影响远不局限于临床心理学领域，对于整个心理科学乃至西方人文科学的各个领域均有深远的影响，它的影响可与达尔文的进化论相提并论。其主要理论内容包括以下几个方面。

1. 意识层次理论　该理论是阐述人的精神活动，包括欲望、冲动、思维、幻想、判断、决定、情感等等，会在不同的意识层次里发生和进行。

（1）意识　意识是当前注意到的心理活动，感知外界的条件刺激。意识活动是遵循“现实原则”来行事的，即合乎社会规范和道德标准的各种观念才能进入意识界。

（2）前意识　前意识即当前未曾注意到，但一经他人提醒或自己集中注意、努力回忆即可进入意识的心理活动，介于意识与潜意识之间。潜意识内的观念首先进入前意识才能到达意识界。前意识的作用是保持对欲望和需求的控制，使其尽可能按照外界现实要求和个人的道德来调节，是意识和潜意识之间的缓冲。

（3）潜意识　又译成无意识，是不能被人意识的。它由本能冲动、被压抑的观念和欲望组成，这些内容不符合社会道德、风俗和法律，无法进入意识被个体所觉察，所以被压抑在心理结构的最底层。潜意识是人类心理原动力所在，其活动是遵循“享乐原则”。因此这些活动的内容、观念或欲望如要进入意识，就要受社会道德标准的检验而遭到拒绝，但如不闯入意识界，就得不到满足。而人的一切活动都是以满足其愿望或欲望为前提的，为了使这些被压抑的观念或欲望能出现在意识中，只能乔装打扮，变相出现而获得间接满足。梦就是以这种形式来获得愿望的满足，神经症患者的各种症状，以及正常人偶然的失误如写错字、说错话、做错事或暂时遗忘都是变相满足的表现形式。

2. 人格结构理论　弗洛伊德认为人格结构由本我、自我、超我三部分组成。

（1）本我　本我即原我，是指原始的自己，包含生存所需的基本欲望、冲动和生命力。本我是一切心理能量之源，本我按“快乐原则”行事，它不理会社会道德和外在的行为规范，它唯一的要求是获得快乐，避免痛苦，本我的目标乃是求得个体的舒适，生存及繁殖，它是无意识的，不被个体所觉察。

（2）自我　自我在德文原意即是指“自己”，是自己可意识到的执行思考、感觉、判断或记忆的部分，自我的机能是寻求“本我”冲动得以满足，而同时保护整个机体不受伤害，它遵循的是“现实原则”，为本我服务。

（3）超我　超我是人格结构中代表理想的部分，它是个体在成长过程中通过内化道德规范、社会及文化环境的价值观念而形成，其机能主要是监督、批判及管束自己的行为。超我的特点是追求完美，所以它与本我一样是非现实的，大部分也是非理性的，超我要求自我按社会可接受的方式去满足本我，它所遵循的是“道德原则”。

3. 性本能理论 弗洛伊德认为人的精神活动的能量来源于本能，本能是推动个体行为的内在动力。人类最基本的本能有两类：一类是生的本能，另一类是死亡本能或攻击本能。生的本能包括性欲本能与个体生存本能，其目的是保持种族的繁衍与个体的生存。弗洛伊德研究的性欲有着广义的含意，是指人们一切追求快乐的欲望，性本能冲动是人一切心理活动的内在动力，当这种能量（弗洛伊德称之为力必多）积聚到一定程度就会造成机体的紧张，机体就要寻求途径释放能量。

弗洛伊德将人的性心理发展划分为 5 个阶段：①口欲期；②肛欲期；③性蕾期；④潜伏期；⑤生殖期。

弗洛伊德在后期提出了死亡本能即桑纳托斯，它是促使人类返回生命前非生命状态的力量。死亡是生命的终结，是生命的最后稳定状态，生命只有在这时才不再需要为满足生理欲望而斗争。只有在此时，生命不再有焦虑和抑郁，所以所有生命的最终目标是死亡。死亡本能派生出攻击、破坏、战争等一切毁灭行为。当它转向机体内部时，导致个体的自责，甚至自伤自杀，当它转向外部世界时，导致对他人的攻击、仇恨、谋杀等。

4. 释梦理论 弗洛伊德认为人类的心理活动有着严格的因果关系，没有一件事是偶然的，梦也不例外，绝不是偶然形成的联想，而是欲望的满足。在睡眠时，超我的检查松懈，潜意识中的欲望绕过抵抗，并以伪装的方式，乘机闯入意识而形成梦，可见梦是对清醒时被压抑到潜意识中的欲望的一种委婉表达。梦是通向潜意识的一条秘密通道。通过对梦的分析可以窥见人的内部心理，探究其潜意识中的欲望和冲突，通过释梦可以治疗神经症。

5. 心理防御机制理论 心理防御机制是自我的一种防卫功能，很多时候，当超我与本我之间、本我与现实之间出现矛盾和冲突时，人就会感到痛苦和焦虑。这时自我可以在不知不觉之中，以某种方式调整一下冲突双方的关系，使超我的检查可以接受，同时本我的欲望又可以得到某种形式的满足，从而缓和焦虑，消除痛苦，这就是自我的心理防御机制，它包括压抑、否认、投射、退化、隔离、抵消、转化、合理化、补偿、升华、幽默、反向形成等各种形式。人类在正常和病态情况下都在不自觉地运用心理防御机制，运用得当，可减轻痛苦，帮助渡过心理难关，防止精神崩溃，运用过度就会表现出焦虑抑郁等病态心理症状。

（二）基本技术与治疗过程

精神分析理论的主要技术是治疗师帮助患者将压抑在潜意识中的各种心理冲突带入意识中，转变为个体可以认知的内容进行再认识，使患者重新认识自己，消除症状，改变原有的行为模式，达到治疗的目的。

1. 基本技术

（1）自由联想 是精神分析的基本手段。其主要的功能是降低患者的心理防御机制，逐渐接近无意识。治疗师鼓励患者毫无保留地说出他想到的一切，包括近况、家庭、工作、童年记忆、随想、对事物的态度、个人成就和困扰、思想和情感等，甚至是一些荒谬或奇怪的想法。自由联想是将患者带入无意识的路径之一。治疗师鼓励患者尽量回忆从童年起所遭受的一切挫折或精神创伤，使患者绕过平时的防御机制，逐渐进入无意识的世界，这样无意识里的心理冲突可逐渐被带入到意识领域，使患者对此有所领悟，从而建立现实的、健康的心理。自由联想几乎贯穿整个精神分析治疗的始终。

（2）阻抗分析 德国的一个心理治疗师阿尔夫・葛拉赫（Alf. Gerlach）讲过：精神分析的实质就是处理移情与阻抗。阻抗是患者所做的与治疗进程对立的任何事情。早期的精神分析师将自由联想比喻成电路中的电流。所以，无论患者做什么阻碍了电流，那就是阻抗。任何事情都可能成为阻抗，比如沉默、隐藏的感受、一味点头称是、漏掉面谈、不付账单等，甚至包括治疗进展太顺，也会考虑是否出现了阻抗。阻抗可以是有意识的，也可以是无意识的；可以通过言语表现，也可以通过行为表现。阻抗的产生是潜意识中本能地阻止被压抑的心理冲突重新进入意识的倾向。当自由联想接近潜意识的“心理症结”时，来自潜意识的阻抗就自然发生作用。精神分析理论认为，当患者出现阻抗时，往往是自由联想的内容已经触及或即将触及其心理症结之所在。因此，治疗师的任务就是在整个治疗过程中不断辨认并帮助患者克服各种形式的阻抗，将压抑在潜意识中的情感释放出来。如果潜意识的所有阻抗都被逐一战胜，患者实际上已在意识层面上重新认识了自己，分析治疗也就接近成功。

（3）移情分析　是精神分析法治疗很重要的内容。患者会将治疗师当成是曾经与其有心理冲突的某一个人，将自己对某人的体验、态度、幻想等有关的情感不自觉地转移到治疗师身上，从而有机会重新“经历”往日的情感，这就是移情。移情可以是正移情也可以是负移情。正移情是患者爱恋情感的转移，即把治疗师当成喜欢的、热爱的、思念的对象。负移情是患者将过去生活中体验到的攻击、愤怒、痛苦、羞辱等情感投射到治疗师身上。面对患者的移情，治疗师应作出恰当的反应，以适当的节制和真诚的态度对待患者讲述的内容。通过对移情的分析，可以了解患者心理上的某些本质问题，引导患者讲述出痛苦的经历，揭示移情的意义，帮助患者进一步认识自己的态度与行为，并给予恰当的疏导，使移情成为治疗的动力。

（4）疏泄　是通过治疗师的引导和启发，让来访者将心中积郁的苦闷和内心矛盾冲突表达出来，从而恢复心理平衡的治疗方法。通过诉说和宣泄，把心头的郁闷释放出来，心理负担和压力就会得到减轻，以防止发生躯体或精神疾病。疏泄疗法既可在咨询与治疗过程中运用，也可以在正常生活中运用，做到自行疏泄。找朋友倾诉、给亲人写信、大运动量的体育活动等，都是一个很好的疏泄和缓释疗法。

（5）梦的分析　梦在精神分析治疗中具有重要的意义，它是通向潜意识的捷径。精神分析理论认为，梦代表着愿望的达成。弗洛伊德将梦的内容分为梦的显意和梦的隐意。显意指的是梦的实际内容，而隐意指的是显意所象征的意义。组成梦隐意的内容都是意识里难以接受的想法或导致精神痛苦的想法，这些想法储存在潜意识中，通过伪装作用得以在梦境中表达。将梦的隐意转变成梦的显意的过程就是梦的加工，它发生在潜意识水平上，使我们能够表达我们在意识层面无法接受的愿望和感情，以释放紧张和焦虑，具有一定的自我保护作用。梦的分析中，梦的显意是患者唯一能意识到的内容，也为治疗师揭示梦的隐意提供资料。

（6）解释　是治疗师在精神分析治疗过程中，对患者的一些心理实质问题，如潜意识的含义进行解释或引导，帮助患者将潜意识冲突的内容导入意识层面加以理解。解释是一个逐步深入的过程，根据每次谈话的内容，在患者自由联想及梦境内容的表达基础上，用患者能够理解的语言让他认识到心理症结之所在。通过解释帮助患者逐步重新认识自己，认识自己与他人的关系，使被压抑在潜意识的内容不断通过自由联想和梦的分析暴露出来，从而达到治疗的目的。解释应在对患者充分分析的基础上，在治疗的适当时机，用患者能够理解的语言才能起到治疗的作用。

2. 治疗的过程

（1）治疗的设置　精神分析治疗应在较为严格的治疗设置中进行，包括治疗室的布置，治疗应有固定的治疗场所、频率及治疗的时间，一般每周 2～3 次，每次 40～50 分钟。经典的精神分析治疗需要时间较长，每次约 50 分钟，每周 3 次，一般需要 300～500 次，因此治疗过程少则半年，长则 2～4 年。治疗师需要受过严格的精神分析专门训练。

（2）治疗开始　患者在安静的环境里身体放松，自由而随意地联想、回忆。治疗师认真倾听患者的自由联想谈话，仅偶尔提些问题或作必要的解释。当患者无话可谈时，治疗师适当进行引导，使之继续下去，直至约定的时间。

（3）治疗的深入　以阻抗和移情的出现为特点。治疗师在倾听患者的自由联想时，跟随患者的联想走进患者的潜意识世界，和患者一起在其潜意识世界中观察，跟随患者的体验和感受，努力发现阻抗之所在及有意义的个人资料，观察和体验来自患者的移情反应，对患者的移情反应采取接纳、节制的态度。治疗师在治疗中需不断反思自己潜意识的反应，发现和监察并处理自己的反移情，并努力维护治疗性关系，从大量的自由联想和梦的分析中进行精神分析的治疗。

（4）结束前的分析　在精神分析诊断基础上，通过分析患者的阻抗、移情及梦的内容，形成干预的思路。处理移情、解释的技巧及把握解释的时机在此阶段具有重要的作用。最后，患者能从现实的态度，接受自己的过去和现在，更客观地、理性地重新认识自己，恢复来自内在的安全感、自尊、自信，接受治疗的结束，并将治疗中的建设性因素带到未来的生活中，使症状得以消除，人格得以成长。

（三）临床应用

精神分析疗法是在治疗癔症、强迫症的临床实践中总结出来的。多应用于各种神经症，主要有癔症、强迫症、恐怖症、性功能障碍等，以及某些身心疾病、人格障碍、心因性的躯体障碍等。这种方法不适合儿童或已呈精神错乱症状的各种精神病患者。由于它耗时长、效率低、费用开支大，现在很少有人应用。但这一经典治疗方法的影响不可低估，其基本原理和经典的心理分析技术仍在各种改良的心理分析疗法中应用。

二、行为治疗 微课

（一）基本理论

行为主义理论认为，学习就是刺激与反应之间的联合（简称联结学说），常用 S—R 加以表示。该派理论的代表人物主要有桑代克、华生、斯金纳等。他们在研究方法上强调动物与人的行为类比的客观研究，着重于客观的观察和实验。

1. 经典条件反射理论　19 世纪 20 年代，俄国生理学家巴甫洛夫（Pavlov IP）进行了著名的条件反射实验研究。在实验中，用食物刺激使狗的口腔产生唾液分泌反应，食物是无条件刺激，所引起唾液分泌的反射过程叫做无条件反射。无条件反射是本能行为，是不学自能的，例如婴儿出生后即有吮吸反射和拥抱反射等。如果在上述实验中，食物与另一种与唾液分泌原本无关的中性环境刺激例如铃声总是配对出现，经过一定时间的训练，单独铃声刺激也会引起狗的唾液分泌。此时，这种中性刺激（铃声）变成了条件刺激。铃声引起唾液分泌的反射过程就是条件反射。通过条件反射习得的行为不能被个体随意操作和控制，属于反应性行为，也称为经典条件反射。

2. 操作性条件反射理论　操作性条件反射理论形成于 20 世纪 30 年代。斯金纳认为，由于人的行动多半是各种各样的操作，因此操作行为更能代表实际生活中人的学习情境，他把重点放在结果控制下的操作学习上。在著名的斯金纳箱中，饥饿的老鼠在实验箱中会出现一系列的盲目行为（如乱叫、乱咬、乱窜、按压杠杆等），只要按动了杠杆，就能获得食物。食物的出现对按压杠杆的动作起到了强化的作用。经过反复实验，老鼠学会了按压杠杆获取食物的行为，即在操作杠杆和获取食物之间建立了条件反射。像这种伴随着行为（操作杠杆）出现的刺激结果（食物出现）对行为本身产生的强化作用称为奖励，刺激结果称为奖励物。

斯金纳十分重视强化的作用，他对强化的解释与巴甫洛夫有所不同，他把凡能增强反应概率的刺激，均称作强化物。他指出，行为之所以发生变化，是由于强化的作用。他认为，强化所增加的不是刺激—反应的联结，而是使反应发生的一般倾向性，即发生的概率。对有机物偶然出现的某一动作，若能立即给以强化，则该动作复现的概率就会大于其他动作，所以，强化是塑造行为和保持行为强度的关键。

3．社会学习理论　班杜拉的社会学习理论是在米勒和多拉德的社会学习论的基础上发展而来的，他在 1969 年明确指出“所有来源于直接经验的学习现象都可以通过观察他人的行为及所体验到的结果，在替代的基础上发生”，进而提出观察学习的概念。社会学习理论家认为，构成一个人的许多行为都是通过模仿习得的，人们一旦有了这样的学习能力，就可以很快学习到很多内容，并可以掌握那些带有一定危险性、不可能或不易通过尝试错误的直接经验去获得的行为模式。

（二）基本技术与治疗过程

行为疗法是建立在行为学习理论基础上的心理治疗方法。其理论的核心内容是：人类的一切行为（正常的或异常的）都是通过学习得来的，因此，不良的行为习惯也可以通过学习得到修正和消退。行为治疗的方法种类繁多，在此，我们只介绍常用的几种治疗方法。

1. 系统脱敏　系统脱敏疗法由沃尔普（Wolpe J.）在20世纪50年代末创立，这一疗法认为，人在放松和焦虑的时候肌肉处于拮抗状态，因此，我们可以帮助患者掌握放松的技术来对抗焦虑，达到治疗的目的。系统脱敏疗法常用于治疗恐怖症。治疗步骤如下。

（1）放松训练　放松可以产生与焦虑反应相反的生理和心理效果，如心率减慢、外周血流增加、呼吸平缓、神经肌肉松弛以及心境平静。肌肉放松的方法有很多种，最常用的是渐进性放松技术。

（2）制订焦虑等级表　对引起患者不良行为反应（如焦虑、恐惧）的情景刺激作详细的等级划分（一般分为10个等级），并由弱到强按次序排列成表备用。如表6－1为一名毛毛虫恐怖症患者的焦虑等级表。

表6－1　毛毛虫恐怖症患者的焦虑等级表

序列	事件	序列	事件
1	呈现“毛毛虫”字样的卡片	5	观看2m远的毛毛虫的运动
2	看一幅静止的毛毛虫图画	6	近看毛毛虫运动
3	从影像中看动态的毛毛虫	7	拿起毛毛虫
4	观看园子里5m远的真实的毛毛虫	8	让毛毛虫在戴手套的手上爬行

（3）实施脱敏　在上述两个任务完成后，逐步按上述等级次序从轻到重进行脱敏训练。让患者想象或接触等级表上的每一情景并自我放松，完成对接触每一情景所致焦虑的去条件化。当患者经过反复训练，对某一情景不再出现焦虑，或者焦虑程度大大降低时，可进入高一等级情景，直至顺利通过了所有情景。每一场景训练一般需要重复多次，并可以在暂时失败时重新进行。

（4）注意要点　系统脱敏疗法的核心在于重复地让来访者暴露在焦虑场景的过程中，但要避免来访者在此过程中受到消极的影响。家庭作业和来访者的后续坚持是脱敏疗法成功的关键所在。来访者每天自己选择放松程序来进行练习，逐渐地让自己暴露在日常生活的情境中来进一步管理自己的焦虑。在治疗结束后，如果来访者依然能够拥有一系列的方法去应对那些引发焦虑的情境，那么来访者将获得最大的收益。

素质提升

中国古代系统脱敏疗法的应用故事

据《儒门事亲》载：王德新的妻子旅途中，一晚住宿于农舍，夜里碰到盗贼火烧房子，因受到惊吓而掉下床来。自此以后，每听到声响，便会受惊晕倒不省人事。家人也只得蹑足而行，不敢弄出声响，很多年都是这样。医师戴人诊断后就让二个侍女执其两手，按于高椅之上，在面前放一张小桌几。戴人说：“娘子，请看这木头！”便猛击桌，其妇大惊。戴人说：“我用木头击桌，有何可惊呢？”妇人吓后稍显安定，戴人又击桌，惊吓已显然减缓。又过一会儿，连击三五次，又用木杖击门，又暗中令人击背后的窗子。妇人慢慢从惊恐中平定下来。晚上又叫击其卧房的门窗，接连数日，从天黑直到天亮。1～2个月后，即使听到天上打雷也不惊恐了。这个就是现代的系统脱敏疗法在古代的应用。

2. 满灌疗法 满灌疗法又称暴露疗法、冲击疗法，其治疗方法是让患者面对能产生强烈焦虑情绪的环境，并保持一段时间，不允许患者逃避，焦虑情绪便逐渐由开始、达到高峰、进而下降，最终被消除，从而达到治疗的目的。满灌疗法的程序如下。

（1）体检 无重大躯体疾病和精神疾病、身体健壮。对于严重心脑血管病患者、心理素质脆弱的患者、老人、儿童和妊娠期妇女禁用此疗法。

（2）签订治疗协议 详细介绍治疗原理、过程、痛苦、疗效等。与患者签订治疗协议：①患者自愿；②治疗师可强制执行；③治疗师负责；④治疗可随时终止。

（3）准备治疗场所和刺激物 选择患者最恐惧的场所或刺激物，使患者身临其境并无处可逃。另外，准备必要的急救设备和药物（地西泮、普奈洛尔等），防止意外发生。

（4）实施治疗 要求患者直接进入引起焦虑的情景，不断地鼓励患者坚持，直至焦虑逐渐降低，方可让患者离开。避免治疗时间不足引起患者新的回避性条件反射，加重病情。

3. 眼动脱敏与再加工治疗（EMDR） 此技术也是一种暴露疗法，由 Francine Shapiro 于 1987 年创造，最初仅为眼动脱敏（EMD），1991 年发展为眼动脱敏与再加工，其中眼动脱敏仅是 EMDR 中双侧刺激的一种，而双侧刺激是 EMDR 操作中众多组成部分的一部分。虽然 EMDR 技术的机制还不是特别清晰，并存在着一定的争议，但应用已经比较广泛，尤其是针对创伤后应激障碍疗效显著。其一般操作程序如下。

（1）尽可能充分地采集病史，考虑患者是否适合采用 EMDR，制订治疗计划（过去的记忆、当下的时机、未来期望的状态）。

（2）治疗师示范眼动过程，告知来访者注意事项和治疗的步骤，比如要求双目平视，始终注视着治疗师的手指等。

（3）评估 请来访者选择他想处理的一个特定记忆，选定与事件有关的、最使来访者感觉痛苦的视觉图像，讨论和评估主观不适感觉的水平和他们认知准确性的程度。

（4）眼动脱敏 针对诱发来访者创伤性痛苦的信息（映象、幻觉、情景、思维、信念、情绪、躯体等诱发闯入性或再体验的负性信息），让来访者集中注意于视觉映象和甄别出的负性信念、情绪以及伴随的躯体感觉，同时在治疗师的手指带动下做眼球运动（10～20 次），多次重复。

（5）经验意义和认知的重建 与来访者就主要痛苦体验和诱发痛苦体验的扳机信息进行讨论和协商，促使来访者理解和领悟事件、创伤性反应的表现和意义，以及创伤所带来的负面信念和价值，促使来访者对消极信念重新建构，以期发展出适应性的应对方式。

（6）躯体感觉检查 要求来访者在想象视觉印象和正性认知的同时，闭目感受全身各部位是否还有其他身体紧张或不适的感觉。如果来访者报告有身体不适，可以针对这些不适继续进行眼动处理，直到不适感减轻或消失为止。

（7）疗效的再体验和评估 治疗师和来访者一起就双方在整个治疗过程的内容、体验、收获和遗留的问题进行协商和讨论。

（8）治疗结束 告诉患者治疗将结束，解答患者的疑问，并要求患者做治疗后记录。然后共同制订下一步的目标和治疗计划并结束本次治疗。

4. 阳性强化法 根据操作性条件反射的原理，如果在行为之后得到奖赏，这种行为在同样的环境条件下就会持续和反复出现，即正强化。每当患者出现所期望的心理与目标行为，或者在一种符合要求的良好行为之后，采取奖励办法，立刻强化，以增强此种行为出现的频率。这种治疗方法可用于矫正神经性厌食，降低焦虑，治疗性变态，矫正儿童偏食、遗尿、多动、沉默、孤独、学习困难等问题以及成年人的不良行为。

（三）临床应用

行为治疗适应证主要包括以下几个方面：①神经症，如焦虑症、恐怖症、强迫症等；②人格障碍的适应不良性行为；③药物依赖，包括酒精依赖等；④精神发育不全的行为问题；⑤心身疾病；⑥其他获得性不良习惯，如口吃、拔毛、拔甲、夜尿等。

三、认知治疗

（一）基本理论

认知疗法是20世纪50年代发展起来的一种心理治疗技术。其理论基础是认知学派的理论观点，该理论认为认知活动决定人的情绪、动机和行为。认知心理学的主要代表人物有艾里斯和贝克。

1. 艾里斯的观点 情绪的产生源自于个体对当前事件的判断和看法。事件本身无好坏之分，当个体赋予它自己的偏好、观念和评价时，就可能产生各种不同的烦恼和困扰。使人们难过和痛苦的不是事件本身，而是人们对事件不正确的解释和评价。

艾里斯认为，烦恼和困扰的产生是由于个体存在非理性、非逻辑的观念，有以下具体表现。

（1）绝对要获得别人的喜爱和赞许。

（2）个人在生活的每个方面都能有所成就。

（3）犯了错误的人不可饶恕。

（4）不符合自己心愿的事情是非常可怕的事情。

（5）不愉快的事情总是客观因素所致，不是自己所能支配和控制的。

（6）逃避生活中的困难和自己应承担的责任比正视他们更容易。

（7）以往的事情和经历决定一个人的现在和将来，这是永远难以改变的。

（8）人只有依赖比自己强的人，生活才能过得好。

（9）人生中遇到的每个问题，都应该有唯一正确的答案。

（10）其他人的动荡和不安，必然引起自己的动荡和不安。

以上这些观念具备三个主要特征：①要求绝对性，从自己的主观愿望出发，认为事情必须怎样、应该怎样，否则自己就难以接受；②过分概括化，往往以事物的某一方面或某一现象来评价整个事物；③糟糕至极论，即对事物的发生会导致极端可怕、非常糟糕的预期，将自己陷入焦虑、抑郁、悲观、绝望等极度不良的负性情绪中。

因此，艾里斯认为，只有通过理性分析和逻辑思辨，改变患者的非理性、非逻辑的观念，帮助其建立理性、正确的逻辑观念，才能解决患者的情绪和行为问题。

2. 贝克的观点 贝克提出情绪障碍认知理论，认为心理障碍主要是在错误的思维前提下，对现实的误解而造成的。所以，要解决人的心理障碍问题，就要帮助个体解除歪曲的假想，学会用更现实的方法思维。

认知理论重视人对事物的判断、评价和理解，认为不良情绪和不良行为与不良认知有关。心理障碍的产生源于错误的认知过程，从改变不良的认知开始，到矫治不良的情感和行为。

应该看到，每个人的生活阅历、认知方式以及评价模式，具有不同的特点。人在认识和反应事物时，具有选择性和主动性，个体认知的改变，不是别人强加的，而是心理障碍者自己的改变。心理障碍源于患者自己信息加工系统的功能紊乱，认知的转变和重建只能靠患者自己。

（二）基本技术与治疗过程

认知疗法的种类很多，最具代表性的是艾里斯的理性情绪疗法和贝克的认知疗法。

1. 艾里斯理性情绪疗法

（1）基本技术　改变一个人长期以来形成的信念是一件困难的工作，治疗师要与患者一起分析产生不良行为背后的认知原因，改变不合理信念代之以新的合理信念。可采用 ABCDE 五项自我分析技术：A. 找出引起不良情绪的事件、诱因；B. 伴随该事件产生的不合理信念、想法；C. 描述由此导致的不良情绪和行为后果；D. 与不合理信念辩论，对不合理信念逐一反驳；E. 观察信念改变后产生的结果。

人的情绪和行为障碍（C）不是由某一激发事件（A）直接所引起，而是由于经受事件的个体对它不正确的认识和评价所产生的错误信念所导致。ABC 理论认为 A 只是 C 的间接原因，B 才是 C 的直接原因。因此，只有通过改变患者的不合理观念及评价（B），才能改变、控制患者的情绪和行为障碍（C）。要改变患者不合理的观念（B），就必须对其进行由浅入深、从现象到本质的加以驳斥和辩论（D），使之转变为合理的观念从而产生治疗效果（E）。当患者学会 ABCDE 五项自我分析技术后，可给其布置认知家庭作业，要求患者自己找出某个不合理信念并进行辩论。

（2）治疗的基本过程

1）心理诊断阶段　在良好医患关系的基础上找出患者情绪困扰和行为不良的具体表现（C），以及与这些反应相对应的激发事件（A），并对两者之间不合理观念（B）进行初步分析，找出患者最迫切希望解决的问题，共同制定治疗目标，一般包括情绪和行为两方面的内容。向患者介绍 ABC 理论，使其接受该理论，并能认识到 A－B－C 之间的关系，能结合自己当前的问题予以初步分析。

2）领悟阶段　治疗师的主要任务是更加深入地寻找和确认患者不合理的观念，通过解释和证明使患者在更深的层次上领悟到，自己的情绪和行为问题是由于自己现在所持的不合理观念造成的，因此自己应该对自己的问题负责。注意引导患者把合理的观念与不合理的观念、表层错误观念与深层错误观念、边缘错误观念与中心错误观念、主要错误观念与次要错误观念区分开来。从而使患者对自己的问题及其与自身不合理观念的关系达到进一步的领会。

3）修通阶段　治疗师的主要任务是采用各种方法与技术，对患者的非理性观念进行分析、辩论或批判，使患者不能为其非理性观念自圆其说，感到理屈词穷，真正认识到自己的非理性观念是不现实、不合乎逻辑的，从而修正或放弃自己原有的不合理的错误观念，代之以合理的观念来调整、控制自己的情绪和行为。

4）再教育阶段　治疗师的主要任务是巩固治疗所取得的效果，进一步帮助患者摆脱旧有的不合理观念及思维方式，使新的合理观念和逻辑思维方式得以强化。治疗的主要目的在于帮助患者在认知方式、思维过程以及情绪和行为表现等方面重新建立起新的反应模式，以减少以后生活中出现情绪困扰和不良行为的倾向。

2. 贝克认知治疗的基本技术

（1）识别自动想法　自动性想法是介于外部发生的事件和个体产生的情绪体验、行为之间的那些想法。患者在认知治疗过程中要首先学习识别这些想法，特别是在愤怒、焦虑、抑郁等情绪之前出现的那些思想。治疗师可以采用提问的方法帮助患者识别自动想法，也可采用填空的方式引导患者发掘这些想法。

（2）识别认知错误　焦虑和抑郁患者往往采用消极的方式来看待和处理一切事物，他们的观点往往与现实大相径庭，并带有悲观色彩。常见的认知错误有任意推断、选择性概括、过度引申、夸大或缩小、全或无思维、强迫观念等。为了识别认知错误，治疗师应记下患者诉说的自动性想法以及不同的情景和问题，然后要求患者归纳出一般规律，找出其共性。

（3）真实性检验　识别认知错误后，治疗师和患者要一起设计严格的真实性检验，即检验并诘难错误信念。这是认知治疗的核心，因为不如此不足以改变患者的认知。在治疗中鼓励患者将其自动想法当作假设来看待，并设计一种方法来调查、检验这种假设。结果患者会发现 95% 以上的调查里这些想法和认知是不符合实际的。

（4）去注意　大多数抑郁和焦虑患者感到自己是人们注意的中心，自己的一言一行都受到他人的“评头论足”，因此，一致认为自己是脆弱的、无力的。如某患者认为自己的服装式样稍有改变，就会引起周围每一个人的注意和非难，治疗计划则要求患者的衣着不像以往那样整洁，然后去沿街散步、跑步，并要求患者记录不良反应发生的次数，结果患者发现几乎很少有人会注意到自己的言行。

（5）监察焦虑水平　许多慢性甚至急性焦虑患者往往认为自己的焦虑会一成不变地存在下去，但实际上，焦虑的发生是波动的。如果人们认识到焦虑有一个开始、高峰和消退过程的话，就能够比较容易地控制焦虑。因此，鼓励患者对自己的焦虑水平进行自我检测，促使患者认识焦虑波动的特点，增强抵抗焦虑的信心，是认知治疗的一项常用手段。

（三）临床应用

认知疗法已广泛用于治疗很多疾病。主要用于抑郁性神经症、惊恐发作、广泛性焦虑、恐怖症、强迫症、自杀、进食障碍、睡眠障碍、酒精或药物依赖、心身疾病，如偏头疼、慢性疼痛、哮喘、高血压等。此外还可用于儿童品行与情绪障碍的治疗。但对幻觉、妄想等精神病性症状和思维障碍、记忆障碍等器质性精神障碍、严重的人格障碍患者的治疗效果不佳。

四、来访者中心治疗

来访者中心疗法是本世纪 50 年代产生于美国的一种心理学术思想，代表人物有阿尔波特、马斯洛和罗杰斯等。

（一）基本理论

1. 马斯洛的自我实现论　马斯洛认为人类行为的心理驱力不是性本能，而是人的需要，他将其分为三个互相重叠的类别：意动需要、认知需要和审美需要，各种需要以一种层次和发展的方式、一种强度先后的秩序彼此关联起来。其中意动需要可以分为由低到高的五个层次：生理需要、安全需要、归属与爱的需要、尊重的需要、自我实现需要。人在满足高一层次的需要之前，至少必须先部分满足低一层次的需要。第一类需要（生理需要和安全需要）属于缺失需要，可产生匮乏性动机，为人与动物所共有，一旦得到满足，紧张消除，兴奋降低，便失去动机。第二类需要（归属与爱的需要、尊重的需要、自我实现需要）属于生长需要，可产生成长性动机，为人类所特有，是一种超越了生存满足之后，发自内心的渴求发展和实现自身潜能的需要。满足了这种需要个体才能进入心理的自由状态，体现人的本质和价值，产生深刻的幸福感，马斯洛称之为“顶峰体验”。

除了意动需要之外，马斯洛还探讨了认知、理解的需要和审美的需要，他认为这两种需要和意动需要并不处于同一层次发展系统之中，而是表现出一种既相互重叠又相互区别的关系。马斯洛认为人类共有真、善、美、正义、欢乐等内在本性，具有共同的价值观和道德标准，达到人的自我实现关键在于改善人的“自知”或自我意识，使人认识到自我的内在潜能或价值，人本主义心理学就是促进人的自我实现。

2. 罗杰斯的自我理论　罗杰斯认为，刚出生的婴儿没有自我的概念。出生后，在与他人和环境的相互作用下，开始慢慢学会了区分“我”与“非我”。当最初的自我概念形成之后，人的自我实现趋向开始激活。在自我实现这一动力的驱动下，儿童在环境中尝试进行各种活动并积累了大量的经验。通过机体自动的估价过程，有些经验会使他感到愉快，有些则相反。愉快的经验会使儿童寻求保持、再现，不愉快的经验则促使儿童回避。在儿童寻求积极经验的过程中，有一种是受到他人的关怀而产生的体验，还有一种是受到他人的尊重而产生的体验，但他人的尊重和关怀是有条件的，这些条件体现着父母和社会的价值观，罗杰斯称之为“价值条件”。

儿童不断通过自己的行为体验到这些价值条件，不自觉地将其内化为自我的一部分。渐渐地，儿童被迫放弃按自身机体评价过程去评价经验，而改用内化了的社会价值规范去评价经验，导致儿童的自我和经验之间发生异化。当经验与自我之间发生冲突时，个体就会感到自我受到的威胁而产生焦虑、烦躁等自我失调的表现。这种自我失调乃是人类适应不良的根源。罗杰斯的以人为中心疗法的目标就是将原本不属于自己的、经内化而成的自我部分去掉，找回属于自己的情感和行为模式，只有这样才能充分发挥个人的潜能，成为一个健康完善的人。

（二）基本技术与治疗过程

罗杰斯的以人为中心的治疗目标是将原本不属于自己的是经内化而成的自我部分去除掉，找回属于他自己的思想情感和行为模式。因此，以人为中心疗法的治疗过程就是让来访者处于治疗的中心地位，依靠调动来访者的自身潜力来治愈疾病。在治疗过程中治疗师的任务不是教育、指导和训练，而是创造一种环境和心理氛围。

1. 无条件积极尊重与接纳 这是治疗师应具有的一种最基本的态度，是指治疗师不加任何附带条件地接受和（或）赞许来访者。不论来访者的情绪和思想多么混乱和不合理，治疗师始终对其表示关注和理解，使来访者逐渐学会以同样的态度对待自己，逐渐减少否认、歪曲的经验，更趋于认同和体验自己的即时情感和经验。无条件积极尊重与接纳需要治疗师把来访者作为一个“人”加以关注，并按来访者本来的样子加以接受。

2. 共情 就是要求治疗师站在来访者的角度考虑问题，按来访者看待世界的方式理解其行为，以积极倾听、情绪反应和内容反应来表达对来访者的理解。共情的目的是使来访者感到自己被接纳和理解，并促进其自我表达和自我探索。

3. 真诚 是指治疗师以“真正的我”出现，不加伪装，不把自己隐藏在专业角色的后面，不戴假面具，而是表里一致、真诚而自然地以真正的自我出现在来访者的面前并让来访者感受到。

（三）临床应用

以人为中心疗法不仅是一种心理治疗的方法，更是一种心理治疗的思想。以人为中心的思想，可增强其他心理治疗的疗效，作为心理治疗的一种辅助性手段。在临床实践中，以人为中心疗法主要适用于神经症和其他有消除自身心理障碍动机的人，精神病来访者不适用。在国内还适用于针对正常人群的心理咨询。

五、森田疗法

森田疗法是日本森田正马教授创立、发展的一种治疗神经症的心理治疗方法。

（一）基本理论

1. 神经质的发生机制 森田正马在他的任何著作中均不使用“神经症”这个术语。而是把现在认为的神经症分成神经质和癔症。神经质是自我内省、理智、疑病；癔症是情感过敏、外向、自我中心。在神经质素质的基础上，由于某种契机导致的病态成为神经质。在癔症素质的基础上，由于某种契机导致的病态成为癔症。

2. 生的欲望 森田正马在这里主要指心灵深处的反省。可以包含以下几个方面。

（1）不想生病，不想死，想长寿。

（2）想更好地活着，不想被人轻视，想被人承认。

（3）想有知识，想学习，想成为一个伟人，想幸福。

（4）想向上发展。

总之，生的欲望是不同层次种种愿望的综合。

3. 疑病性基调　森田正马曾研究过神经质的发病，他不认为这种来访者的动机有什么特殊性，因此他认为导致神经质发病的最重要的乃是来访者的素质，所以便把它叫做疑病性基调。疑病性基调是森田正马的一种假说式的概念，虽说它是一种先天性的素质，但却不是一成不变的，它能随着环境（如父母的养育态度）的变化而变化。

4. 精神交互作用　对神经质发病有决定作用的是疑病性基调，对症状的发展有决定作用的是精神交互作用。如对某种感觉如果过度注意，感觉就会变得敏感，敏感的感觉更容易引起注意，感觉与注意相互作用，慢慢形成感觉过敏的精神过程。

（二）基本技术与治疗过程

森田正马根据其对神经质的认识，提出了针对性的治疗方法。治疗的着眼点在于陶冶疑病素质，打破精神交互作用，消除思想矛盾。其治疗要点是“顺其自然”和“为所当为”。

1. 基本技术

（1）顺其自然　森田正马把顺其自然看作是相当于佛教和禅宗中的“顿悟”状态。让来访者老老实实地接受症状，真正认识到抵制、反抗、回避或压制出现的症状都是徒劳的，不要把症状当作自己心身的异物，要对其不加排斥和抵抗，带着症状学习和工作。

（2）为所当为　森田疗法要求来访者学习以顺应自然的态度不去控制那些不可控制的事物；但还要注意为所当为，即控制那些可以控制的事物。也就是要求来访者一方面对自己的症状和不良情绪听之任之；另一方面要靠自己本来固有的上进心，努力去做应该做的事情。

除此以外，由于人格是个体行为的核心，森田疗法还要求来访者面对现实，陶冶性格。发扬神经质性格中的长处：认真、勤奋，富有责任感等；摈弃神经质性格中的致病之处：极端的内省与完善欲。

2. 治疗过程　在治疗的准备阶段，首先让来访者阅读森田疗法的小册子；其次与来访者进行一次商谈，使来访者对自己的病症有一定的认识，对森田疗法有一个基本的了解，以消除来访者的疑虑，积极配合治疗。如果有必要可采取签订协议的方法，以保证治疗的顺利完成。

森田疗法的住院环境与一般医院有所不同。要求单人房间，房间布置像家庭环境一样。来访者在住院期间可以发现许多与其症状类似的来访者，认识到不是只有自己有这样的问题。在住院期间，来访者不可避免地会诉说自己的症状及询问病情。治疗师只是要求来访者生活于现实之中，即使来访者反复询问，也不做任何回答。这样来访者会逐渐不注意自己的症状而把兴趣转移于外部工作活动中，这叫做“无回答疗法”。来访者尽管有些焦虑症状，但能够参加必要的日常生活和工作就可以出院。出院后可定期回院交流经验。

（三）临床应用

森田疗法的适应证主要包括强迫思维、疑病性神经症、焦虑性神经症和自主神经功能紊乱。癔症则不适合。抑郁性神经症可配合药物治疗。此外，对强迫行为、心理问题的躯体化也有效。目前在日本也用于治疗某些心身疾病，效果比较满意。

六、焦点解决短程治疗

焦点解决短程治疗（solution - focused brief therapy，SFBT）属于后现代主义治疗领域中的一种治疗方法。主要是由史蒂夫·德·沙泽尔（Steve De Shazer）及茵素·金·伯格（Insoo Kim Berg）夫妇在短期家庭治疗中心（bride family therapy center，BFTC）理论中发展出来的一种心理治疗模式。主要关注

“可以做什么让问题不再继续下去”以替代“问题发生的原因到底是什么”，治疗师和来访者都会找准自己的位置而致力于目标的解决。也就是专注问题解决的过程，而不是探索原因的过程，在不探究问题的情形中成功地解决了问题。

（一）基本理论

SFBT的产生深受后现代主义特别是后现代建构主义的影响。SFBT根植于乐观的假设：人们都是健康而充满能力的，人们有能力为自己的问题找出解决方式，从而提高自己的生活质量。也就是说，在面对困境时，人们有能力解决这种困境，但可能时不时会失去方向感，失去对自己能力的认识。基于这种积极的假设，SFBT的本质在于通过创建积极的期望，解决问题来帮助来访者树立信心和乐观的态度。对于来访者而言，SFBT强调他们的能力而非其不足，强调其优势而非其弱点。

（二）基本治疗技术

作为一种专业的介入，焦点解决的治疗流程与步骤清晰明了，且具有单次咨询的精神。即视每一次的咨询与治疗是第一次也是最后一次，因此每一次的咨询构架都是一样的。整个焦点解决短期治疗的咨询次数可为一次或连续多次（平均为五次）。每次咨询的时间约为60分钟。每次咨询的整个过程大致可以分为三个阶段：①建构解决的对话阶段；②休息阶段；③正向回馈阶段。第一阶段约为四十分钟，其余两个阶段皆为十分钟。

1. 建构解决的对话阶段　这一阶段是会谈的主轴，所以我们称之为建构解决的对话阶段，在对话的过程中，治疗师通过“建设性预设问句”所选取的方向、所使用的语言而产生的暗示和教育作用，试图影响患者改变其认知，引导出正向解决问题的思考方式。因此，咨询的过程是注重“改变”的对话历程，在这一过程中，强调正向的、积极的、建设性的取向，则解决之道自然会被引发而成。

（1）准备阶段　在这个阶段中，治疗师与患者寒暄，简介一个小时咨询的流程。在治疗师说明的同时，即引导患者进入正向的、未来的及解决导向的会谈中。如果在休息阶段治疗师会使用工作小组的形式，亦需在此阶段让患者知道。

（2）问题抱怨阶段　在这个阶段，治疗师以倾听、接纳、同理的态度，收集患者的抱怨。然而，与其他学派不同，焦点解决学派强调这一过程聚焦于患者已使用过的解决问题的行动，即肯定患者已经做过的有效的事情。同时，治疗师除了反映患者的感受之外，更会暗示事情是有其他可能性存在的，以企图松动患者的负面感受，使患者从抱怨提升为希望改变的目标。

（3）设定目标阶段　这一阶段，治疗师会协助患者发展出具体可行的目标，且是患者需要的目标，而非治疗师为患者设定的目标。因为有了目标就会有改变的动力。这里所强调的具体可行的目标指的是正向的、具体的、一小步的、在患者“可控”范围内的、且实际可行的目标。目标的形成是治疗师与患者合作的过程，可以使用奇迹式问句、循环式问句、排序、评量式问句等技巧。

（4）探寻解决方案阶段　一旦患者设定了正向的目标，接着治疗师就会协助患者探索自己的资源，以达到所求的目标。焦点解决学派典型的做法将焦点集中在问题不发生的时间、地点、活动等细节上，运用例外式问句、奇迹式问句、评量式问句等引出例外及其解决问题的弹性，并开发患者的内在资源，让患者发现那时自己是如何做到的，从而引出解决之道。与此同时也暗示患者，治疗师相信他们做得到，且他们早已开始做一些有益的尝试。

2. 休息阶段　通常在第一阶段进行四十分钟之后，治疗师会告诉患者要休息十分钟，并稍后回来给予回馈。在患者休息的时间里，治疗师会独自跳出咨询的情境，回顾这个对话历程并加以整理，或与协同小组中心成员进行讨论，而后回来提供给患者一些回馈。休息阶段作为焦点解决学派治疗过程的一个整合的部分，这段暂停时间将使得正向回馈更为聚焦、组织及有方向性。

3. 正向回馈阶段　Berg认为焦点解决的治疗过程有着公式化的回馈。在休息阶段之后，治疗师将会用十分钟左右的时间给患者一些回馈。回馈的内容包含：给予赞美和肯定、提供讯息及布置家庭作业。

（1）给予赞美和肯定　赞美的意义在于赋能，通过治疗师对于患者自身和其正向资源、能力的鼓励，使得患者注意到自己原本存在但被忽视的内在力量，改变患者的主观认知，从而提升患者为自己负责的能力与意愿，进而鼓舞患者能持续行动以寻求改变。

（2）提供讯息　讯息的提供，可以是治疗师的观点或理论，也可以是患者目前正在做而且有效的行动，或是其他一些想法。其目的在于将患者的问题一般化，或是对问题提供不同的意义和观点，同时提供形成家庭作业的脉络。

（3）布置家庭作业　家庭作业就是患者于下次会谈前必须完成的作业或任务，这旨在巩固治疗效果、增强改变信心、实现预定目标。

（三）临床应用

焦点解决短程治疗的应用领域在这二十多年的发展中，已广泛地应用于临床心理治疗、学校、医院、社会福利机构、企业等领域，诸多研究表明，焦点解决短期治疗在家庭暴力、赌博、酗酒、青少年犯罪、网络沉迷、情绪与创伤等主题上也有非常好的疗效。

七、暗示疗法

暗示疗法是一种古老的治疗方法，它是指治疗师通过对来访者的积极暗示来消除或减轻疾病症状的一种方法。暗示之所以有治病作用，其机制并未完全搞清楚，但是可以肯定的是，暗示的确使人体产生明确的生理与心理的变化。

（一）基本理论

生理学家巴甫洛夫认为，暗示乃是人类最简单、最典型的条件反射。实验证明，人的生理活动和心理活动是相互影响、相互作用的。暗示之所以能够对人的躯体和心理行为产生巨大影响，是因为暗示是一种人类所固有的普遍的心理特性，通过言语的联想过程转化为情绪状态，并产生心理冲动，直接作用于机体的各种机能和行为活动而发挥其作用。

（二）基本治疗技术

1. 暗示性的测试

（1）嗅觉法　用事先准备好的三个装有清水的试管，请来访者分辨哪个装有水，哪个装有淡醋或稀乙醇。分辨不出记0分，挑出一种记1分，挑出两种记2分。

（2）平衡法　让来访者面墙而立，闭目，平静呼吸。治疗师站在来访者身后，低调缓慢地说："请你集中你的注意力，尽力体验你的感觉，你是否感到有些站不住了，是否感到身体左右摇晃？"停顿30秒，重复问话三次后，请来访者回答。未摇晃记0分，轻微摇晃记1分，明显摇晃记2分。

（3）手臂法　要求来访者闭目，平伸双臂，用语言暗示来访者的右臂越来越沉，沉得往下落。30秒后，右臂下落不明显的记0分，下落6～15cm的记1分，下落15cm以上的记2分。

分数越高者受暗示性越强。

2. 选择暗示治疗方法　暗示可以利用的方法很多，以下为一些常用方法。

（1）言语暗示　通过言语的形式，将暗示的信息传达给被暗示者，从而产生影响作用。如在临床工作中医务工作者告诉来访者"这个药是专门治疗这种病的""针刺的止痛效果特别好"等，就是一种言语暗示治疗。又如在治疗癔症性失明时，轻压来访者的双眼球同时用言语暗示："如感到酸胀，就证明眼功能正常，看到金色闪光点，就说明视力已恢复”，并让来访者充分感受，失明症状会瞬时消失。

（2）操作暗示　通过某些对受暗示者的操作，如躯体检查、仪器探查或虚拟的简单手术而引起心理、行为改变的过程。如利用“电针仪”等治疗癔症性失音症，效果非常好。实施前，先介绍仪器的作用、可能的反应，告之通过仪器的治疗，疾病可以痊愈。当来访者点头表示明白后，开始治疗。经过一段时间，令其试验发音“啊……”，结果真的发出了声音。

（3）药物暗示　给来访者使用某些药物，利用药物的作用进行暗示。例如：用静脉注射10%葡萄糖酸钙注射液，在来访者感到身体发热的同时，结合言语暗示治疗癔症性失语或癔症性瘫痪的来访者。安慰剂治疗也是一种药物暗示，如对心前区疼痛的来访者应用安慰剂治疗，大部分来访者疼痛症状明显改善。

（三）临床应用

暗示治疗对于癔症及其他神经症以及疼痛、瘙痒、哮喘、心动过速、过度换气综合征等心身障碍和阳痿、遗尿、口吃、厌食等行为问题均有不同程度的疗效。

目标检测

答案解析

一、A1 型题

1. 心理咨询的目的不包括（　）
   A. 改变其原有认知结构　B. 帮助其自身发展　C. 帮来访者作出决定
   D. 强化来访者自我控制　E. 给来访者提供社会支持
2. 心理治疗和心理咨询本质上是相同的，但也有下列差别，应除外（　）
   A. 工作任务不同　B. 工作时间长短不同　C. 对象和情境不同
   D. 身份和工作方式不同　E. 解决问题的性质和内容不同
3. 为保证材料真实，也为了维护心理治疗本身的声誉及权威性。因此心理治疗要坚持（　）
   A. 真诚原则　B. 耐心原则　C. 保密原则
   D. 中立原则　E. 回避原则
4. 在为一名强迫症来访者的治疗中，治疗师鼓励来访者回忆从童年起所遭受的精神创伤与挫折，帮助他重新认识，建立起现实性的健康心理，这种疗法是（　）
   A. 梦的分析　B. 移情　C. 自由联想
   D. 系统脱敏　E. 自我调节
5. 某来访者害怕单独到百货商场、超市和一些其他大型商场购物，一进这些场所，就会感到胸闷、出冷汗，所以一直回避这些场所。心理治疗师详尽地了解了来访者焦虑的场合和回避的程度，制订了一张等级表进行分级暴露，这种疗法是（　）
   A. 快速暴露法　B. 自控技术　C. 系统脱敏法
   D. 自我塑造法　E. 厌恶疗法

二、思考题

刘女士，55岁，确诊乳腺癌后出现情绪低落，兴趣减退，睡眠饮食差，觉得自己活着是对家人的拖累，对未来悲观失望，但能主动求医，认知良好。

请问：

1. 请问来访者主要的情绪反应是什么？
2. 最适合这位来访者的干预方法是什么？请简述操作过程。

书网融合……

本章小结　　微课　　题库

第七章　患者与患者家属心理特征

PPT

学习目标

1. 通过本章学习，重点把握患者和患者家属心理特征和影响患者就医、遵医行为因素。
2. 学会倾听和共情，具有与患者和家属有效沟通的能力。

情境导入

情景描述　患者，男，48 岁，已婚，本科学历、某单位部门负责人。因慢性持续性头痛一月，加重一天而到医院就诊，医生诊断为“高血压”建议住院治疗。患者起初称工作太忙而不愿住院，医生询问原因并陈述其利害后，患者同意住院。治疗一周后患者感觉头痛消失（血压虽有所下降但还不稳定）即要求出院。

讨论　1. 试述患者角色的概念，常见角色适应不良的种类及特点。

2. 试述患者常见的心理需要。

当一个人获知自己生病后，常常会产生复杂的心理反应，心理与生理的相互作用和影响，就造成了更加复杂的临床情境。因此，护士在工作中不能只关心患者所患的疾病，还应关注患者的心理行为特征，正如古希腊希波克拉底曾经告诫过的那样，“了解什么样的人得病比了解一个人得了什么病更为重要”，护士帮助患者缓解或消除消极情绪和不良认知，才能最大限度地了解患者身体和心理上的痛苦。

第一节　患者与患者角色

一、患者

患者（patient）是指从社会人群中分化出来的、躯体或精神患有疾病的特殊人群，是生理或心理功能处于不正常状态的人。当个体具有求医行为、受到社会认可和有特定社会文化背景的认同这三个基本条件时，才称之为患者，患者也须遵守社会所规定的行为规范、权利和义务，但可以在一定范围内享受某些待遇并被免除某些义务。

二、患者角色

从社会学角度来看，当一个人被宣布患病后，其社会状态和行为也发生了改变，从而获得患者角色，其原有的社会角色就部分或全部地被患者角色所替代。

（一）患者角色的概念

角色（role）是借用舞台上的用语，本意指在戏剧表演中，演员在舞台上的言谈举止要符合所扮演者的身份和社会地位。角色一词比较形象地反映了行动中人和人的关系，是社会行为和社会规范的具体体现。患者角色（patient role）又称患者身份，指被医生和社会确认的患病者应具有的心理活动和行为模式。当一个人患病后，便会受到不同的对待，人们期待他有与患者身份相应的心理和行为，即担负起

“患者角色”。

（二）患者的角色特征

1951 年美国社会学家帕森斯提出了患者的四种角色特征。

1. 免除或部分免除社会职责 免除职责的程度根据患者疾病的严重程度不同而异。如急危重症患者可在较大程度上免除父亲、工人、丈夫等角色职责。

2. 不必对疾病负责 病原微生物侵入机体不是患者所愿意的，同时患病后患者不能靠主观意愿治愈，而只能处于一种需要得到帮助的状态。

3. 寻求帮助 寻求医疗、护理帮助和情感支持。处于疾病状态的人，为了减少痛苦，无论病前社会地位高低，都希望得到他人的帮助和支持。

4. 恢复健康的义务 患者自身也需要为健康而努力。如配合医疗、护理工作，适宜地锻炼以加速康复。作为社会角色中一种特殊类型的患者角色，也具有一定的社会规范性。患者脱离了他们平时生活和工作中不同社会角色的责任和义务，改变了他们以往的社会行为。对于这种解脱社会义务的状况，患者是无责任的。但作为社会人的患者有责任和义务尽快康复重返社会承担起原有的正常人的社会角色。因此，患者应该求助于正规化医疗技术部门的帮助，积极配合医疗诊治工作，尽快康复。

（三）患者角色的适应

患者角色转变（of patient role）是指个体承担并发展体被诊断患有某种疾病时原来已有的心理和行为模式以及社会对他的期望和责任都随之发生了相应的变化。这个变化是一个失去原来社会心理平衡达到新的社会心理平衡艰巨的适应过程，对患者来说，适应这个角色转变是很不容易的，通常患者角色转变有以下几种类型。

1. 角色适应（role adaptation） 患者基本上已与患者角色的“指定心理活动和行为模式”相符合。表现为比较冷静，客观地面对现实，关注自身的疾病，遵行医嘱，主动采取必要的措施减轻病痛。患者角色适应的结果有利于疾病的康复。

2. 角色缺如（role scarcity） 没有患者角色的“指定心理活动和行为模式”。多发生在常态角色向患者角色转化时或发生在疾病突然加重时，表现为意识不到有病，或否认病情的严重程度，其原因是患者不能接受现实而采用否认心理。有时那些自信心强、自认为能把握自己的人不愿意扮演患者角色；有时疾病会影响就业、入学或婚姻等，使患者处于某种现实矛盾中而不愿承担患者角色。所以医务人员对这类患者要多介绍一些有关的医学知识，使其正视疾病尽快进入角色。工作中不要过分强调诊断的结果，也不要让患者相信什么，只是遵循科学的治疗原则，促进患者的康复。

3. 角色冲突（role conflict） 这是指个体在适应患者角色过程中与其病前的各种角色发生心理冲突，使患者焦虑不安烦恼，甚至痛苦。人在社会上总是充当多种社会角色的，患病意味着要从正常的社会角色向患者角色转化。当某种非患者角色强度超过求医动机时，患者就容易发生心理冲突。非患者角色的重要性、紧迫性以及个性特征等因素会影响心理冲突的激烈程度，使患者进入患者角色发生困难。

4. 角色恐惧（role horror） 患者对疾病缺乏正确的认识，表现为过多考虑疾病的后果，对自身健康过度悲观而无法摆脱，产生焦虑和恐惧，导致“病急乱求医滥用药”或拒绝就医的行为。因此，医护人员要对这些患者进行心平气和的、有目的的心理治疗和药物治疗。同时，耐心地讲解病因及发病机制，必要时用各种方法来驱逐焦虑和恐惧，如主动给患者以帮助，细心地倾听他们的诉求，满足其需要，尽可能地排除不良刺激等。

5. 角色强化（rele intensification） 角色强化多发生在由患者角色向常态角色转化时，由于适应了患者的生活，产生了对疾病的习惯心理，即按时打针、吃药，按医嘱办事成了自己的行为模式。虽然躯体疾病已康复，但患者对自己的能力表示怀疑，对承担原来的社会角色恐慌不安，安心于已适应的患者生活模式，不愿重返原来的生活环境。

6. 角色减退（role reduction） 已进入角色的患者，由于强烈的感情需要，或因环境、家庭、工作等因素或由于正常社会角色的责任、义务的吸引，可使患者角色行为减退。此时，患者不顾病情而从事力不所及的活动，表现出对伤病的考虑不充分或不重视，从而影响疾病的治疗。如一位住院治疗高血压老年患者，得知患癌症的老伴想吃水果。于是就偷偷跑出医院买苹果送到家中，结果因劳累使病情加重。对于以上各种患者角色变化，医务人员要予以重视，勿使医疗、护理、关怀、安抚等行为成为不利于患者角色承担的负面因素。医护人员在对患者进行治疗护理的同时，要注意创造条件促使患者角色转化，随着疾病的好转、康复，要使患者从心理上逐步摆脱这种角色，恢复其应当承担的社会角色。

三、求医行为及其影响因素

（一）求医行为

求医行为（health - seeking behavior）是指人们发觉症状后寻求医疗帮助的行为。个人患病后，有义务寻求帮助，也有义务遵医治疗。学习求医的原因、类型及影响求医行为的因素，有益于做好患者心理治疗护理工作，使患者尽早得到有效的治疗，直至完全恢复健康。

1. 求医的原因

（1）躯体原因 主要是来自于个体生物学方面的各种原因导致患者产生求医行为。当个体自我感觉不适或疼痛，不能适应日常工作、学习等活动而个人又无法解除时，根据自己的经验和逻辑判断产生求医动机，于是前往不同级别医院寻求医疗帮助。有的是已患有某种疾病在无法忍受病痛折磨，或难以消除病根的慢性病、老年病的患者，则需经常到医疗机构看病，甚至形成规律性的出入院行为。还有的由于不良工作条件交通事故、自然灾害等造成机体损伤和由于生活中失误造成意外伤害而到医院求医。

（2）心理原因 随着经济的发展和社会的进步，由于心理原因求医者渐有增多趋势。生活节奏的加快、居民住宅的拥挤、交通工具的不便等诸多因素，使人们感到心理压力越来越大。过多的精神刺激，使人们出现紧张、焦虑、抑郁、恐惧等过度而持续的心理反应，于是产生寻求医疗保健帮助的动机，有时甚至成为求医的主要原因。

（3）社会原因 随着医学模式的转变，人们已经注意到疾病发生过程中社会因素的作用。所以求医的原因也必然反映出社会性因素对求医行为的影响。人们的生活、工作环境以及如战乱、失业、人为生产事故、社会犯罪伤害等社会因素，均会影响人体的健康，导致社会公害病、传染性疾病以及其他疾病的发生，从而使人们产生求医行为。

2. 求医的类型 人的行为是受意识所支配的，求医决定的做出，可能是患者本身，也可能是他人或社会。据此，我们可以把求医行为分成以下三种类型。

（1）主动求医型 当个体感到身体不适或产生病感时，在自我意识支配下产生求医动机，主动寻求医疗服务，称为主动求医型行为。它是社会生活中最多的求医类型。随着人们生活水平和医疗诊断技术水平的提高，医疗保健的需求逐年增加，主动求医的人员在就诊人员中所占比例逐年增多。此外，社会经济的发展也促进了社会群体健康意识和个体自我健康意识的增强，使人们不断追求生活质量，提高健康水平，从而主动求医。

（2）被动求医型 自我意识尚未发育成熟、意识丧失或自知能力缺乏的患者，由患者家长家属或他人作出求医决定而产生的求医行为，都属于被动求医型。婴幼儿、儿童期的个体只能通过哭闹、挣扎、拒食或简单语言来对自己身体不适做出本能反应，这就需要其家长通过观察发现异常表现，再决定是否采取求医行为。昏迷、意识不清的患者，则需他人立即作出决定紧急就医。精神病等自知力缺乏的患者，常需由其家属、同事、朋友等送往医院就诊。可见，被动求医型行为常需由他人作出决定，而本人均无法作出决定，这是被动求医型的主要特点。

（3）强制求医型 某些对社会人群健康有严重危害的特殊患者，虽本人不愿求医，社会需对其给予强制性医治，为强制求医型行为。如对某些烈性传染病、性传染病、性传播疾病、艾滋病和对毒品严重依赖患者，为保证社会其他人群健康利益，同时也是对患者个人负责，均需采取强制求医措施。

3. 影响求医行为的因素 上述求医类型是根据患者意识的特点来划分的，实际上影响求医行为的因素是多方面的，是受多种因素制约的，现概述如下。

（1）个体对疾病认知程度 个体产生求医动机的最初原因是对自身变化的体验和感受，它是疾病最早的表现形式。因此说，对疾病程度的认知适当与否，是影响患者求医行为的最主要原因。在人的一生中，总是要体验到这样或那样的症状。然而，体验到的多数症状是短暂的、十分轻微的和没有重要意义的，只有那些有意义的症状才能驱使人们产生求医行为。一般认为，患者对疾病的严重程度、疾病愈后以及康复速度等信息的掌握，是他们疾病认知的主要内涵。如疾病严重、对身心功能和社会活动影响大但预后良好者，通常是患者主动积极就医；而病情较轻、对身心功能和社会活动影响小，预后不好或康复进程过长，则一般是由其亲属或他人决定的被动求医行为。

（2）个体以往求医经历 对于重复求医的人们来说，患者以往的求医经历常对其求医行为产生继发性影响。尤其是危重病或第一次求医的特殊经历，对患者以后求医行为影响最大。这里说的求医经历，主要是指患者对所求助医院及医护人员满意程度，诊疗效果如何，以及一些诊疗措施是否留下深刻伤痛回忆等。一般情况下，在求医经历中有较强挫折感的人，其日后常出现消极的求医行为。

（3）个体人格特征 个体求医行为与性格倾向、疾病体验及生存动机等人格特征密切相关。

（4）个体承受医疗费用的能力 医疗经费对个体求医行为的影响，主要取决于医疗费用款额的大小，求医个体在所支付医疗费用中承担的比例，以及人们对医疗经费价值认同程度等。一般情况下，公费、医疗保险，无需自己承担医疗费用的个体多主动求医。而没有医疗保险、需要承担高额医疗费用，对自己所付医疗费用的价值不认同的个体，则多数为消极求医或拒绝求医。

（5）医疗保健设施因素 医疗保健服务的可得性和可接受性对求医行为也有较大影响。边远山区交通不便，城市医院人多拥挤、就诊难，都制约着人们的求医行为。

（6）社会经济发达程度 任何一个时代和国家的经济发达程度，人民的整体生活水平，以及医疗保健服务设施和医务人员服务水平，都会影响社会成员的求医行为。国家经济实力雄厚，医疗保健制度健全，有相当的财力、人力满足人们的医疗保健需求，保证享受平等的医疗服务，求医行为自然相对应地发展，可逐渐由医疗型变成保健型。

特别要指出的是，上述各种因素的逐一罗列，是为了进行深入分析的需要，实际上在影响患者的求医行为时，各种因素的作用都不可能只是单一的绝对存在，而是由多种因素的综合性影响。

四、遵医行为及其影响因素

（一）遵医行为

遵医行为（compliance behavior）是指患者遵从医务人员开列的处方或其他医嘱进行检查、治疗和预防疾病。医生对患者进行诊断处置、开处方，具体交代有关诊治手段、用药剂量及方法，以及饮食、生活等注意事项，是医务人员的职责。但是医生虽有高超技术，患者不遵医嘱，也不会得到效果。所以，研究患者的遵医行为和影响遵医行为的因素，提高患者遵医的自觉性，是医学实践中必须重视的问题。

（二）影响遵医行为的因素

1. 疾病因素 疾病种类、性质、严重程度、就医方式等均会影响患者的遵医行为。通常急诊、重症、住院患者遵医率较高，而慢性病、轻症、门诊患者不遵从医嘱的情况相对较多。另外患者对疾病的知晓程度也会影响其遵医行为，如能让患者知道疾病的危害性，遵医带来的健康益处等可促进其遵医行为。

2. 心理社会因素 患者的年龄、性别、职业、受教育程度、社会经济地位、心理状态等均会影响其遵医行为。如老年人常因不理解医学术语、对医嘱记忆不准确或记忆错误等使其遵医行为出现偏差；受教育程度相对较低的个体因对疾病缺乏正确的认识、治疗存在盲目性，不遵医行为发生率较高；经济状况相对较差的患者常通过减少药物剂量、缩短疗程、减少检查或复查次数等减轻经济负担，其不遵医的行为也较高。

3. 医患关系 患者是否愿意遵医与患者对医护人员的信任度、满意度、接触时间和频率、交流方式、医患关系模式等关系密切。医护人员的技术水平偏低、服务意识差等原因使患者对其不信任、不满意；与患者沟通较少、沟通过程使用患者难以理解的医学术语、沟通时语速过快等原因会影响患者对医嘱的理解，甚至对医嘱产生疑虑和恐惧；患者对现有的医患关系模式不适应等也会影响其遵医行为。

4. 治疗和护理方案自身因素 治疗和护理方案的准备、实施过程的复杂程度、实施效果等均会影响患者的遵医行为，医患沟通不到位使患者对治疗和护理方案实施的必要性、目的、过程、效果、注意事项等知之甚少也会影响其遵医行为。

第二节 患者的一般心理问题

一、患者的心理变化过程

人的生理与心理是相互联系、相互影响的，疾病使个体生理功能发生改变的同时，也使其认知、情感、意志等心理活动发生变化，甚至人格特征也发生改变，个体生病后常出现以下方面的变化。

二、认知的改变

个体患病后可因躯体病变、症状不适、环境改变、负性情绪等原因使其认知功能发生如下几个方面的变化。

（一）感知觉的变化

通常健康的个体对躯体的细微不适和变化不太在意，而个体在疾病的应激反应会对躯体症状和不适倍加关注，其对各种刺激的感性增强、感受性提高、感觉变得异常敏锐。如有些患者对声、光、温度等外界刺激异常敏感；有些患者会对心跳、呼吸、肠蠕动、皮肤温度等感觉异常；有些患者甚至出现错觉和幻觉等。

（二）记忆的变化

患者常因疾病、应激、情绪等的改变而使其记忆力也发生改变，表现为记忆力减退、错构、虚构和遗忘等。如有些患者不能准确回忆病史、记不住医嘱、忘记刚说过的话、刚做过的事等。

（三）思维的变化

疾病可使患者的思维形式和思维内容发生改变，甚至出现障碍。最常见的表现是分析判断能力下降，如患者对自身疾病的判断、医院的选择、治疗方案和措施的决定等常表现得犹豫不决；也有部分患者会出现思维散漫、思维插入等；甚至出现妄想、强迫和超价观念等思维形式的改变。

（四）注意的变化

疾病和治疗常使患者的注意发生改变，表现在注意的能力、范围、转移等改变。最常见的是患者对病痛和不适的注意力增强，也有患者出现注意力减退、注意范围狭窄、注意易转移和注意涣散等。

三、患者常见的情绪反应

情绪和情感变化是个体患病后最常见、最重要的心理变化，常呈现以下改变。

（一）情绪活动的强度变化

通常患者对消极刺激的情绪反应显著高于正常人。对于因疾病而致焦虑状态的个体，任何环境、躯体等的微弱和细微的变化均使其感觉惊恐；也有少部分患者对消极刺激的情绪反应低于正常人，甚至对大部分刺激都无动于衷，这可能是因为患者对疾病恢复缺乏信心、病情较重或出现严重的抑郁和精神疾病等缘故，应引起重视。

（二）情绪活动的稳定性变化

通常患者患病后其情绪活动的稳定性降低，如有些患者生病期间情感较为脆弱、情绪稳定而易怒、易恼、易悲，甚至会为一些微不足道的小事而反应过度。

（三）社会情感的改变

一般情况下患者生病后其社会情感不会发生改变；但当患者的病情较重（无治愈的可能和恢复的希望）、所患疾病特殊（如传染病）、患病导致机体残缺或影响自我形象等使其社会情感发生改变，表现为失去生活的勇气和希望、丧失人生奋斗的目标、道德水平上升或下降、缺乏对美的追求等。

四、患者的意志行为改变

患病和治病过程最能考验个人意志。在这一过程中患者不仅要承受疾病、检查和治疗带来的痛苦与不适，还要改变不利于疾病康复的不良生活方式、行为习惯，常见的意志行为改变如下。

（一）顺从依赖，主动性降低

受我国传统文化的影响，个体进入患者角色之后，自然产生依赖心理，期望获得他人的关心和照顾。这是由于个体生病后常认为身体变得虚弱了、对自我护理能力表示怀疑、渴望他人的关爱和帮助等使其而不能或不愿像平常照顾自己；另外，家人和朋友也以为患者不能照顾自己而给予关心和照顾，两方面的作用使个体变得顺从依赖，主动性降低。

（二）敏感多疑，缺乏主见

部分个体患病后对躯体变得异常感，对医生的诊断和建议半信半疑，甚至曲解：对护理人员的解释不相信；常认为别人总在议论自己的病情、甚至产生疑病妄想。

素质提升

对待疾病的积极态度会减轻病痛

人本主义心理学家认为，患病虽然不幸但并不意味着死亡，更不意味着被社会和生活所排斥与抛弃，关键在于对待疾病的态度与看法。如果因为身体患病而将以往熟悉的世界看成病态世界，那才是真正的悲哀。相反如果坚持与疾病抗争结果可能完全不同，此时不是看到疾病的痛苦和深渊，而是看到崭新的未来。因此人本主义心理学认为，疾病可以使个体陷入悲观和孤独的深渊，也可以帮助个体打开通向健康和幸福的大门。

五、患者的心理需要

患者因受疾病的影响，他们的需要常发生改变，而且对满足各种需要的重要性和迫切性与健康时有着不同的特点。护理人员应当关注患者的需要及其变化，努力创造条件满足他们的合理需求。

（一）康复需要

患病使个体脱离原有的社会角色而转入患者角色，常使患者在心理和行为上感觉不适应，而疾病自身的痛苦或不适（如疼痛、呼吸困难等）使其正常活动受到限制，此时患者最常见、最迫切的愿望是尽快摆脱病痛的困扰。因此，摆脱身心痛苦、尽快恢复健康，成为患者的第一需要。首先应理解患者希望尽快恢复健康的心情，向其讲述疾病的发生、发展和转归规律等，说明疾病恢复需要过程，使其有充分的思想准备，从而减轻焦虑情绪；其次应采取各种措施设法减轻患者的不适和痛苦，使其安心接受治疗。

（二）安全需要

当个体感觉自身的健康甚至生命受到威胁时，常产生紧张、恐惧、抑郁等情绪，此时患者的安全需要处于最突出的位置。安全需要是患者的基本需要，使患者感觉不安全的因素较多，应采取各种措施满足他们的安全需要。

（1）对可能影响患者安全的危险因素进行评估，对各种危险因素进行防范和处理，避免各种意外的发生。

（2）为患者创造舒适和安全的物理环境，使其获得较好的休息和睡眠。

（3）实施各项检查、治疗和护理前，应做好充分地解释工作，使患者对实施的护理目的、过程有所了解，从而增强安全感。

（4）医护人员的语言和行为应谨慎，避免因语言和行为的失误而给患者带来意外的心理负担。

（三）归属与被爱的需要

患者因病住院总希望尽快熟悉医院环境、希望被新的群体接纳、希望获得医护人员的关心与支持等，这就是患者的所谓归属与被爱的需要。归属感有利于患者作为参与者整合到病区环境中，在治疗、护理、健康教育等活动中发现个人存在的价值和意义，从而弥补个人缺失、缓解紧张感。满足患者被接纳和关心需要的方法如下。

（1）护理人员应主动向患者介绍医院环境、规章制度、病区人员（医生、护工、同病房患者）等使其尽快熟悉病区环境。

（2）护理人员应尽可能多接触患者，了解患者的所思所想，针对问题进行帮助和处理，促进患者尽快适应患者角色，安心接受治疗。

（3）建立科学合理的探视和陪护制度，允许家属和亲友多陪伴患者，使其感受到家庭般的温暖。

（四）尊重需要

每个人都有尊重他人和被他人尊重的需要，患者常因疾病使个人形象、社会功能、人格特征等发生改变，此时他们的自我评价偏低，常将自己视为“弱者”，因而更希望得到他人的尊重。满足患者尊重需要的措施如下。

（1）护理人员应理解患者的尊重需要，对其报以理解、关心、接纳的态度。

（2）护理人员在实施治疗和护理期间应根据患者特征选择合适的称呼，做好充分的解释，注意保护患者隐私，使患者感觉到自己是被尊重的。

（3）向患者提意见或建议时应采用协商的方式，避免采用命令的语气。

（4）以平常的心态对待患者的残缺、缺陷，切忌显露鄙夷、好奇的神情，更不可与他人议论患者的缺陷。

（五）信息需要

患者就诊或住院后常需要获得以下信息。

（1）希望获得与疾病相关的信息，如疾病的病因、发病机制、病程、治疗与护理方法、注意事项等。

（2）希望获得医护人员的相关信息，如他们的医疗、护理技术水平、职业道德、特长等。

（3）希望获得与个人工作和生活密切相关的信息。

（4）部分患者还希望获得国内外与所患疾病诊疗的相关信息。

（六）和谐、舒适的治疗环境的需要

患者住院后常被束缚在医院、病区、病房，脱离了原有的生活环境；病区规章制度和作息制度要求患者改变原来的生活习惯、生活节奏；疾病、治疗、护理产生的不适和痛苦等；患者因痛苦和不适产生焦虑、抑郁、恐惧等负性情绪，上述几种因素的共同作用使患者感觉不舒适而影响其休息和睡眠，因此患者需要和谐、舒适的物理和人文环境外，还应根据医院的环境、经济实力、病区布局、患者特点等提供合适的文化、娱乐设备和设施，满足患者的娱乐需要以减轻其紧张、无聊和空虚感。

第三节　患者家属的一般心理过程

一、患者家属的心理变化过程 微课

家庭是患者获得支持的第一资源。患者家属在陪伴和支持患者治疗和康复过程中发挥重要作用。患者家属会因为患者罹患疾病、诊治经历、病程长短、预后与转归等因素，承载着不同心理、精力和经济压力，患者家属的心理变化与其受教育程度、性别、承担角色、经济基础等方面因素有关。

（一）焦虑紧张，积极应对

家人患病是一种应激，家属一般会动员可能资源，搜集相关疾病和诊疗信息，鼓励和陪伴患者反复检查确诊、争取最佳的治疗。由于对患者病情不了解，缺乏疾病知识，担心家庭生活及经济来源，面对压力时往往无处倾诉或做出了努力却未能得到别人的关心和理解，如此来自各方面繁重的负担而让他们产生了抑郁、焦虑的心理反应。

（二）意志受挫，烦躁疲乏

患者患病期间，一些急危重症、慢性疾病由于病情严重、病程较长或出现偏瘫、失语、生活不能自理的患者，家属需要长期照料和陪伴，加上来自经济、生活、工作的压力，容易出现疲倦暴躁、意志受挫、丧失无助等心理反应。

（三）恐惧绝望，内疚自责

由于患者病情的不稳定和治疗结果的不确定性，家属普遍产生恐惧、担心的情绪，甚至会出现一些生理上的不适反应。患者病情严重或病情进一步恶化，而对疾病的转归感到渺茫，对今后的生活失去动力，产生了严重的恐惧感，陷于悲观、绝望中而萌发不良的心理反应。家属在医院不断寻求医治的过程中，也在不停地回忆患者发病的原因和过程，不断反思自己存在的问题，为自己没有更早的发现问题和没有更好的关心患者而感到自责与内疚。

二、患者家属常见的情绪反应

（一）恐惧

家属得知亲人病情已确诊时，因对疾病了解不足，预后的不确定，表现出不敢相信、惊恐不安、不知所措、表情迟钝、注意力无法集中，以致日常活动出现反常或遗忘行为。过分的不安和紧张情绪在患者面前不易控制，使患者在心理上直接受到不良刺激 。

（二）焦虑

大多数家属为了减轻患者的心理负担而选择隐瞒病情，同时因疾病治疗过程中需要获取优质的医疗资源、长期的治疗过程、家庭经济负担、长期照顾和陪伴、生活和工作规律影响等，都会承担极大的压力，会出现无助、焦虑、愤怒等负性情绪。

（三）悲哀和沮丧

有的患者与家属感情深厚，是家庭中的主要经济收入者，或者是操劳家务、抚养子女的主要负责者，当预后日益不佳时，家属痛苦更甚，终日沉浸于悲伤之中。表现为愁眉不展、唉声叹气、精神不振、不思饮食、不能入眠、明显消瘦，甚至因悲痛过度而发生晕厥。直至患者病故后，出现分离焦虑陷入沉思，或因没有尽责而深感内疚和不安，甚至出现抑郁。

三、患者家属的心理需求

家属的心理需求，主要是围绕患者能否获得及时有效治疗、家属在陪伴过程中得到充分信息、有力支持和尊重信任，家属的心理需求与家属的性别、年龄、文化教育程度、与患者的关系及付费方式等因素有关。

（一）安全需要和获取信息的需求

家属对患者生命安全强烈关注，希望亲人得到最佳的救治，早日康复。家属时刻关注患者的诊断、病情发展变化、治疗方案和预后结果患者的疾病发展与转归，渴望与医护人员更多地沟通，期待获得有利于疾病诊疗的相关信息。有研究表明医护人员向患者家属提供及时、详细、真实的信息，使家属知情参与决策，有利于其减轻焦虑，提高控制能力和依从性，增加治疗满意度。此外，家属的文化程度低，其对患者信息的需求则越高。因为其受到自身文化上的制约，其对疾病的了解很少，所以会产生茫然以及焦虑的心情。因此，医护人员应该把和患者病情相关的知识用简单易懂的话语跟家属解释清楚。

（二）接近患者的需求

家属希望能够时刻陪伴在患者身边，给予亲人最大的照顾和心理的支持。同时家属通过与患者交流、观察患者的身体变化了解患者的病情进展情况、患者的需求。对于手术、急危重等患者，家属更迫切希望了解医生护士给予的处置和患者的整体情况。因此，医护人员在条件允许的情况下，应尽可能满足家属接近患者的需求。如当患者外出检查时，及时通知家属陪同，增加家属与患者的接触机会；对于ICU 病房，也可以每天固定开放半个小时，由当班医生和护士陪同家属探视患者。在此期间加强与家属的沟通，允许家属短时间陪伴患者，指导其参与对患者的护理，耐心解答家属提出的疑问，以让家属的心理得到安慰，减轻其焦虑情绪。

（三）理解和支持的需求

家属对患者生命安全的强烈关注，需要获取医疗资源、陪伴就医和照护、治疗带来的经济负担和对工作生活干扰，常常忽视对自己的照顾，压抑自身的需求，如自己的饮食、睡眠等需求和情感需求。如果长期压抑，容易出现疲乏和暴躁，抑郁和焦虑等不良心理反应，甚至因此影响与患者、亲友和医护人员的关系。患者家属需要强有力的社会支持，尤其是医护人员帮助支持、安慰鼓励，必要时进行心理疏导，让家属宣泄内心的悲伤和压力，理解与尊重家属的失落反应和悲伤，减轻家属的焦虑、茫然和无助情绪。

答案解析

目标检测

一、A1 型题

1. 患病后产生的焦虑心理，属于（　）

A. 生理反应　　B. 情绪反应　　C. 情感反应

D. 心身反应　　E. 认知反应

2. 人在社会中扮演多种角色，其行为应随时间、环境不同进行调整，这是（　）

A. 角色期待　　B. 角色转换　　C. 角色冲突

D. 角色矛盾　　E. 角色缺如

3. 关于求医行为，下列最正确的是（　）

A. 求医行为的人肯定自觉有病

B. 一个人身体出现病变时就会产生求医行为

C. 求医行为主要取决于疾病的性质

D. 求医行为受多种心理社会因素的影响

E. 求医行为主要取决于疾病的严重程度

4. 患者惧怕检查带来的痛苦和检查后所证实的病情，属于（　）

A. 适应不良　　B. 恐惧不安　　C. 期待心理

D. 苦闷心理　　E. 焦虑心理

5. 对于患者来说，最重要的、最优先的需要常常是（　）

A. 生理的需要　　B. 爱和归属的需要　　C. 安全的需要

D. 尊重的需要　　E. 自我实现的需要

二、名词解释

1. 患者
2. 患者角色
3. 角色适应
4. 角色冲突
5. 角色缺如
6. 角色恐惧
7. 求医行为
8. 遵医行为

三、简答题

1. 患者角色转变主要有哪些？
2. 影响患者求医行为的因素有哪些？

3. 影响遵医行为的因素有哪些？
4. 患者的心理需要有哪些？
5. 患者家属的心理变化过程是什么？
6. 患者家属的心理需求有哪些？

四、案例分析题

患者，女，31 岁，已婚，大专文化，自由职业者。妊娠 20 周行常规产前检查时被告知血糖偏高，此后王某的情绪变得不稳定，表现为烦躁、易怒、易激惹，常责怪丈夫和家人要求其怀孕，并与家人发生言语和肢体冲突；声称自从得知血糖升高后从未真正快乐过，失去对生活的信心。

试分析王某的心理特征，应采取哪些心理护理措施？

书网融合……

本章小结　　微课　　题库

第八章　不同疾病阶段患者的心理护理应用

PPT

学习目标

1. 通过本章学习，重点把握不同疾病阶段患者的心理特点及心理护理措施。

2. 学会不同疾病阶段患者的心理护理措施，具有根据患者在疾病不同阶段的心理特点，实施有效的心理护理的能力。

疾病的发展必然经历不同的阶段。伴随疾病的发展，处于不同疾病阶段的患者，由于各方面因素的影响，出现的心理特点也有所不同。护士应掌握不同疾病阶段患者的心理特点，才能实施有效的心理护理，改变患者不良的心理状态和行为，达到最佳的身心状态，促进患者的康复。

情境导入

情境描述　患者，男，45岁，因突发急性前壁心肌梗死，急诊入住ICU病房，给予吸氧，心电监护、药物治疗。ICU陌生的环境，监护仪器等各种仪器不时发出各种声响、邻床患者的叫喊声令该患者心烦意乱、难以入睡；吸氧、静脉输液及监护仪器的导线使患者动弹不得；家人不能在身边陪伴，患者感到非常孤独、无助。入院第八天，转入心内科普通病房，患者稍有不适就认为是病情加重，把一过性的疼痛、牙痛、肩背痛都看成是疾病再次发作；十分关注医生和家人的态度和一言一行，怀疑对自己隐瞒了疾病的严重程度。

讨论　1. 该患者目前存在哪些心理问题？

2. 如何针对该患者的心理特点进行心理护理？

第一节　疾病早期患者的心理特点与心理护理

一、疾病早期患者的心理特点及影响因素

（一）心理特点

1. 孤独感　患者入院后，离开了之前熟悉的生活、学习或工作环境，又缺乏对新环境各方面的了解，比如病区环境、医院制度、医护人员和病友等，此时的患者很容易产生陌生和孤独感。

2. 轻视或满足　疾病初期，有的患者没有认识到疾病对自身健康的影响，认为疾病对身体不会产生大的影响，有的患者则因为工作繁忙、经济压力等原因而轻视疾病，表现出满不在乎的态度，不能积极地配合治疗；还有一些患者因为疾病病程不长，预后较好，因暂时逃避繁重的学习或工作以及生活压力，同时能获得他人的关怀和照顾，从而产生心理上的满足感，表现出兴奋的情绪。

3. 怀疑和否认　患病初期，部分患者往往不能接受患病这一事实，出现否认或怀疑的态度。特别是被诊断为难治性疾病的患者，如癌症、尿毒症患者。在急性应激之下，患者最初会否认自己患病，往往怀疑是诊断错误，希望能够重新检查，拒绝接受治疗，迟迟不愿意进入患者角色。否认是一种重要的

自我防御机制，可以帮助患者缓解重大打击，获得心理上的安慰和平衡。

4. 抱怨或自责　一些患者确认自己患病后，便会产生抱怨的心理。有的抱怨上天对自己的不公，有的抱怨家人对自己的关心不够，有的则抱怨医护人员态度、技术不好。患者经常表现出愤怒的情绪，通过向家属、医护人员寻事争吵来发泄内心的痛苦。有些患者因为患病后不能够照顾家庭，反而需要家人照顾，同时担心治疗会花费大量金钱，会给家庭造成经济压力，认为自己会为家庭的累赘而自责。

5. 焦虑和恐惧　患者因病入院后，陌生的医院环境，饮食起居、休息睡眠等很多常规生活受到打扰，很容易导致患者产生紧张焦虑的情绪，主要表现为烦躁不安、失眠、易怒，甚至会有度日如年之感。担忧医护人员能否进行准确无误地操作，可能也会导致患者出现焦虑的情绪。除了焦虑情绪的产生，患者对治疗手段等疾病相关知识的不了解，容易使患者心理上有不安全感，因而产生恐惧的情绪。

对于一些特殊疾病患者，更容易出现焦虑、恐惧的情绪。急危重症患者，他们往往对突如其来的强烈打击缺乏心理准备，加之突发事件带来的痛苦和惊吓，以及对工作、生活缺乏安排，情绪往往很不稳定，患者容易出现紧张、恐惧等不良情绪；身患不治之症的患者，由于不了解肿瘤的相关知识或对肿瘤治疗效果感到绝望出现过分紧张、焦虑的情绪；面临手术，特别是器官移植、动脉搭桥术等重大手术的患者也常常会因对手术和麻醉过程的不了解，以及担心手术失败、术中死亡等问题而产生恐惧心理。患者会因恐惧会出现回避、哭泣、颤抖、警惕、易激动等表现，还可出现一些生理反应，比如血压升高、心悸、呼吸急促、尿急、尿频、厌食等。

6. 主观感觉异常　正常情况下，人们大多数会忽略自己身体的一些改变。但是，一旦患病，人们常常会将注意力高度集中于自己的身体，从而对某些刺激的感受性增高，特别对自身的一些生理变化非常的敏感。

（二）心理的影响因素

1. 疾病因素

（1）疾病本身因素　疾病的种类、严重程度等原因引发患者产生的心理反应是不同的。威胁患者生命的疾病，如癌症、重要生命器官的衰竭、慢性肾功能不全等，它们对患者造成的心理压力最大，产生的心理反应往往也是最严重的；除此之外，影响患者社会功能的疾病，特别是一些影响独立生活能力的疾病，比如视觉、听觉的丧失；一些疾病引起患者自我照顾能力的丧失，比如瘫痪；颜面部等身体形象受损患者的心理反应也非常大。

（2）疾病相关因素　某些疾病的治疗方案会部分或者完全改变患者的生活方式和习惯，也会引起患者不良的心理反应。另外，疾病相关知识的缺乏、医护人员的技术是否娴熟等也会对患者心理反应产生一定的影响。

2. 个体因素

（1）个性特征　坚强、乐观的患者能够积极面对疾病，配合治疗；而脆弱、悲观的患者则表现得非常消极，常常怨天尤人。性格外向的患者入院后，可以更快地熟悉适应医院环境，而性格内向的患者则迟迟适应不了新的环境。不同的人格特征，即使面对同一事实，也会产生不同的认知评价，从而产生不同的心理反应。

（2）性别　男性的自信来源于强健的身躯。疾病使男性患者依赖他人，特别是慢性疾病患者，需要长期扮演依赖者的角色，这与传统文化观念里男性强壮、对立的特点相违背。因此，男性比女性更难以接受患病的事实。

（3）年龄　对于不同年龄阶段的患者，疾病所导致的负面影响各不相同，从而心理的影响因素也存在差异。比如中年人，疾病可能导致家庭、事业遭受重大打击，使人生目标难以实现。所以，患者会出现焦虑、愤怒等不良的心理反应。

3. 环境因素 主要包括物理环境和社会环境两个方面。

（1）物理环境 主要是指医院环境。陌生的病区环境，以及对医务人员、病友等人员的不熟悉，医院制度带来的种种限制，是导致患者出现不良情绪的主要原因。对于急危重症患者来说，相对封闭的救护环境、和家人的分离，也是导致患者出现紧张、焦虑等不良情绪的因素之一。

（2）社会环境 主要是指患者的配偶、父母、子女、亲友、同学、同事等构成的社会支持系统。社会支持强大会对患者产生积极的影响，帮助患者更好地面对疾病；如果社会支持薄弱，则对患者产生消极的影响，导致焦虑等不良的心理反应的出现。

二、疾病早期患者的心理护理

1. 心理和社会支持 患病后的患者很容易出现各种不良的心理反应，导致不良情绪的产生。不良的情绪不利于疾病的康复，护士应及时提供心理支持，缓解患者的负性心理状态。良好的护患关系，良好的人际关系能够更准确、更深入地了解患者的心理状态、情绪反应，是进行心理护理的基础。倾听可以更全面地了解患者内心压力与烦恼以及其产生的原因，更有针对性的进行心理疏导。护士应充分理解患者，并给予鼓励和安慰，使患者感到被理解、被关怀。通过与患者交谈，了解患者的职业、兴趣爱好、生活方式等，使患者对护理人员产生亲切感和信任感。对于否认自己病情的患者，帮助患者理性地面对疾病。医护人员应该多陪伴患者，鼓励患者的亲人、朋友多和患者沟通，并给予经济、生活上的帮助，让患者得到足够的社会支持，从而避免焦虑等不良情绪的产生。

素质提升

注重心理照护

“有时治愈，常常帮助，总是安慰。”作为医护人员，不单纯要掌握扎实的理论知识和操作技能，在关键时刻护佑患者生命安全，更应该以仁爱之心，及时了解把握患者的心理状态，关心关注患者的心理问题，给予有效的心理疏导和抚慰，通过专业的心理护理为患者的身体康复提供帮助。

2. 给予信息支持 对于刚入院的患者，面临新的环境、陌生的人群，经常茫然不知所措，出现陌生感、孤独感、焦虑等不良情绪。护士要主动热情地进行自我介绍，耐心细致地与患者进行交谈，介绍医院环境，帮助患者了解医院的各项规章制度（查房、处置、治疗时间等），满足患者适应新环境的需要，减少孤独感等不良情绪的产生。同时，患者入院后，护士要将同病房的病友介绍给患者，促使患者和病友之间尽快熟悉起来，满足患者的被认同感和归属感。要了解患者对自身疾病的认识，耐心解答患者的各种疑问，鼓励患者以科学的态度对待疾病，消除其不良情绪，帮助患者树立战胜疾病的坚定信心。对于角色行为缺如的患者，应积极向患者解释病情，并动员家属、好友等人员，帮助患者尽快进入患者角色，积极配合治疗。

3. 暗示疗法 暗示疗法是心理学中一种常用又有效的方法，主要是采用语言、动作或其他方式，使被治疗者在不知不觉中受到一些积极暗示的影响，从而不加主观意志地接受某种观点、信念、态度或者是某些指令，从而解除心理上的压力和负担，实现消除疾病症状或加强某一种治疗方法效果的目的。

（1）环境暗示 护理人员通过保持良好的救治环境，消除环境对患者的各种不良暗示。可以通过与患者家属、亲友的沟通，使他们不要在患者面前谈论病情，尽量避免流露出紧张、焦虑等负性情绪，减少对患者的不良刺激，从而减少不良情绪的产生。

（2）动作暗示 在救治过程中，护理人员要表现的沉着冷静，同时进行有条不紊、准确无误的操作，这些都会给患者一个积极的暗示信号，使患者增加安全感和对医护人员的信任感，减少不良情绪的产生，也能够更好地配合治疗。

第二节　疾病发展阶段患者的心理特点与心理护理

一、疾病发展阶段患者的心理特点及影响因素

（一）心理特点

1. 接受与适应　患者经过一段时间的治疗，如果病情稳定，心理反应一般较平稳。患者接受自己患病的事实，也逐渐适应医院的生活，能够与医护人员相处融洽，可以积极配合治疗。

2. 担心和焦虑　有一部分患者对疾病非常敏感，常常担心疾病会留有后遗症、病情反复、迁延不愈或急性病变成慢性病，因此常常向医护人员寻根问底，向病友“取经”，或查阅大量资料，渴望了解疾病的发展趋势、治疗效果，希望疾病在朝夕之间能够痊愈。一旦病情出现反复、治疗效果不理想时，患者会对疾病的恢复失去信心，不能安心养病，容易使患者产生焦虑的心理。患者临床表现为精神压力大，注意力难以集中、失眠等。

3. 厌倦和抑郁　病情没有明显好转的患者，常会陷入沮丧的心境中，对于很多治疗方案不再积极配合，反而觉得厌倦。有的患者由于社会角色的转变以及生活环境的变化，容易胡思乱想，诱发压抑心理。主要表现为轻重不等的消极压抑、抑郁寡欢、心境低沉、悲观失望、自我评价降低、孤僻少语，严重时出现悲观绝望，常有轻生意向和自杀行为。还有的患者认为自己加重了家人的经济和照顾负担，常表现为自卑自责、唉声叹气。

4. 敏感多疑　猜疑是一种消极的自我暗示，是缺乏根据的猜测，会影响患者对客观事物的正确判断。有些患者十分注意观察医护人员和家属对自己的态度以及他们的一言一行，常常猜疑他人对自己隐瞒了疾病的严重程度，或者常常担心医护人员是否给予自己细致的治疗护理等。患者有时稍有不适就认为是疾病加重，从而导致焦虑等其他负性情绪的产生。

5. 依赖感增强　患者长期接受医护人员的治疗和护理，一直受到亲人的关心和照顾，已经逐渐进入患者角色。在这种角色之下，患者可以免于承担原来社会角色的责任和义务，因而导致他们安于“患者角色”，过分依赖他人的帮助和照料，生活自理能力下降，即便是一些力所能及的事情也不愿意去做。还有一些患者，如支气管哮喘患者，疾病的反复发作，会使患者感到非常无助，心理上更加依赖医护人员和亲人，盼望获得更有效的治疗，希望得到医护人员、亲人更多的关心和照顾。

（二）心理的影响因素

在疾病发展阶段，患者的心理状态受到很多因素的影响，比如年龄、人格特征、疾病进展、教育程度、医源性因素等。患者的年龄阶段不同，认知评价有所差别，疾病对自身产生的影响也有所差异，进而影响心理反应。人格影响认知水平、应对方式和社会支持，因此不同人格特征的患者，面对疾病的承受能力不同，应对策略也不同，其心理反应也就各不相同。而且性格内向、神经质等人格特征的患者更容易把注意力集中于自身及自身相关事件，一旦患病，更容易产生负性情绪。高文化程度的患者可以更客观的看待问题，面对疾病可以更从容地面对。医务人员的态度、技术水平等医源性因素，在一定程度上也会影响患者的心理活动。

二、疾病发展阶段患者的心理护理 微课

（一）心理评估

1. 负性情绪的评估　疾病发展过程中，患者容易产生焦虑、抑郁等负性情绪，这些负性情绪不仅会延缓疾病康复，甚至会加重患者的病情，因此要对患者进行负性情绪的评估。可以通过观察法或者心理评估量表对患者的情绪状态进行评估；目前，国内外常用的心理评估量表有焦虑自评量表、抑郁自评量表、症状自评量表、Beck抑郁自评问卷和状态－特质焦虑问卷等。另外，还要通过访谈法了解引起患者情绪状态的原因，作为改善患者负性情绪的依据。

2. 心理特征的评估　疾病的发展与个体的心理特征有很高的相关性，心理特征的评估主要包括患者的人格特征、气质类型和行为类型特征等。

3. 心理应激的评估　疾病作为应激源，会使患者产生不同的生理和心理反应。与个体对事件威胁程度的解读、感受到的社会和家庭的支持资源以及其采取何种应对方式等有关。因此，需要对家人给予患者的理解和支持情况以及患者所采取的应对方式等进行全面系统的评估。目前，国内外有关心理应激的评估工具主要有应对方式问卷、社会支持评定量表等。

4. 认知能力评估　通过对患者进行认知能力评估，为患者提供有针对性的心理干预措施。

（二）心理健康教育

1. 收集患者资料　通过观察、交谈等方式发现患者不良的心理状态及产生的原因，进而了解患者的人格特征、社会支持状况、应对方式、文化程度、既往心理健康状况，有针对性地制定健康教育计划。

2. 采用多种教育形式和方法　根据患者的需要，采用多种教育形式相结合的方式，使用通俗易懂的语言，帮助患者及患者家属了解更多的疾病相关知识，以及疾病治疗的重要性，提高对疾病的认知水平和治疗依从性。特别是对于一些慢性病患者，可以通过疾病知识指导，使患者懂得虽然慢性病不能治愈，但是只要坚持配合治疗，通过合理用药、改变不良的生活方式和习惯等，是可以保持身体处于良好状态，避免疾病急性发作的。

3. 明确心理健康教育内容　根据收集到的患者资料，明确心理健康教育的内容。

（三）心理护理措施

1. 提高患者自护能力　疾病发展阶段，患者确实需要医护人员和家人的悉心照顾，但是我们应该根据患者的病情，多鼓励患者，调动患者的主观能动性，使患者在病情允许的情况下进行适当活动，多与他人交流，完成能力范围内的自我照顾，减少依赖心理的产生。

2. 社会支持　情绪对疾病的发展转归有重要作用，足够的社会支持可以减少患者不良情绪的产生，对患者的康复产生重要影响。

护士要用饱满的正性情绪感染患者，鼓励患者表达内心的感受。使用安慰性、理解性和征求性的语言和患者交流，认真回答患者提出的有关疾病的各种问题，尽量满足患者的合理要求。要充分发挥患者家属的作用，鼓励家属多与患者沟通交流、多陪伴患者，让患者感受到家庭的温暖。但应提醒患者家属避免提供一切能引起患者激动的信息。要向患者家属解释患者目前的负性情绪和急躁易怒等不良行为是暂时的，是会随着疾病康复而改善的，促使家属理解、包容患者，避免和患者发生冲突，以免患者情绪恶化。还应加强患者之间的支持，让病友之间相互鼓励，通过其他患者分享的一些成功经验，帮助患者树立战胜疾病的信心。

3. 情绪疏导 根据心理评估的结果，了解患者的情绪状态，分析患者产生负性情绪的原因，从而进行有针对性的情绪疏导。要向患者讲解焦虑、抑郁等负性情绪的危害，使患者深刻认识到负性情绪对疾病的消极影响。有些患者会将全部注意力集中在疾病上，从而陷入深深的苦恼和忧愁之中。对于此类患者，我们可以转移患者的注意力，鼓励患者日常进行一些自己感兴趣的活动，多和家人、亲友、病友进行交流沟通，以降低患者对疾病的高度关注。

护士可以教会患者主动运用一些技术和方法自我控制负性情绪，改善心理状态，促进疾病的良好转归。常采用的方法有：放松疗法、倾诉、音乐疗法、自我暗示。

（1）放松疗法 又称松弛训练，是按一定的练习程序，学习有意识地控制或调节自身的心理生理活动，以达到降低机体唤醒水平，调整那些因紧张刺激而紊乱了的功能，主要包括呼吸放松训练、肌肉松弛训练，想象放松训练。通过指导患者出现紧张焦虑等情绪困扰时，随时使用放松代替紧张焦虑，从而解决情绪困扰。

（2）倾诉 倾诉是一种非常好的消除消极情绪的方法，通过倾诉，可以获得他人的理解和支持，减轻内心的苦恼和压力。护士应鼓励患者倾诉，可以向护士倾诉，也可以向亲人、朋友倾诉，必要的情况下鼓励患者向专业的心理咨询人员倾诉。

（3）音乐疗法 音乐旋律和曲调的欣赏可以改变患者的生理状态，疏泄自己潜意识里的内容，解除各种心理社会因素引起的身心反应，降低兴奋水平。患者选择自己喜欢的音乐素材，沉浸在优美的音乐当中，有利于患者回忆起生活中的美好场景，可以达到消除紧张情绪、放松身心的作用。除了听音乐之外，自吟自唱也是不错的方式。

（4）自我暗示 自我暗示是利用心理状态的可变性，主动使疾病所致的消极、不良心理状态转变成可增强抗病能力的积极、良好的心理状态，从而促进疾病康复。自我暗示有多种方法，最常用的方法是语言自我暗示，患者通过运用语言自我暗示诱发并保持积极的情绪。

4. 信息支持 诊疗信息是患者最关心的、也是对患者情绪影响最大的因素。护士要使用通俗易懂的语言，耐心细致地向患者讲解疾病的相关知识，及时将患者的化验结果、治疗结果，特别是病情好转的信息提供给患者，对不良反应逐一讲解处理办法，消除患者的顾虑，使患者充满康复的信心和希望。对于病情反复和恶化的患者，应主动向患者介绍病情，并告知疾病发展的特点，使患者能够科学地理解疾病紧张，减少焦虑、抑郁等不良情绪的产生。

第三节 疾病恢复期患者的心理特点与心理护理

每个患者从患病到完全恢复健康，必须经过一段恢复期。恢复期患者的心理护理十分重要，只有切实做好恢复期患者的心理护理，才能促使患者的心理和生理处于恢复期的最佳状态，从而提高治愈率，避免合并症。如果护理不当，会引起疾病的复发，甚至恶化。

一、疾病恢复阶段患者的心理特点及影响因素

（一）心理特点

1. 欣慰与兴奋 有些患者因疾病痊愈或好转，即将离开医院，可以回到正常的生活中而感到欣慰。也有少数患者因为身体状况基本恢复、病痛缓解或消失而产生兴奋情绪，忘记医护人员的嘱咐，出现过度活动或过度饮食的情况，导致身体出现不良反应。

2. 焦虑与忧伤　进入恢复期，患者因为基本康复感到快乐，但一些患者，特别是病程较长的患者，可能对回归原来的生活缺乏信心，担心自己无法承担原来的责任，因而产生焦虑的情绪。对于疾病治疗不彻底而形成慢性迁延性疾病的患者、疾病或外伤导致残疾者，都会对未来的生活、工作、社会适应等问题而担忧，产生焦虑和忧伤的情绪。一些慢性病患者，虽然病情稳定，身体状态良好，但他们得知慢性病没有根治的可能，而饮食等一些生活方式和习惯必须有所改变，使他们感到生活的权利和自由被剥夺，对生活失去信心，情绪低落，整日沉浸在悲伤的情绪中。

3. 悲观与绝望　大部分出现在特殊疾病患者身上，一些传染性疾病的患者，虽然疾病逐渐恢复，但由于各种问题，比如婚姻问题、预后、复发问题、遗传问题等，会出现各种心理负担，因此常常陷入痛苦思索中，甚至对未来的生活感到悲观、绝望。疾病或外伤造成永久性严重伤残者，担心他人异样的眼神，害怕他人的嘲笑，无法承受残疾造成的巨大心理压力，容易对未来的生活和人生感到悲观、绝望、自暴自弃，甚至出现轻生的念头。

4. 依赖与退缩　患者在长期接受医护人员或亲人的关怀和照顾之后，常无法从患者角色中走出来。心理和行为上都对他人产生依赖，期盼他人关心照顾自己，事事依赖他人。除此之外，一些患者由于长期反复使用某药物而对该药物产生心理上的依赖，很容易导致药物的滥用。有些患者则可能出现退缩行为，如手术后的患者，害怕疼痛而放弃功能锻炼；因疾病导致身体残疾的患者，他们因为不能面对自己身体残疾而回避社会活动；传染病患者，认为自己的疾病“难以启齿”，害怕他人的嫌弃和疏远而出现不愿与他人交流等现象。

（二）心理的影响因素

1. 疾病相关因素　有些疾病会部分甚至完全改变患者的生活方式和习惯，有些疾病则会导致患者出现生理功能障碍、身体残疾、颜面等身体部位受损。虽然病情好转，但疾病对未来生活的影响容易引发患者的心理变化。

2. 个性特征　一些研究发现，具有情绪不稳定、有强烈不安全感、过于敏感而脆弱、有强迫倾向、依赖性强等性格特点的患者容易出现心理问题。而且，不同的人格特征使患者对事件的认知评价不同，坚强乐观的患者，在面对疾病所带来的伤残，能够积极面对，不会或较少出现无助、悲观、绝望等负性情绪。而消极悲观的患者，则容易出现不良的情绪或行为反应。

3. 社会支持系统　社会支持系统是否强大，以及对患者的影响是积极还是消极的，会对患者心理产生不同的影响。当患者的人际关系良好，有较多的亲人朋友时，能获得强大的社会支持，可以有效地帮助患者克服一系列的心理压力，减少负性心理的产生；反之亦然，亲朋少、人际关系不良的患者，则容易出现不良的心理反应。

二、疾病恢复阶段患者的心理护理

1. 提供信息与知识　部分慢性病患者，虽然身体已基本恢复，但患者十分担忧疾病对身体的危害，急于了解是否会再次发作，复发的原因或诱因、以及如何预防。护理人员应采取各种方式进行知识宣教，比如采取集中讲课、个别谈话、座谈等，宣传疾病的防治常识、疾病的预防、调养、治疗等有关知识。比如对糖尿病患者进行饮食指导的教育，对肺源性心脏病患者进行养疗知识教育，帮助患者掌握足够的疾病相关知识，减少对未来的担忧和焦虑。

2. 心理支持与疏导　对于慢性病患者、传染性疾病患者或者因疾病导致身体残疾等特殊的恢复期患者，要及时发现他们的心理状态，使用鼓励安慰、暗示等方法，解决他们思想上的疑虑，引导患者面对现实，正确对待疾病和自己，鼓励他们勇敢的面对未来的生活。

3. 自护行为塑造 对于不愿脱离患者角色的患者，应给予更多的鼓励，向患者说明疾病已基本恢复，适当的活动和锻炼有利于疾病的康复。鼓励患者从一些简单的自我照顾活动开始，进行适当的活动和锻炼，增强患者的自信心，逐步减少对医护人员和亲人的依赖心理。

答案解析

目标检测

一、选择题

A1/A2 型题

1. 李某，男，35 岁，因车祸外伤急诊入院。经过积极的治疗，患者目前逐渐恢复。但因车祸造成脊髓损伤，患者双下肢完全瘫痪。该患者最可能出现（ ）
   A. 敏感多疑　　B. 依赖感增强
   C. 怀疑、否认　　D. 悲观、绝望
   E. 孤独感
2. 张某，女，56 岁。右侧脑室良性肿瘤手术切除后第 10 天，患者目前恢复良好，即将出院，患者事事依赖家人和护理人员，甚至需要家人为其洗脸。针对此患者的情况，应重点进行（ ）
   A. 进行知识宣教，帮助患者掌握疾病相关知识
   B. 鼓励患者正确对待疾病，勇敢面对生活
   C. 鼓励患者适当活动和锻炼，进行自我照护
   D. 鼓励家属理解患者，多陪伴患者
   E. 鼓励患者多与他人交流
3. 张某，男，55 岁，因突发急性前壁心肌梗死入院，急诊入住 ICU 病房，刚入院时，该患者可能出现的心理特点是（ ）
   A. 焦虑、恐惧　　B. 怀疑、否认
   C. 抱怨、自责　　D. 接受、适应
   E. 悲观、绝望

X 型题

4. 陈某，女，66 岁，患有高血压、糖尿病。因脑溢血昏迷，急诊入住 ICU 治疗。入院后，患者出现难以入睡，心烦意乱，倍感孤独、无助及忧郁。针对该患者目前的心理状态，医护人员应（ ）
   A. 热情、主动介绍自己和监护室的环境
   B. 向患者说明入住监护室的必要性与暂时性
   C. 解释监护仪器的使用目的及使用中可能发出的声响
   D. 安排家属探视
   E. 鼓励患者正确对待疾病，勇敢面对生活
5. 王某，男，57 岁，因突发急性前壁心肌梗死入院，急诊入住 ICU 治疗，入院第八天转入内科普通病房，针对此时患者可能出现的心理问题，医护人员应该（ ）
   A. 鼓励患者表达内心的感受
   B. 认真回答患者提出的有关疾病的各种问题

C. 教会患者使用放松疗法控制不良情绪

D. 及时将患者的治疗结果，特别是病情好转的信息提供给患者

E. 向患者讲解焦虑、抑郁等负性情绪的危害

书网融合……

本章小结　　微课　　题库

第九章　不同种类患者的心理护理应用

PPT

学习目标

1. 通过本章学习，重点把握疼痛患者、危机事件后创伤患者、慢性病患者、手术患者、癌症患者、临终患者的心理护理措施。

2. 学会对不同种类患者进行心理评估并找到心理问题的影响因素，具有对其实施整体护理的素质和能力。

情境导入

情境描述　李某，男，62岁，近3个月出现排便次数增多，3~5次/日，间断黏液血便1个月。体重减轻7kg。入院后经体格检查确诊为直肠癌。拟行限期手术治疗。

得知诊断后，李某开始性情大变，脾气暴躁、怨天尤人，之后每天郁郁寡欢，不与人交流，以泪洗面。

讨论　1. 作为他的责任护士，你认为该患者为何会出现这种状况？

2. 该如何进行心理护理？

第一节　疼痛患者的心理特点与心理护理

疼痛是临床各科患者最常见的主诉之一。人们常常将疼痛视为一种躯体症状，认为它与损伤的程度成正比。临床工作中我们却发现有些人损伤很大，但感受的疼痛却很轻，甚至不诉说疼痛。另一些人损伤很轻，但觉得疼痛剧烈。即使同样的刺激强度，不同的人所感受的疼痛体验不同；即使是同一个人，不同的时候疼痛体验也不一样。由于疼痛具有心理学属性，因此，了解疼痛的心理学知识，减轻患者疼痛，是护理工作者重要且迫切要解决的护理问题。

一、疼痛患者的心理特点及影响因素

（一）疼痛患者的心理特点

疼痛是一种比普通感觉更为复杂的主观知觉体验，和视、听感觉比较，它有一些不同的特点。

1. 多样性　疼痛的体验多种多样，如隐痛、刺痛、烧灼痛、电击痛、浅表性痛、内脏性痛、牵涉性痛等，而且常常与其他感觉如冷、压、温觉等并存而构成复合的感觉。引起疼痛的刺激范围也很广，不像其他感觉刺激那样专一，物理的挤压、刺割、烧灼、冷冻，化学的酸碱，毒素的刺激等都能引起疼痛。

2. 主观性　疼痛是主观的、高度个体化的经验，不能被其他人验证。正因为如此，疼痛才被视为一种心理反应。要疼痛患者向别人描述疼痛是很困难的。当一个患者试图对医生叙述他的头痛时，往往很难表述清楚，就是因为疼痛是复杂的个体经验，它的出现及强度与个体的心理状态紧密相关。有时，疼痛的出现和加强不是躯体的损伤，而是由于情绪的变化引起的。

3. 差异性　疼痛具有明显的个体差异，相同性质和强度的刺激作用于不同个体，所引起的心理反应具有明显的区别。

（二）疼痛患者心理的影响因素

1. 早期经验　儿童时期疼痛的经验影响到以后对疼痛的感知和耐受性，而儿童对疼痛的体验深受其父母态度的影响。有些父母或家庭成员对儿童寻常的轻伤大惊小怪；而有些父母或家庭对儿童的严重伤害处之泰然。儿童经过日积月累的观察，依据父母对疼痛的态度，自幼获得对疼痛的感受，并影响他持续到成年阶段的疼痛体验。因此，疼痛体验受到环境和教育的很大影响。

2. 注意　对疼痛的感觉与个体的注意力密切相关。临床发现，把注意力集中在自己疼痛的部位，疼痛就会更加剧烈，而剧烈的疼痛又可进一步使个体将注意力集中在疼痛的部位上，而形成恶性循环；反之，大多数能引起强烈和持久的注意的情境都能减轻疼痛，如果将个体的注意力转移到娱乐等其他活动上，即可分散个体对疼痛的注意力而减轻疼痛。

3. 情境　人类对于产生疼痛的情境赋予的意义或认知评价，极大地影响人们对疼痛感受的程度。一个人在无人帮助时，疼痛会觉得难以忍受；但如果有人给予他安慰与鼓励，说明疼痛将被解除时，疼痛就会很快减轻。

疼痛与情境相联系的意义在巴甫洛夫（Pavlov）的条件反射实验中表现得特别清楚。当给狗爪以强电击时，它们的反应通常是激烈的。然而，如果在每次电击后都给狗以食物，则狗会表现出一种新的反应：在电击之后，会立即流涎、摇尾，并奔向食盘。电击已不能引起任何表现疼痛的反应，而转变成将得到食物的信号。当巴甫洛夫增加电击强度时，甚至当他用烧灼或损伤狗的皮肤作为补充刺激时，狗的条件性行为仍然继续保留。

4. 暗示或催眠　暗示对痛觉的影响很大，这一点可用安慰剂的功效来说明。从疼痛这个领域来看，外科手术后的疼痛有35%可被安慰剂止痛，而大剂量的吗啡也只能使75%的患者手术后疼痛减轻，证明了心理因素对疼痛的作用。研究表明自我暗示可以影响痛阈，让患者自我暗示“我不感到痛”时，痛阈可上升7%～20%，以此来减轻焦虑从而提高痛阈，也可直接控制疼痛。若结合催眠或肌肉松弛训练，效果则更好。

其次，催眠状态时，人的意识活动限制于狭窄范围，可持续出现痛觉缺失、木僵状态、幻觉等行为变化，这也许是催眠暗示能提高对疼痛的耐受性的机制之一。

5. 情绪　任何感知都与情绪相关联。恐惧、焦虑、失望、不耐烦，可使痛阈降低；而愉快、兴奋、有信心，可使痛阈提高。临床试验证明，仅仅是对痛的“期待”就能够提高焦虑的程度，从而提高了痛觉的强度。悲伤、怨恨、抑郁可使疼痛加剧，由疼痛而产生的恐惧情绪、疑病观念又能反过来加重疼痛，如此出现恶性循环。研究发现，焦虑时脑内网状结构上行激动系统活化，从而提高大脑皮质的觉醒程度和对痛觉的敏感性。此外，焦虑时伴有脑内去甲肾上腺素递质释放的增加，后者可使痛觉系统活动加强而降低痛阈。

情绪不但可以影响疼痛的强度，有些不良情绪本身还可以引起疼痛，尤其是焦虑和抑郁。由心理因素导致的疼痛，被称为心因性疼痛（psychogenic pain），并非由器质性损伤所引起。神经症或情感障碍的患者诉说疼痛远比其他人为多，如不注意消除不良情绪或心理问题，这种疼痛可能迁延不愈。

6. 人格　不同人格的人，对疼痛的反应也有差异，而且对痛的表达方式或行为反应也不相同。外向性格的人的痛阈要高于内向性格的人；自尊心较强者不愿轻易诉说疼痛，常常表现出较强的耐痛性；而有些胆小、容易紧张的患者则对疼痛过分敏感，倾向于过多诉说疼痛。具有歇斯底里性格特点的人，易受暗示，痛阈变化较大，他们或者以生动的面部表情或言语表达其疼痛体验以吸引他人注意，博取他人的同情，或者在暗示的影响下对针刺或其他刺激疼痛加以否认。

7. 其他 疼痛还受到文化、民族、宗教信仰等社会因素的影响。

二、疼痛患者的心理护理

1. 建立信赖关系 护理疼痛患者时，会遇到各种问题，为了彼此能顺利交流，使患者相信护士可以帮助其控制和处理疼痛问题，必须与患者建立起相互信赖的友好关系。采取积极的暗示，对待患者体贴入微、庄重大方、亲切，取得患者的信任，患者易于接受积极的暗示，必要时给予安慰剂。

2. 理解患者对疼痛的反应 有些患者害怕别人对自己在疼痛时的行为反应不理解，不了解他的痛苦，或不能接纳他的困境，这些担心会引起患者的不安和焦虑，从而加重疼痛程度。因此护士需鼓励患者表达其疼痛的感受及对适应疼痛所做的努力，护士有责任帮助患者家属接受其行为反应，这样才能与患者建立良好的关系。

3. 介绍有关疼痛的知识 对患者进行疼痛知识的健康教育，改变患者的疼痛反应。依据患者的情况，选择教育内容。一般应包括：疼痛的机制、疼痛的原因、如何面对疼痛、减少疼痛的各种措施等。

4. 减轻心理压力 消除紧张心理，提高患者对疼痛的耐受力。护理人员的同情、体贴、安慰、鼓励对减轻患者紧张情绪有重要作用，能消除或减轻患者的恐惧心理，体贴的行动和鼓励的语言能帮助患者树立战胜癌症的信心，护士应以友好的行动获得患者的信任，促使其配合治疗及护理，从而减轻患者的心理压力，进而提高痛阈，降低对疼痛的敏感性，增加对疼痛的耐受力。

5. 分散注意力 分散患者注意力，减轻患者疼痛的知觉，把患者的注意力转移到与疾病无关的其他事情上。例如可通过欣赏自己喜欢的音乐，边听边唱，也可以闭目静听，并伴手脚节拍轻动，既可分散注意力，又可缓解紧张情绪。此外，还可以通过多种形式分散患者对疾病的注意力，如看电视、讲故事、相互交谈、读书看报等。

6. 使用催眠疗法减轻疼痛 处于催眠状态下的患者对施术者的言语暗示很敏感，对疼痛的感受性降低，可在催眠状态下为患者进行清创、换药等。

7. 呼吸止痛 指导患者疼痛时深吸一口气，然后慢慢呼出，然后慢吸慢呼，呼吸时双目闭合，想象新鲜空气缓慢进入肺中。

8. 自我暗示 当患者疼痛难忍时，医护人员向患者讲清楚，疼痛是机体的“保护性”反应，说明机体正处在调整状态，疼痛感是暂时的，鼓励患者增强同疾病作斗争的决心和信心，通过患者的自我暗示，心理上的疼痛即“减轻”了。

9. 松弛止痛 松弛肌肉会减轻或阻断疼痛反应，起到止痛作用。松弛肌肉的方法很多，如叹气打哈欠深呼吸、闭目冥想等。

第二节 危机事件后创伤患者的心理特点与心理护理

危机事件是指人们难以预测、无法预料而突发的带有一定“危险性”的事件，一般具有突发性、紧急性、高度不确定性、影响社会化和决策非程序化等特征。危机事件的常见原因有：①自然原因，如地震、洪水、海啸、火灾、崩塌、泥石流等；②社会原因，如交通事故、工伤、暴力事件、恐怖事件、技术灾害等。目前，危机事件已成为重要的公共问题，它不仅给人们带来物质财产与经济的损失，还可造成个体的躯体创伤、功能障碍，甚至威胁人们的生命安全。此外，危机事件的不可预测性、不可抗拒性及所造成的严重后果常作为非常严重的应激源，导致人们产生各种负性情绪反应。

医护人员是创伤后患者重要的病情观察者与照顾者，担负着患者躯体和心理健康的双重任务。对创伤患者进行及时全面的心理护理，帮助他们减轻不良心理应激反应，减少心理创伤，避免不良心理的长期困扰，恢复身心平衡等是医疗工作的重要内容。

一、危机事件后创伤患者的心理特点及影响因素

（一）危机事件后创伤患者的心理特点

1. 早期患者心理特点

（1）情绪休克　危机事件可导致个体产生严重的应激反应，特别是对于创伤初期神志清醒的急性外伤者，常可出人意料地表现为镇静和冷漠，称为“情绪休克”。多数伤者对突发的危机事件及躯体创伤没有心理准备，无法面对瞬时由充满活力的健康人变成“身不由己”的伤残者。在超强度的应激源作用下，受伤者的反应阈值提高、反应迟钝、对答简单、对治疗的反应平淡。“情绪休克”是一种心理防御反应，也是一种超限抑制。一定程度上对个体具有保护作用，可减少其因焦虑、恐惧所致的过度心理反应。但伤者显现的“安静”行为，并不意味其伤势不重，更不意味其没有心理危机。

（2）紧张与恐惧　创伤患者面对突如其来的打击，往往不知所措。开放性创伤患者看到血淋淋的伤口，将出现血压升高、心率加快、面色苍白、肌肉紧张等交感神经系统功能兴奋的表现。因缺乏心理准备，加之外伤所致痛苦，患者常表现为紧张、惊恐、不知所措。因此，急切期望得到医护人员的救助，害怕疼痛、残疾、死亡，担心预后。当上述需求得不到满足时，便会产生紧张、焦虑情绪。此外，一些公共性的危机事件后，由于创伤患者数量众多，医疗资源有限，为了方便救治和病情观察，医院工作人员往往将他们安置在同一个病房。陌生拥挤的环境，不断发出报警声的监护仪器，表情严肃和工作节奏紧张的医务人员，抢救危重伤员的场景等对伤者来说均是不良刺激源，可加剧其紧张与恐惧情绪。

（3）悲伤与无助　危机事件发生后，面对亲人死亡、躯体受伤、痛失家园等极强的心理刺激，患者的悲伤情绪往往难以自抑。患者可能会遗留残疾，需要别人照顾，从而感到生活无望，悲伤情绪溢于言表。由于躯体受伤、家庭破离，患者完全或部分依赖医护人员满足基本的生活需要，从而产生无助感。因此，创伤患者常不自主地哭泣、唉声叹气，对自己的治疗效果及预后失去信心。通常会以大声嚎哭或不断啜泣来宣泄或疏解，少数人则以麻木、冷漠无表情来表达。

（4）焦虑与抑郁　患者从情绪休克状态复苏，逐渐脱离死亡危险后，存在以下问题：①躯体问题，患者担心躯体残障影响工作、学习、婚姻、家庭，引发焦虑和抑郁；②生活问题，地震、泥石流、火灾等自然原因危机事件后，患者家园尽失，一切需从零开始，导致患者产生不安全感和无所依靠感；③丧亲问题，对于在灾难中丧失至亲者来说，因悲伤过度，变现为一系列持久的情绪反应，如反应迟钝、注意力不集中、压抑、孤独、冷漠、绝望、麻木不仁、呆滞，丧失体验情感的能力。患者常回忆有关逝者的往事，陷于痛苦中不能自拔，甚至自杀。

（5）愤怒与仇视　危机事件发生后，残障患者、亲人丧生者，由于处于强烈的应激状态中，其认知、判断能力明显下降。患者往往将自己目前状况归为上天不公，埋怨救援不够及时等，表现为烦躁、易激惹、好冲动、无端发怒等，甚至发展为对医护人员的不信任、仇视心理及对治疗方法的不满意。继而不配合医护人员的治疗操作，严重者产生毁物、伤人、自伤等精神异常行为。

（6）庆幸与内疚　成功获救的患者，当死亡的威胁解除时，会产生劫后余生的庆幸。但是，对于目睹亲友死亡，自己却无能为力的患者来说，则会感到深深的内疚与自责。此类患者常伴随悲观失望情绪，他们可能会产生厌世轻生的念头，表现为不肯主动配合治疗，甚至拒绝、逃避治疗。

2. 康复期患者心理特点

（1）过度依赖心理　危机事件后，由于应激源的强烈刺激，使处于康复期的部分创伤患者心理仍难以恢复正常，可能影响其社会功能，如个体生活能力、人际交往能力、现实检验能力下降，伴随或不伴随角色功能紊乱；此外，处于康复期的部分创伤患者希望得到医护人员额外的同情、支持与关注，出现

过度依赖现象，如故意将疾病夸大，希望能够在医院继续治疗等。

(2) 创伤后适应和成长　危机事件后，伤者在其创伤的修复过程中，若能够接受来自外界的积极引导，并不断尝试自我调整，愿意与其他伤者互动交流，充分利用各种社会支持等，则随着躯体的逐渐康复，伤者的心理也日渐适应，有的伤者最终可以积极乐观的人生态度获得前所未有的人生体验，即创伤后成长。此时，伤者能够有效认知、应对，最终接纳新的自我，并着手规划未来的人生。

(3) 悲观、绝望　患者在创伤修复过程中，由于受到诸如自身个性特征、伤后应激事件、社会支持不足等因素的影响，并未获得创伤后成长体验，特别是永久性肢体及面部伤残患者往往难以接受现实，对如何度过漫长艰巨的人生感到茫然，表现为不配合治疗，自暴自弃，甚至萌发轻生念头。

(4) 创伤后应激障碍　又称延迟性心因性反应，是指由突发性、威胁性或灾难性生活事件，导致个体延迟出现和长期持续存在的精神或心理障碍，是一种经历严重身心创伤后所产生的焦虑性疾病，属于心理失衡状态。其三大核心症状为：①创伤性体验的反复重现；②持续性回避；③持续性焦虑和警觉水平增高。护士应准确识别此类患者，及时转诊，请心理治疗师或精神科医师治疗。

（二）危机事件后创伤患者心理的影响因素

1. 疾病因素　危机事件性质，躯体创伤伴随症状、体征，躯体功能损害程度，既往有无危机事件后创伤史，有无神经精神病史，有无合并其他疾病如高血压、消化性溃疡史等是影响患者心理的主要因素。

2. 个性特征　情绪不稳定、耐受性差、自我调整能力差、依赖性强、倾向采取消极应对方式的患者容易出现心理问题；内向型较外向型患者更容易受到危机事件后创伤的影响，从而产生负性心理问题。

3. 认知评价　对危机后创伤事件和现实处境的认知评价会影响到患者心理。

4. 社会因素　社会支持水平低、创伤前后有负性生活事件如离婚、家人死亡、家园损坏的患者易产生心理问题。

5. 环境因素　医院环境、医务人员态度等也将影响危机事件后创伤患者的心理健康。

二、危机事件后创伤患者的心理护理

（一）危机事件后创伤患者的心理健康教育

(1) 在创伤患者病情允许的情况下，护士应主动向患者及家属介绍医院环境及设施、主治医师、责任护士、作息安排等，使其尽快熟悉医院环境，消除患者的陌生感和恐惧感。

(2) 用通俗易懂的语言向患者及家属介绍疾病相关知识及进一步的治疗、抢救措施，并根据患者及家属意愿酌情告知其预后，从而减轻患者及家属的负性情绪如焦虑、抑郁等。

（二）危机事件后创伤患者的心理护理措施

1. 创伤早期患者的心理护理措施

(1) 重建心理安全感　危机事件发生后，应尽快使患者脱离事件现场，避免进一步的伤害。条件允许情况下尽量由患者最亲近的人照料，避免不必要的分离。医院的环境应安静、舒适，保证伤员的睡眠与休息；护士的态度应镇定、平和、温暖，给予患者及时的躯体关注与心理关爱；护士处理问题时力求沉着而果断，技术操作时准确而熟练，使患者对护士产生信赖感和安全感，从而缓解精神压力，增强治疗信心。此外，需避免对患者造成二次伤害。危机事件作为公共问题，已引起社会的广泛关注，媒体的采访、热心公众的看望、政府官员的慰问在一定程度上令患者感到温暖，但是被关注的同时，患者往往会主动或被动发生“情景再现”，容易造成其心理疲惫、无所适从，甚至对外界访视产生怀疑、愤怒的

情绪。护士应以专业的方式介入，组织并指导患者的社会支持系统，严守专业伦理，避免二次伤害。

（2）心理支持　经历危机事件后，多数患者需要得到情感支持和进行必要的情绪宣泄。护士应鼓励患者表达对事件的想法与感受，耐心倾听患者诉说危机情景，使其感受到被关怀、被理解，从而自然地表露自己的内心世界。对于极度悲伤哭泣者，护士可以保持沉默，通过抚摸患者双手、轻拍后背、拥抱、搀扶等提供心理支持，帮助患者不良情绪的释放，减轻焦虑和压力。

（3）对症心理护理与优化应对方式　①对于紧张恐惧的患者，护士应配合医生及时处理创伤，减轻疼痛，减少躯体创伤给伤者造成的不良刺激；注意语言表达方式和技巧，给伤者支持和安慰；耐心倾听患者倾诉，并及时回答患者最关心的问题。②对于内疚自责的患者，应引导其认识到危机事件并非个人力量所能改变的现实，告诉患者现在首要任务是尽快恢复健康，鼓励患者向前看、珍惜目前拥有的生活，放下思想包袱、积极乐观面对生活才是告慰死者的最好方式。③对于焦虑、抑郁患者，护士应向其提供必要的信息支持，如告知伤者一些身体反应，如疲倦、记忆力减退、月经失调、心跳突然加快、腹泻等可能是由于其悲伤、焦虑等负性情绪所致，避免伤者由于担心躯体症状而导致负性情绪的进一步加剧。同时，让伤者认识到不良的情绪反应可诱发或加重躯体反应。鼓励抑郁患者重新开始，面对现实，亦可教授伤者一些积极有效的放松技巧，如深呼吸，想象平静的大海，充满阳光的森林等，可有效转移其注意力。④对于愤怒、仇视患者，医护人员要宽容和理性，积极共情，体贴伤者的遭遇和痛苦，谅解他们一些过激的语言和行为，必要时可暂时回避；创造适时机会让他们发泄内心的不满，从而矫正心理失衡，以消除患者的愤怒和仇视心理。

（4）强化创伤患者的社会支持系统　家庭成员作为创伤患者社会支持体系中的重要成员，对患者心理及身体的康复起着不同寻常的作用。家属及亲朋好友对患者的内心活动、性格特点、生活习惯最为了解，他们的陪伴可以增加患者治疗过程中的安全感，这往往是其他人不能代替的，而且患者也愿意依赖自己亲人的照顾。因此应鼓励家属、亲友多亲近患者，给患者以心理上的支持和安慰。此外，心理工作者的早期介入、社会各界的热心援助以及政府部门的关怀等均为有力的社会支持资源。若给予得当，可缓解伤者心理压力，促使其早日康复。

2. 创伤康复期患者的心理护理措施

（1）激发伤员主体意识和自我价值感的恢复　注意引导、激发伤员关爱他人、回报社会的愿望和行为，激发其自身组织功能和潜能，恢复其主体意识和价值感。引导伤员间互相关心，特别是让伤势较轻的伤员适当帮助伤势较重的伤员做些力所能及的事，让他们意识到自己的能力和价值。对于依赖心理明显的患者，护士应认识到依赖心理增强是一种正常的“需要补偿”心理，应冷静、客观对待。在危机事件中，如果创伤患者失去了亲人和家园，可能会有强烈的情感补偿需求，当无法完全满足时，便可能产生“索要”行为。因此，护士不仅要避免用行为和语言伤害、孤立他们，还要鼓励患者倾诉心中的想法，帮助他们重树生活的信心，逐步减轻对社会的依赖。

（2）创伤后躯体障碍患者的心理护理　①为患者提供情感宣泄的条件，鼓励其用语言和非语言形式表达感情。②与患者共同讨论所面临的问题及可能的解决方法，帮助患者认识自身的力量和拥有的资源，提高战胜困难的自信心。③发挥患者社会支持系统的功能，促进患者和亲友的情感交流，全面提供心理支持。④鼓励患者之间的交往，为病友间的交流创造有利条件。⑤指导患者合理使用运动锻炼程序调节心理状态，培养积极情绪，提高机体抗病能力，并及时反馈身体状况改善的信息。

（3）创伤后应激障碍患者的心理护理　护士需配合心理医生或精神科医生应用一些特殊的心理治疗技术来减轻创伤患者创伤后应激障碍的症状，降低与创伤性事件有关的心理困扰。比较有效的心理治疗方法如：①暴露疗法，帮助患者面对痛苦的记忆和感受，表达、宣泄与创伤性事件相伴随的情感，避免形成压抑；鼓励其正视现实，理性处事；②认知疗法，帮助患者审视某些非理性认知，引导其以合理的信念代替消极因素，以积极的思维方式分析问题；③小组疗法，在团体中帮患者解决问题，小组成员相互支持、陪伴、分享经历。

第三节　慢性病患者的心理特点与心理护理

慢性病指病程长达3个月以上，又无特效治疗的疾病。它具有起病缓、病程长、反复发作、疗效不显著等特点，并对患者的生活、工作、心理产生一定的不良影响，因而成为人类健康的最大威胁。随着医学科学的发展和物质生活水平的提高，人类平均寿命的不断延长，人类患慢性病的机会及绝对数日趋增高。因此，明确慢性病患者的心理特点及其影响因素，实施有效的心理干预技术，对患者有效应对疾病、增强长期适应疾病的能力具有十分重要的意义。

一、慢性病患者的心理特点及影响因素

临床观察及研究发现，慢性病患者的心理反应可粗略分为三个时期：初患疾病时主要为震惊；随着治疗过程的展开，患者的期待心理受到挫折，他们往往会感伤自己将要失去的生活、将要经历的痛苦，感到无助、绝望、孤独；随着病程的延长，患者逐渐进入患者角色，此时，有些患者会表现出角色强化。影响慢性病患者心理变化的因素除疾病本身外，还与患者的部分社会生活能力丧失、社会适应不良问题等有关。下面将依照心理反应顺序介绍慢性患者的心理特点及其影响因素。

（一）慢性病患者的心理特点

1. 心理过程

（1）震惊　是发病初期患者最迅速的反应。当患者感到危机来临，尤其是当危机在没有任何预警的情况下来临时，如例行查体发现疾病且已较严重，患者往往会表现为震惊。主要表现：不知所措、行为不受自己控制，患者与情境分离，似乎成了旁观者。

（2）抑郁心境　慢性病折磨使患者劳动力部分或完全丧失，事业发展、家庭生活、经济状况等均受到不良影响，而期待康复的希望又难以实现。因此，患者的意志会被消磨，不良情绪与日俱增，认为自己成了累赘，自信心和自我价值感降低，甚至丧失生活热情。主要表现为忧心忡忡、沉默不语、悲观失望、愁眉苦脸、怨天尤人，甚至产生“生不如死”的轻生念头。

（3）敏感多疑　慢性病患者或处于慢性期的患者因疗效不理想，会出现怀疑治疗方案或医护人员治疗水平的现象。常见表现：要求其他医生会诊，或擅自到院外治疗，或抗拒治疗，甚至自行更换药物等。此外，由于长期遭受病痛的刺激，患者的注意力转移并集中到自我身上，可能的表现有：猜疑自己患了不治之症；看到医护人员低声谈话时，猜疑是在讨论自己的病情，认为自己的病情加重，甚至没有救治希望；有时对他人的好言劝慰半信半疑，甚至曲解他人话中的含义；身体某部位稍有不适，即猜测是否患病等。

（4）紧张焦虑　由于许多慢性病目前尚无令人满意的特效治疗方法，患者在应对漫长的疾病过程的同时，还要不时接受病友病情恶化或死亡的恶性刺激，这对患者来说是严重的心理冲击，可导致其出现紧张、焦虑情绪。主要表现为烦躁、失眠、易怒、有度日如年之感；有的患者对疾病非常敏感、格外关心，向医护人员寻根问底，或向病友“取经”，或翻阅大量书籍、杂志，渴望了解疾病的发病原因、发展趋势、治疗效果，期盼有灵丹妙药问世，于朝夕之间疾病获得痊愈。

2. 习惯化心理　慢性病患者由于长期接受医护人员的治疗及护理，依赖他人的关心和照顾，逐渐进入患者角色，并从患者角色中“继发性获益”，形成患者角色的“习惯化”。这种“习惯化”虽然对患者适应疾病、配合治疗具有积极作用，但是，由于免除了原来社会角色承担的责任与义务，因而可导

致患者安于“患者角色”，将医护人员和家人的照顾视为理所当然，担忧离开医护人员的密切关注病情即会恶化，他们情感脆弱，生活自理能力下降。这种心态不利于疾病的治疗与康复。

（二）慢性病患者心理的影响因素

1. 疾病相关因素

（1）疾病本身　因慢性病可能伴有剧烈的疼痛，或致残、致畸，或威胁患者的生命，故易引发患者各种心理反应。

（2）治疗方案　治疗方案可能伴剧烈疼痛，或严重的药物副作用，或干扰患者的日常活动，甚至要求患者完全改变生活方式和习惯，从而引发患者的心理反应。

2. 年龄与性别

（1）年龄　不同年龄阶段的慢性病患者对疾病本身及治疗方案的理解程度不同，影响其心理反应的因素也不完全一致。如幼儿，因为认知能力有限，不能完全理解疾病及其治疗方案，因而影响其心理变化的关键因素可能是活动受限以及与亲人的分离。此外，在不同年龄段，疾病导致的负面影响不尽相同，心理的影响因素也存在差异。如青少年，关注的是与同伴保持一致、被同伴接受，而患病可能导致此目标受阻，因而易出现逃避治疗、否认患病等问题；成年人，慢性病可能导致其人生理想难以实现，或已经习惯的生活方式受到干扰；老年人，安度晚年的目标受阻。如此种种，均可能导致慢性患者出现愤怒、抑郁等不良心理反应。

（2）性别　男性比女性更易遭受慢性病的影响，心理反应也较严重。因为男性的自信多来源于强有力的身体和各项功能，而疾病需要长期依赖他人，违背了传统文化中男性强壮、独立的性别角色特点。

3. 人格因素　不同人格特征的个体对身患慢性病的事实认知评价不同，心理反应也不相同。坚强、乐观的个体，具有与疾病进行长期抗争的勇气和毅力，能够积极寻找希望，追求生活质量和人生目标，因而不会表现出无助、绝望等；而悲观、消极的个体，则易出现不良心理或行为反应。

4. 环境因素

（1）物理环境　主要指医院环境。无论多么现代化的医院环境，对患者来说都是不自由的，甚至有时会使患者产生死气沉沉之感，因而产生抑郁情绪。

（2）社会环境　主要指由那些与患者存在血缘关系（父母和兄弟姐妹）、亲密关系（伴侣和最亲密的朋友）、社会关系（不太亲密的朋友、同学、工作关系的同事、客户）的人构成的社会支持系统。社会支持系统是否强大、对患者的影响是积极还是消极，均会对患者的心理产生不同影响。亲友少、人际关系差的患者，或遭遇社会系统中某些人提出了不合理的建议，或做出了不良示范行为的患者，负性心理反应往往较重；反之亦然。

二、慢性病患者的心理护理

（一）慢性病患者的心理健康教育

心理健康教育的实施，可有效改变以往单纯的表面性宣教的做法，使患者体验到来自医护人员及家庭成员的真正关心，提高患者住院适应能力和自我保健、自我护理能力，为缩短住院日、减少医疗纠纷、降低保健治疗费用发挥积极作用。由于慢性病病种复杂多样，各种慢性疾病预后也不相同，所以，心理健康教育应因人而异、因病而异，根据不同的特点采取针对性的心理健康教育。

1. 收集慢性病患者基本情况　包括年龄、性别、职业、文化程度、婚姻状况、家庭成员组成及其健康状况、慢性病的性质、病程、严重程度、心理状态、人格特征、认知能力等，为患者建立档案，便于随访，为实施针对性、个性化的心理健康教育提供依据。

2. 制订心理健康教育计划 针对患者的基本情况，根据患者的学习兴趣及需求，制订其从入院到出院不同阶段的心理健康教育计划。

3. 明确心理健康教育内容 在轻松愉快的氛围中，护士由浅入深地讲解慢性病的发生、发展及预后等知识；教会患者自我护理的知识和技术，使患者不断提高自我保健意识和能力。例如，对糖尿病患者的教育可针对糖尿病的病因、发病机制、临床症状、并发症、生活起居、饮食、锻炼、自测血糖技术、治疗依从性等一系列内容进行教育。

4. 采用灵活的教育形式

（1）集体心理健康教育　采取视频、专题讲座、座谈等多样的集体式教学方法，使患者获得慢性病相关的知识，提高对疾病的认知水平，纠正对疾病的错误认知。通常情况下，每周 1 次。

（2）个别辅导　针对患者的知识层次、疾病知识的掌握程度，对患者进行一对一指导，耐心、准确回答并解释患者提出的问题，特别是对年老体弱、理解力差的患者。

（3）随机式教育　在日常护理工作中随机进行心理健康教育。

5. 效果评价 全面评价心理健康教育活动计划及实施情况，以便对计划进行调整、完善，使慢性病的心理健康教育真正做到程序化、制度化和标准化。

（二）慢性病患者的心理护理措施

众所周知，不是所有的慢性病患者都能很好地适应疾病，疾病必然会对其生活、工作及心理状态带来一定的负面影响，并进而影响患者的生活质量。所以，采取科学的心理护理措施，帮助慢性病患者应对疾病带来的心理社会问题至关重要。

1. 提高疾病适应性 患者经过诊断初期的震惊、思绪混乱之后，多数能进入患者角色。但因慢性病病程持续时间长，因此，不管随时间变化病情是趋于恶化、保持不变还是好转，患者及其家属都必须适应。教会患者及其家属，在多个方面进行积极调整，如工作、学习、饮食、生活方式等，以更好地适应疾病，提高其对治疗及护理方案的依从性。

2. 提供心理支持 慢性病患者易对疾病产生顾虑和担忧，或将疾病看得过分严重，缺乏治疗信心，护士要通过支持性心理护理，帮助患者维持最佳心理状态，树立战胜疾病的信心。

（1）初次、急性发病的慢性病患者　耐心解答其疑问，询问其需求，并给予安慰及恰当的心理指导，特别对情绪不稳定、紧张、焦虑、恐惧的患者，更应多加关心、安慰、解释，以调动患者的主观能动性，积极配合治疗和护理。

（2）病程长、反复发作的慢性病患者　紧紧围绕慢性病易反复、疗效欠佳，甚至终生带病的特点，安慰、鼓励患者，调节其情绪，振奋其精神，增强与疾病抗争的勇气。①心理与生理护理结合，心身相互促进。②创造舒适安全的环境，减轻患者因对环境不适应而造成的心理负担。③丰富患者的住院生活。④安慰与鼓励患者。

3. 情绪疏导 在建立良好护患关系的基础上，进行情绪疏导，帮助慢性病患者形成或提高有效控制负性情绪的能力。

（1）鼓励患者向亲友、医护人员或专业心理咨询人员倾诉内心的压力与烦恼；也可通过运动、哭泣、写文章或日记等方法，进行宣泄。

（2）教会患者运用自我积极暗示、转移注意力、自我调控等技术，纠正负性情绪，切断负性情绪与疾病症状之间的恶性循环。

4. 社会支持 有效的社会支持系统对慢性病患者及其家属适应疾病至关重要。通常可从亲友、特定的支持群体、其他病友那里获得支持。

（1）亲友支持 做好家属、亲友的思想工作，建议他们多探视患者，以宽容的态度为患者提供倾诉、宣泄的机会，并给予情感支持，使患者能充分享受到家庭的温暖，树立治疗信心；尽量避免让患者担忧家事、医疗费用等问题；积极寻求缓解医疗负担的方法，避免因压力和负担导致家人的不良情绪而影响患者的康复。

（2）特定群体支持 患者可从医生、护士、社区服务机构或专为慢性病患者设立的机构那里获得支持。根据疾病的发展情况，医护人员可及时为患者提供各方面的信息；如果病情允许，鼓励患者多参加力所能及的活动，如适当工作、参与社会活动等，以提高患者的生活兴趣和存在价值感；定期与患者单位、街道、社区联系，建议给予经济和精神上的支持，帮助患者解决实际生活问题。

（3）病友支持 鼓励患者与同类疾病且心理状态较好的病友进行交流，以获得精神安慰，消除孤独，建立信心。病友之间的信任与默契是任何人都无法替代的，例如，某患者因患慢性病而非常害怕夜晚，因为每到夜深人静时，他就会感到深深的绝望和无助。而当他与其他病友交流时，发现有些病友也存在相同的感觉，他心里舒适了许多，面对疾病及生活问题的信心和勇气随之增强。

5. 认知调整 帮助患者消除这些不合理的信念，重建对慢性病的正确认识，达到减轻或消除疾病症状的目的。采用理性情绪疗法进行认知调整的基本步骤。

（1）引导慢性病患者正确认识所患疾病、发病原因、持有的不合理信念，以及这些不合理信念与负性情绪之间的关系。

（2）明确自己对治疗效果负有责任，促使患者积极参与治疗过程。

（3）帮助患者改变或放弃不合理信念。

（4）树立合理的信念，接受理性的生活哲学，减少或避免不合理信念的影响。

第四节 手术患者的心理特点与心理护理

手术为有创性治疗手段，手术过程中的组织损伤、出血、疼痛、术后功能丧失或发生并发症，手术导致的患者社会角色功能及生存质量的改变，都是严重的心理应激，可导致患者在手术前、手术中、手术后各个时期出现不同程度的心理反应，严重者可直接影响手术效果及术后康复。因此，了解手术患者的心理特点，提供针对性的心理护理，对减轻或消除患者的消极心理反应，帮助其顺利渡过手术期、取得最佳康复效果十分重要。

一、手术患者的心理特点及影响因素

（一）手术患者的心理特点

1. 手术前患者的心理特点 主要为恐惧、焦虑、睡眠障碍。

詹尼斯认为术前焦虑程度与术后效果存在着倒“U”字形的函数关系：术前焦虑水平很高或很低者，术后的心身反应严重且恢复缓慢；术前焦虑水平适中者，术后恢复效果最好。研究显示，术前焦虑与术后焦虑、疼痛程度、术后恢复存在线性关系，即术前焦虑水平高的患者，术后疼痛剧烈，机体康复速度慢。

2. 手术中患者心理特点 主要为对手术过程的恐惧及对生命安危的担忧。

3. 手术后患者心理特点

（1）意识障碍轻者表现为定向不全，理解困难，应答缓慢，近事记忆障碍；重者出现恐惧、激动、不安、视幻觉、错觉、被害妄想甚至发生意外伤人或自伤。

（2）抑郁状态 因心理丧失感所致，表现为悲观失望、睡眠障碍、活动减少，自责自罪。多见于乳

房、卵巢、子宫、睾丸切除术，颜面手术，截肢，器官移植等患者。

（3）感觉异常　主要指持续性疼痛感。

（4）患者角色行为强化　对疼痛反应强烈，时间延长，对各种不良刺激耐受性降低等。

（5）缺失心理　如生殖器官切除患者出现阉割性心理；截肢患者出现幻肢症；颈部手术患者出现失音和语言障碍等。

（二）手术患者心理的影响因素

1. 手术前患者心理的影响因素

（1）信息缺失　患者因不适应住院环境，对手术、麻醉过程不了解，担心术中疼痛、出血过多、发生麻醉意外、手术失败、术中死亡等而顾虑重重、恐惧、焦虑。

（2）手术经验　如患者曾经历过失败的手术，当年不愉快的心理体验可重现，加重其术前焦虑。此外，对手术疼痛的恐惧也可加重患者术前焦虑。

（3）对医护人员信任度低　对医护人员过分挑剔，对医师的技术水平不信任，或医护人员有过不良的言行态度，均可使患者产生不同程度的恐惧及焦虑。

（4）其他原因　术前焦虑的影响因素还包括手术种类、患者年龄、性别、文化程度、经济状况、人格特征、应对方式等。少年儿童及老年人的术前焦虑反应较重；文化程度高的患者想法及顾虑较多；经济状况差者，焦虑情绪较重。

2. 手术后患者心理的影响因素　不同患者的术后心理反应可能有差异，影响患者的心理状态的主要因素如下。

（1）患者的社会人口学因素　如性别、年龄、文化程度、经济状况、人格、社会支持状况等。

（2）疾病性质　择期手术、急诊手术、手术大小等。

（3）对医学知识和自身病情的了解程度等。

二、手术患者的心理护理 微课

（一）手术患者的心理健康教育

向患者介绍住院及手术治疗对其生理、心理、社会等方面的影响，指导患者识别紧张、恐惧、焦虑、抑郁等负性情绪反应；帮助患者应对失眠、疼痛等问题。指导患者有效利用社会支持系统，提高社会支持的利用度，帮助应对手术治疗所带来的压力。

（二）手术患者的心理护理措施

1. 手术前患者的心理护理

（1）提供相关信息　提供相关手术信息，介绍医护人员的业务水平和以往手术成功的经验；介绍选择手术治疗的必要性、所需费用、术前检查的目的、麻醉方式、手术的大致过程、术中配合方法及术后注意事项，做到知情同意，帮助患者积极配合。

（2）实施心理干预　采用倾听、解释、保证、指导及鼓励等支持性心理治疗技术。对于术前焦虑较为严重的患者，可采用放松训练、示范法、催眠暗示法等技术。

（3）强化社会支持　帮助患者减轻或消除负性心理，树立战胜疾病的信心。

（4）保证充足睡眠　必要时按医嘱给予抗焦虑、镇静安眠药物。

2. 手术中患者的心理护理

（1）介绍手术室环境、医疗设备、医师及麻醉师情况，增强患者对手术的信心。手术室应保持安静、整洁、床单无血迹、手术器械需掩蔽。

（2）医护人员谈话应轻柔和谐，遇到意外需冷静，勿惊慌失措，忌大声喊叫，以免对患者产生消极暗示，使其紧张。

（3）密切观察其病情变化及心理反应，针对性地提供相应支持。

3. 手术后患者的心理护理

（1）及时反馈手术信息　当患者麻醉苏醒后，医护人员应告知手术顺利完成并达到了预期目的。应向患者传达有利信息，给予安慰及鼓励。如病情许可，把切除的病灶给患者看，使其认识到病根已切除。对于手术过程不顺利，或病灶未能切除者，应注意告知的时机与方式。

（2）处理术后疼痛等不适　告知患者术后疼痛的规律：即术后 24 小时疼痛最明显，2～3 天后可逐渐缓解，使患者有充分的心理准备。指导患者采用非药物措施，如数数、听音乐、放松技术等方法分散注意力，减轻疼痛。必要时遵照医嘱使用止痛剂。

（3）帮助患者克服负性情绪　观察患者的心理反应，对术后情绪烦躁、抑郁、焦虑、失眠等问题，应积极处理。

（4）做好出院心理准备　鼓励患者早期活动，进行出院后饮食、自我锻炼、心理调适、定期复查等方面的健康教育，帮助患者做好出院的心理准备。

第五节　癌症患者的心理特点与心理护理

癌症是威胁人类生命最严重的一类疾病，中国卫生部公布 2006 年我国癌症在农村和城市人口中死亡率均居第一位。WHO 专家预测，2020 年全球人口约 80 亿，癌症发患者数将达到 2000 万，死亡人数将达到 1200 万人，对人类生存构成最严重的威胁。攻克癌症是医学界急待解决的重大课题。

癌症发生的心理社会因素如下。

（1）人格特征　C 型行为特征，有些学者将这种性格认为癌前性格。

（2）生活事件　重要的情感丧失，如离婚、丧偶、亲人死亡等，与恶性肿瘤发生密切相关。

（3）情绪　抑郁情绪可提高恶性肿瘤的患病率和死亡率，恶性肿瘤患者易伴发抑郁情绪，而抑郁情绪又会反过来加速恶性肿瘤的病程，形成恶性循环。

因此，做好对癌症患者的心理护理，是延长患者生存期，提高患者生命质量的重要举措之一。

一、癌症患者的心理特点及影响因素

（一）癌症患者的心理特点

1. 发现期　极度恐惧心理和急于求证的焦虑情绪。恐惧源自于对肿瘤的未知、癌痛的折磨，放化疗的不良反应、肿瘤的并发症以及死亡。患者常表现为烦躁、易激动、健忘、注意力过度集中到疾病的信息上，并有惧怕、忧虑和不安的感觉，多采用攻击或逃避来降低恐惧感。

2. 确诊期

（1）休克－恐惧期　当患者得知自己被确诊癌症后，心理受到极大的冲击，反应强烈，可表现为眩晕、心慌、惊恐，有时出现木僵状态。

（2）否认－怀疑期　当患者从剧烈的情绪震荡中冷静下来后，开始怀疑诊断的正确性，怀着希望到处检查，期望得到否定癌症的诊断。

（3）愤怒－沮丧期　一旦证实诊断，患者会出现激动，愤怒、暴躁、爱发脾气，可出现攻击行为，甚至感到绝望，出现自杀倾向或行为。

（4）接受－适应期　患者最终不得不接受和适应患癌的事实，情绪逐渐平静，但多数患者难以恢复到病前的心理状态，常陷入长期的抑郁和痛苦之中。

3. 治疗期 抑郁、焦虑、孤独、无助、被动依赖。

（二）癌症患者心理的影响因素

1. 对癌症的片面认知 癌症的死亡率较高，一经确诊，人们往往会出现恐惧、否认、愤怒、焦虑和抑郁等心理反应。

2. 疗效和预后与期望值间的差异 治疗过程中，患者会对治疗和预后产生过高的期望，如果治疗疗效欠佳，或病情反复，患者就会出现负性情绪，丧失信心。

3. 对治疗方法缺乏科学认知 放疗、化疗是治疗癌症的常用方法，若患者对此缺乏了解，一旦出现副作用，会加重患者的焦虑、恐惧心理，使免疫功能进一步降低。患者会为此产生自卑、敏感、回避等行为的改变。

4. 医疗费用过高带来的经济压力 高额费用，给患者带来巨大的经济压力，造成患者情绪低落、顾虑重重，甚至悲观绝望，出现自杀企图。

5. 家庭和社会支持缺乏 家庭和社会有很重要的支持作用，若家庭成员不关心、冷漠、甚至遗弃，患者则处于无助状态，加重患者的心理负担，造成严重的心理问题。

二、癌症患者的心理护理

（一）癌症患者的心理健康教育

1. 提供科学的疾病相关知识和信息 用患者可以理解的方式讲解癌症方面的基本知识、诊断治疗方法、副作用及处理方法等，并用恰当的语言及时、耐心地回答患者提出的各种问题，纠正患者的不良认知，使患者的信息需求得到满足。

2. 介绍心理因素与癌症发生、发展、预后的关系 结合前期心理评估的情况，与患者讨论人格特点、经历的生活事件及情绪状态等与癌症的发生、发展有关。可以“抗癌明星”的抗癌故事为例，使患者认识到心理因素在癌症的治疗和康复中起着非常重要的作用，激发患者的抗癌信心。

3. 指导患者调整心理状态的方法 指导和鼓励患者认识自己的情绪，表达自己的情绪，教授患者自我心理调节技术，如放松技术、积极的应对技巧等，减轻焦虑抑郁等负性情绪。

（二）癌症患者的心理护理措施

1. 提供支持性心理护理 认真倾听和体察患者的感受，耐心解答患者提出的所有问题，取得患者的信任，与患者建立良好的护患关系。对患者进行适时科学的疏导、安慰和鼓励，对他们的身心痛苦给予同情，对他们的人格给予充分地尊重。

2. 根据患者的人格特点选择对策 了解患者的人格特点对有效实施心理护理很有帮助，结合患者个体的其他特点，因人而异地制定心理护理措施。

3. 根据患者出现的不同心理反应选择心理护理措施

（1）焦虑患者 与患者谈话时，态度要和蔼，理解和接纳患者。帮助患者了解当前的应对方式的有效性，并及时提供反馈意见，对患者的积极变化及时给予正性强化。

（2）恐惧患者 减少或消除引起患者恐惧的原因，降低恐惧的程度。通过评估患者恐惧的程度，分析引起恐惧的原因，采取有针对性的措施。

（3）抑郁患者 使用认知行为治疗技术，让患者认识到负性情绪是可以消除的，鼓励患者表达抑郁情绪，提供心理支持。有自杀倾向的患者，需及时将危险性告知家属，争取其密切配合；医务人员在病历等医疗文书中应有关于自杀危险性的评估和干预记录，必要时应请专科医生会诊。

（4）孤独患者　与患者讨论导致孤独的原因，帮助患者认识到自身在孤独情绪的发生和缓解中所起的作用，改变其对人际交往的不良认知，指导其学习社会交往技巧。鼓励患者与病友交往，主动参加社会活动。

（5）否认患者　认同患者的否认是一种保护性应对防御机制，适度地否认对患者有益。切忌直接质问患者的否认行为。当患者没有心理准备时不要急于强迫他提出问题或谈及所关心的事，以免引起患者的焦虑情绪。

4. 鼓励患者建立有效的社会支持系统　鼓励患者主动加强与家庭的联系，积极加入癌症康复中心或癌症患者俱乐部，以增强患者的信心，减轻或消除患者的消极情绪，帮助患者找到新的生活目标和精神寄托，增强患者对自身健康的高度责任感。

第六节　临终患者的心理特点与心理护理

生老病死是人类自然发展的客观规律，临终（at the point of death）是生命过程的最后一个阶段。临终护理是对已失去治愈希望的、生存时间有限（6 个月或更少）的患者在生命即将结束时所实施的一种积极的综合护理。其核心是“关心”，其目的是尽最大努力、最大限度地减轻患者痛苦，稳定情绪，缓和面对死亡的恐惧与不安，维护其尊严，提高尚存的生命质量，使临终患者处于亲切、温馨环境中离开世界。

临终护理的对象既包括临终患者，也包括临终患者的家属。

一、临终患者的心理特点及影响因素

（一）临终患者的心理特点

临终关怀学的先驱库伯罗斯（E. Kubler Ross）通过对 400 多名临终患者的访谈、观察和研究，将大多数面临死亡的患者心理活动变化分为五个阶段。

1. 否认期（denial）　患者最初得知自己患有绝症时，通常是否认，第一个反应就是“不，这不会是我，那不是真的。”他们认为医生诊断错误，或者把患者名字搞错了，不承认自己病情的严重，总希望有治疗的奇迹出现。随着时间的推移，大多数患者会允许这些威胁性信息进入意识，并将其整合进自己的感情生活中。

2. 愤怒期（anger）　当不良信息被证实后，患者知道生命岌岌可危了，开始埋怨自己的命运，产生“这不公平”的反应。表现得悲愤、烦躁、拒绝治疗，甚至敌视周围的人，或谴责医生无能，借以发泄自己对疾病的反抗情绪，这是患者失助、自怜心理的表露。从积极方面看，愤怒的患者可能会积极主动地去寻找最现代、最有效的治疗方法，可给患者提供实际的帮助。研究表明，愤怒的患者比冷漠的患者能生存更长的时间和有更好的生活质量。但患者的愤怒也会带来消极的结果，能使患者与周围人疏远，减少社会支持，甚至亲人也会放弃对他的感情投入。

3. 妥协期（bargaining）　患者经过否认、愤怒后，逐渐意识到对身体不利，于是，由愤怒期转入妥协期，心理状态显得平静、安详友善、沉默不语，设法阻止死亡到来，延长生存时间。患者开始与死神讨价还价，一种形式是对神灵许愿，祈求神灵保佑、宽恕，与医务人员讨价还价。患者对治疗态度积极，非常合作和顺从，只要能治好疾病，不惜一切代价。有些患者还会自告奋勇地参加一些新药的临床试验。

4. 抑郁期（depression）　患者发现身体状况日益恶化，知道自己生命垂危，表现了极度伤感。他们产生强烈的失落感和无可奈何，临床表现为悲伤、退缩、情绪低落、沉默、哭泣等反应，这是患者放弃战斗的反应。抑郁从某些方面看是不可避免的，甚至是必需的，是临终患者从生活中脱离出来，保存仅有的能量，用一种安全、享受方式度过余下的时间。这时患者急于安排后事，留下自己的遗言，希望多见些亲戚朋友，愿得到更多人的同情和关心。

5. 接受期（acceptance） 患者表现平静、淡漠，产生“好吧，既然是我，那就去面对吧”的心理，接受即将面临死亡的事实，并努力理解和实现自己生命的意义。患者十分平静，对死亡已有充分准备。患者会从周围世界撤回自己的感情，并变得越来越少地参与生活活动。这种接受的态度有助于患者安排后事，更从容地应对死亡。但对死亡的接受也意味着绝望，患者生存期变短。有些患者经过相当痛苦的与疾病的斗争，会变得精疲力竭，感到死亡是一种解脱。

上述五个心理反应阶段，因人而异，有的可以重合，有的可以提前，有的可以推后，也有的可以始终停留在否认期。

（二）临终患者心理的影响因素

1. 临终阶段 临终患者的心理经历五个阶段，每个阶段都有特异性的心理特征。

2. 人格特征 人格影响认知水平、应对方式和社会支持，因此不同人格特征的临终患者，对临终这个重大打击的承受能力不同，应对策略也不同，其心理和行为反应也就因人而异。

3. 疾病程度 临终患者随着治疗的进行和病情的变化，疾病的程度会发生变化。病情加重时，会悲观绝望，丧失信心；而病情稳定时，心情好转，又会燃起生存的希望。

4. 家属态度 家属的态度若是积极主动，饱含亲情与爱心，会给患者带来欣慰感、满足感，提高患者的生存质量；反之，则会使患者感到雪上加霜，凄凉无助，加重痛苦程度并加快死亡的步伐。

二、临终患者的心理护理

（一）临终患者的心理健康教育

1. 对临终患者的心理健康教育 对于临终患者的心理健康教育属于死亡教育（death education），死亡教育是引导人们科学、人道地认识死亡、对待死亡的教育。死亡教育能缓解临终患者的心理压力和精神痛苦，减轻、消除其失落感或自我丧失的恐怖。使之在人生哲理上醒悟，认识生命质量及生命价值，建立适宜的心理适应机制，从而安然地接受死亡的现实，满意地走完人生旅途。死亡教育的内容如下。

（1）克服怯懦思想　调动患者的主观能动性，使其正确认识疾病、配合治疗，克服怯懦，鼓起勇气，树立战胜疾病的信心。

（2）正确地对待疾病　疾病是人类的敌人，和疾病做斗争，某种意义上是和死亡作斗争。积极的心理活动有利于提高人的免疫功能，乐观的态度、充足的信心是战胜疾病的良药。

（3）树立正确的生命观　生与死是人类自然生命历程的必然组成部分，死亡是整个生命的一个阶段，是人类不可抗拒的自然规律，应该勇敢地正视死亡。

（4）心理上对死亡作好充分准备　加深对死亡的认识，意识到时间的有限，进而更加珍惜剩余的时光，采取积极的人生态度，使自己的余生过得更健康和有意义。

2. 对临终患者家属的心理健康教育

（1）接受死亡现实，理性选择治疗方案　面对即将走到生命尽头的患者，大部分家人已经黯然接受这个无奈的事实，但有的家属仍无法接受现实，对医疗效果抱有不切实际的期望值。护士要反复与其沟通，说明患者病情，使其期望值回落到正常的范围，理性地选择以提高生活质量为目标的治疗方案。

（2）缩短悲伤过程，积极满足亲人心愿　在家属接受了患者治疗无望，即将死亡的事实后，对于家属所表现出的痛苦和哀伤，护士要表示真诚的同情和理解。护士要让他们知道虽然面对即将到来的死亡已无可奈何，与其一味悲伤，不如平静下来多陪伴患者，了解患者的所忧所虑，为患者了却心中遗憾，并尽量在和患者沟通的前提下做好对丧礼和后事等的安排。

(3) 正视亲人离世，顺利度过居丧期　亲人死亡后，家属最初的反应是麻木和不知所措，继之而来的是撕心裂肺般的悲痛。护士此时对丧亲者家属健康教育的最佳方式，应该是“此时无声胜有声”。对于失声痛哭者，护士不能劝阻，而应为他提供一定的时间和场所，让他能够自由痛快地哭出来；而对于表面坚强者，护士此时要作为一个好的听众，运用倾听技巧，鼓励他倾诉，让他毫无保留的宣泄内心的痛苦。

（二）临终患者的心理护理措施

1. 对可告知的临终患者进行诊断告知

(1) 告知诊断前的准备　对临终患者进行诊断告知，首先要求护士具有较高的心理交往能力、敏锐的观察力及判断力，还要有丰富的专业护理知识。征求主管医生同意，取得家属支持后，选择在患者病情相对稳定、情绪平稳具有交往意愿及能力时进行。

(2) 告知诊断的方法　告知诊断的方法有主动告知和被动告知。主动告知是有计划地选择合适的时间、地点、人员直接与患者交谈，灵活运用语言技巧，发挥参与人员的各自优势，并随时注意患者反应；被动告知是通过语言和表情、手势等非语言信息沟通手段，诱导患者逐渐了解自己的病情，或使患者的猜测及认识得到证实。

(3) 告知诊断后的持续护理　告知诊断后，要对患者密切关注，防止意外发生。保证与患者有足够的交往时间，并随时为其提供必要的帮助。

2. 对不同阶段临终患者的心理护理

(1) 否认期　护士应当给予理解和支持。不要强求患者面对现实，劝说家人顺应患者的内心需要。根据患者对自己病情的认识程度，耐心倾听患者的诉说，使之消除被遗弃感，并因势利导，循循善诱，使患者逐步面对现实。

(2) 愤怒期　护士应对患者的愤怒表示接纳和理解，对患者要更加真诚和体贴，要疏导发怒的患者，必要时辅助药物，帮助平息愤怒情绪。此期内，要多陪伴患者，保护患者的自尊，尽量满足患者的心理需求。

(3) 妥协期　处于妥协期的患者，正在用合作、友好的态度试图推迟死亡期限。此时，护士可以选择恰当的时机与患者进行生命观念、生命意义等问题的讨论，了解患者对于生与死的态度和当前的想法，尽可能满足患者的各种需求，努力为患者减轻疼痛，缓解症状，使患者身心感到相对地舒适，创造条件让患者安适地度过生命的最后时光。必要时配合药物，以控制症状、减轻痛苦。

(4) 抑郁期　护士应给予同情和照顾，允许患者自由地表达其悲哀情绪。同时应让其家属多探望和陪伴，使患者有更多的时间和自己的亲人在一起，尽量帮助患者完成他们未尽的事宜，防止自伤、自杀等严重行为的发生。

(5) 接受期　患者能够理性地思考即将到来的死亡，对自己的身后之事也能够理性地一一安排。此时，护士应该尊重患者的选择，尊重患者的信仰，让家属继续陪伴患者，给予最大支持，保证患者临终前的生活质量，使患者在良好的护理服务中安详、肃穆地告别人间。

3. 为临终患者家属提供心理护理　护士应妥善地疏导患者家属的悲伤，给他们以精神上的支持和安慰，让家属在临终患者濒死过程中减少内心的伤害。向他们讲述有关死亡知识，帮助他们直面现实，关心、注重患者最后日子的生存质量，珍惜家人最后在一起的时间。并帮助患者亲属按照患者的愿望，安排身前身后有关事宜。

目标检测

答案解析

一、A1 型题

1. 影响疼痛的心理因素不包括（ ）

A. 情绪　　B. 暗示　　C. 人格

D. 经济　　E. 早期经验

2. 手术前患者最常见的心理反应是（ ）

A. 抑郁、恐惧　　B. 焦虑、恐惧　　C. 悲伤、攻击

D. 过度依赖　　E. 敏感、猜疑

3. 下列不属于创伤后应激障碍的症状是（ ）

A. 警惕性增高　　B. 闯入体验　　C. 回避

D. 过度焦虑　　E. 负罪感

二、思考题

1. 癌症患者心理点有哪些?

2. 临终患者的护理措施有哪些?

书网融合……

本章小结　　微课　　题库

附　录

附录1　A型行为评定量表

一、量表正文

指导语：请回答下列问题。凡是符合你的情况请记为“是”，凡是不符合你的情况请记为“否”，每个问题必须回答。答案无所谓对与不对，好与不好。请尽快回答，不要在每道题目上太多思考。回答时不要考虑“应该怎样”，只回答你平时“是怎样的”就行了。

1. 我常常力图说服别人同意我的观点。
2. 即使没有什么要紧事，我走路也很快。
3. 我经常感到应该做的事情很多，有压力。
4. 即使决定了的事别人也容易使我改变主意。
5. 我常常因为一些事大发脾气或和人争吵。
6. 遇到买东西排长队时，我宁愿不买。
7. 有些工作我根本安排不下，只是临时挤时间去做。
8. 我上班或约会时，从来不迟到。
9. 当我正在做事，谁要是打扰我，不管有意无意，我都非常恼火。
10. 我总看不惯那些慢条斯理．不紧不慢的人。
11. 有时我简直忙得透不过气来，因为该做的事太多了。
12. 即使跟别人合作，我也是总想单独完成一些更重要的部分。
13. 有时我真想骂人。
14. 我做事喜欢慢慢来，而且总是思前想后。
15. 排队买东西，要是有人插队，我就忍不住指责他或出来干涉。
16. 我觉得自己是一个无忧无虑、逍遥自在的人。
17. 有时连我自己都觉得，我所操心的事远远超过我应该操心的范围。
18. 无论做什么事，即使比别人差，我也无所谓。
19. 我总不能像有些人那样，做事不紧不慢。
20. 我从来没想过要按照自己的想法办事。
21. 每天的事都使我的神经高度紧张。
22. 在公园里赏花、观鱼等，我总是先看完，等着同来的人。
23. 对别人的缺点和毛病，我常常不能宽容。
24. 在我所认识的人里，个个我都喜欢。
25. 听到别人发表不正确见解，我总想立即纠正他。
26. 无论做什么事，我都比别人快一些。

27. 当别人对我无礼时，我会立即以牙还牙。
28. 我觉得我有能力把一切事情办好。
29. 聊天时，我也总是急于说出自己的想法，甚至打断别人的话。
30. 人们认为我是一个相当安静、沉着的人。
31. 我觉得世界上值得我信任的人实在不多。
32. 对未来我有许多想法，并总想一下子都能实现。
33. 有时我也会说人家的闲话。
34. 尽管时间很宽裕，我吃饭也快。
35. 听人讲话或报告时我常替讲话人着急，我想还不如我来讲。
36. 即使有人冤枉了我，我也能够忍受。
37. 我有时会把今天该做的事拖到明天去做。
38. 人们认为我是一个干脆、利落、高效率的人。
39. 有人对我或我的工作吹毛求疵时，很容易挫伤我的积极性。
40. 我常常感到时间晚了，可一看表还早呢。
41. 我觉得我是一个非常敏感的人。
42. 我做事总是匆匆忙忙的，力图用最少的时间办尽量多的事情。
43. 如果犯错误，我每次全都愿意承认。
44. 坐公共汽车时，我总觉得司机开车太慢。
45. 无论做什么事，即使看着别人做不好我也不想拿来替他做。
46. 我常常为工作没做完，一天又过去而忧虑。
47. 很多事如果由我来负责，情况比现在好得多。
48. 有时我会想到一些坏得说不出口的事。
49. 即使受工作能力和水平很差的人所领导，我也无所谓。
50. 必须等待的时候，我总是心急如焚，“像热锅上的蚂蚁”。
51. 当事情不顺利时我就想放弃，因为我觉得自己能力不够。
52. 假如我可以不买票白看电影，而且不会被发现，我可能会这样做。
53. 别人托我办的事，只要答应了，我从不拖延。
54. 人们认为我做事很有耐性，干什么都不会着急。
55. 约会或乘车、船，我从不迟到，如果对方耽误了，我就恼火。
56. 我每天看电影，不然心里就不舒服。
57. 许多事本来可以大家分担，可我喜欢一人去干。
58. 我觉得别人时我的话理解太慢，甚至理解不了我意思似的。
59. 人家说我是个厉害的、暴性子的人。
60. 我常常比较容易看到别人的缺点而不容易看到别人的优点。

二、记分方法

TH：第 2、3、6、7、10、11、19、21、22、26、29、34、38、40、42、44、46、50、53、55、58 题答“是”和第 14、16、30、54 题答“否”的每题记 1 分。

CH：第 1、5、9、12、15、17、23、25、27、28、31、32、35、39、41、47、57、59、60 题答“是”和第 4、18、36、45、51 题答“否”的每题记 1 分。

L：第 8、20、24、43、56 题答“是”和第 13、33、37、48、52 题答“否”的每题记 1 分。

三、解释

1. L 分≥7，反映回答不真实，答卷无效。
2. TH + CH = 行为总分。

TH（time hurry）反映时间匆忙感、时间紧迫感和做事快等特征。

CH（competitive，hostility）反映争强好胜、敌意和缺乏耐心等特征。

L（lie）为回答真实性检测题。

行为总分≥36 分，视为具有 A 型行为特征。

行为总分在 28～35 分之间，视为中间偏 A 型行为特征。

行为总分在 19～26 分之间，视为中间偏 B 行为特征。

行为总分≤18 分，视为具有 B 型行为特征。

行为总分为 27 分，视为极端中间型。

附录 2　90 项症状自评量表（SCL－90）

指导语：以下表格中列出了有些人可能会有的问题，请仔细阅读每一条，然后根据最近一星期内下述情况影响你的实际感觉，在方格中选择最合适的一格画“√”，有些题目可能与你不符或你从未思考过，如有这种情况请选出一个你个人倾向性的答案，请不要漏掉问题。

	没有	很轻	中等	偏重	严重
	1	2	3	4	5
1. 头痛	□	□	□	□	□
2. 神经过敏，心中不踏实	□	□	□	□	□
3. 头脑中有不必要的想法或字句盘旋	□	□	□	□	□
4. 头晕或晕倒	□	□	□	□	□
5. 对异性的兴趣减退	□	□	□	□	□
6. 对旁人责备求全	□	□	□	□	□
7. 感到别人能控制您的思想	□	□	□	□	□
8. 责怪别人制造麻烦	□	□	□	□	□
9. 忘性大	□	□	□	□	□
10. 担心自己的衣饰整齐及仪态的端正	□	□	□	□	□
11. 容易烦恼和激动	□	□	□	□	□
12. 胸痛	□	□	□	□	□
13. 害怕空旷的场所或街道	□	□	□	□	□
14. 感到自己的精力下降，活动减慢	□	□	□	□	□
15. 想结束自己的生命	□	□	□	□	□
16. 听到旁人听不到的声音	□	□	□	□	□
17. 发抖	□	□	□	□	□
18. 感到大多数人都不可信任	□	□	□	□	□
19. 胃口不好	□	□	□	□	□
20. 容易哭泣	□	□	□	□	□

续表

	没有	很轻	中等	偏重	严重
21. 同异性相处时感到害羞不自在	□	□	□	□	□
22. 感到受骗、中了圈套或有人想抓住您	□	□	□	□	□
23. 无缘无故地突然感到害怕	□	□	□	□	□
24. 自己不能控制地大发脾气	□	□	□	□	□
25. 怕单独出门	□	□	□	□	□
26. 经常责怪自己	□	□	□	□	□
27. 腰痛	□	□	□	□	□
28. 感到难以完成任务	□	□	□	□	□
29. 感到孤独	□	□	□	□	□
30. 感到苦闷	□	□	□	□	□
31. 过分担忧	□	□	□	□	□
32. 对事物不感兴趣	□	□	□	□	□
33. 感到害怕	□	□	□	□	□
34. 您的感情容易受到伤害	□	□	□	□	□
35. 旁人能知道您的私下想法	□	□	□	□	□
36. 感到别人不理解您，不同情您	□	□	□	□	□
37. 感到人们对您不友好，不喜欢您	□	□	□	□	□
38. 做事必须做得很慢以保证做得正确	□	□	□	□	□
39. 心跳得很厉害	□	□	□	□	□
40. 恶心或胃部不舒服	□	□	□	□	□
41. 感到比不上他人	□	□	□	□	□
42. 肌肉酸痛	□	□	□	□	□
43. 感到有人在监视您、谈论你	□	□	□	□	□
44. 难以入睡	□	□	□	□	□
45. 做事必须反复检查	□	□	□	□	□
46. 难以做出决定	□	□	□	□	□
47. 怕乘电车、公共汽车、地铁或火车	□	□	□	□	□
48. 呼吸有困难	□	□	□	□	□
49. 一阵阵发冷或发热	□	□	□	□	□
50. 因为感到害怕而避开某些东西、场合或活动	□	□	□	□	□
51. 脑子变空了	□	□	□	□	□
52. 身体发麻或刺痛	□	□	□	□	□
53. 喉咙有梗塞感	□	□	□	□	□
54. 感到前途没有希望	□	□	□	□	□
55. 不能集中注意力	□	□	□	□	□
56. 感到身体的某一部分软弱无力	□	□	□	□	□

续表

	没有	很轻	中等	偏重	严重
57. 感到紧张或容易紧张	□	□	□	□	□
58. 感到手或脚发重	□	□	□	□	□
59. 想到死亡的事	□	□	□	□	□
60. 吃得太多	□	□	□	□	□
61. 当别人看着您或谈论您时感到不自在	□	□	□	□	□
62. 有一些不属于您自己的想法	□	□	□	□	□
63. 有想打人或伤害他人的冲动	□	□	□	□	□
64. 醒得太早	□	□	□	□	□
65. 必须反复洗手、点数目或触摸某些东西	□	□	□	□	□
66. 睡得不稳不深	□	□	□	□	□
67. 有想摔坏或破坏东西的冲动	□	□	□	□	□
68. 有一些别人没有的想法和念头	□	□	□	□	□
69. 感到对别人神经过敏	□	□	□	□	□
70. 在商店或电影院等人多的地方感到不自在	□	□	□	□	□
71. 感到任何事情都很困难	□	□	□	□	□
72. 一阵阵恐惧或惊恐	□	□	□	□	□
73. 感到在公共场合吃东西很不舒服	□	□	□	□	□
74. 经常与人争论	□	□	□	□	□
75. 单独一个人时神经很紧张	□	□	□	□	□
76. 别人对您的成绩没有做出恰当的评价	□	□	□	□	□
77. 即使和别人在一起也感到孤单	□	□	□	□	□
78. 感到坐立不安、心神不定	□	□	□	□	□
79. 感到自己没有什么价值	□	□	□	□	□
80. 感到熟悉的东西变得陌生或不像是真的	□	□	□	□	□
81. 大叫或摔东西	□	□	□	□	□
82. 害怕会在公共场合晕倒	□	□	□	□	□
83. 感到别人想占您的便宜	□	□	□	□	□
84. 为一些有关“性”的想法而很苦恼	□	□	□	□	□
85. 您认为应该因为自己的过错而受到惩罚	□	□	□	□	□
86. 感到要赶快把事情做完	□	□	□	□	□
87. 感到自己的身体有严重问题	□	□	□	□	□
88. 从未感到和其他人很亲近	□	□	□	□	□
89. 感到自己有罪	□	□	□	□	□
90. 感到自己的脑子有毛病	□	□	□	□	□

附录 3　抑郁自评表（SDS）

指导语：请仔细阅读下面 20 个题项，根据您最近一星期的实际情况，在右侧适当的方格里划上一个√，每一题项有 4 个方格，表示：1，没有或很少时间；2，少部分时间；3，相当多时间；4，绝大多数或全部时间

	1	2	3	4
1. 我觉得闷闷不乐，情绪低沉	□	□	□	□
* 2. 我觉得一天之中早晨最好	□	□	□	□
3. 我一阵阵哭出来或觉得想哭	□	□	□	□
4. 我晚上睡眠不好	□	□	□	□
* 5. 我吃得跟平常一样多	□	□	□	□
* 6. 我与异性密切接触时和以往一样感到愉快	□	□	□	□
7. 我发觉我的体重在下降	□	□	□	□
8. 我有便秘的苦恼	□	□	□	□
9. 我心跳比平时快	□	□	□	□
10. 我无缘无故地感到疲乏	□	□	□	□
* 11. 我的头脑跟平常一样清楚	□	□	□	□
* 12. 我做事情像平时一样不感到困难	□	□	□	□
13. 我坐卧不安，难以保持平静	□	□	□	□
* 14. 我对未来感到有希望	□	□	□	□
15. 我比平时更容易激怒	□	□	□	□
* 16. 我觉得决定什么事很容易	□	□	□	□
* 17. 我感到自己是有用的和不可缺少的人	□	□	□	□
* 18. 我的生活很有意义	□	□	□	□
19. 假如我死了别人会过得更好	□	□	□	□
* 20. 我仍旧喜爱自己平时喜爱的东西	□	□	□	□

注：* 为反向计分题。

附录 4　焦虑自评量表（SAS）

指导语：请仔细阅读下面 20 个题项，根据您最近一星期的实际情况，在右侧适当的方格里划上一个√，每一题项有 4 个方格，表示：1，没有或很少时间；2，少部分时间；3，相当多时间；4，绝大多数或全部时间。

	1	2	3	4
1. 我觉得比平常容易紧张或着急	☐	☐	☐	☐
2. 我无缘无故感到害怕	☐	☐	☐	☐
3. 我容易心烦意乱或觉得惊恐	☐	☐	☐	☐
4. 我觉得我可能将要发疯	☐	☐	☐	☐
* 5. 我觉得一切都很好，也不会发生什么不幸	☐	☐	☐	☐
6. 我的手脚发抖打颤	☐	☐	☐	☐
7. 我因为头痛、颈痛和背痛而苦恼	☐	☐	☐	☐
8. 我感觉容易衰弱和疲乏	☐	☐	☐	☐
* 9. 我觉得心平气和，并容易安静坐着	☐	☐	☐	☐
10. 我觉得心跳得很快	☐	☐	☐	☐
11. 我因为一阵阵头晕而苦恼	☐	☐	☐	☐
12. 我有晕倒发作，或觉得要晕倒似的	☐	☐	☐	☐
* 13. 我吸气和呼气都感到容易	☐	☐	☐	☐
14. 我的手脚麻木和刺痛	☐	☐	☐	☐
15. 我因为胃痛和消化不良而苦恼	☐	☐	☐	☐
16. 我常常要小便	☐	☐	☐	☐
* 17. 我的手脚常常是干燥温暖的	☐	☐	☐	☐
18. 我脸红发热	☐	☐	☐	☐
* 19. 我容易入睡并且一夜睡得很好	☐	☐	☐	☐
20. 我做噩梦	☐	☐	☐	☐

注：* 为反向计分题。

（李明芳）

参考文献

[1] 刘婕．护理心理学基础［M］．北京：中国医药科技出版社，2018.
[2] 曹枫林．护理心理学［M］.3 版．北京：人民卫生出版社，2013.
[3] 黄向群，邢爽．护理心理学［M］．北京：科学出版社，2020.
[4] 杨艳杰，曹枫林．护理心理学［M］．4 版．北京：人民卫生出版社，2017.
[5] 邱萌．护理心理［M］．北京：人民卫生出版社，2016.
[6] 汪启荣．护理心理学基础［M］．3 版．北京：人民卫生出版社，2018.
[7] 郭静．护理心理学［M］．上海：第二军医大学出版社，2016.
[8] 崔巧玲，刘瑞海．护理心理学［M］．北京：中国协和医科大学出版社，2016.
[9] 王江红，曹建琴．大学生心理健康［M］．北京：人民卫生出版社，2016.
[10] 王红菊，尹红霞．大学生心理健康教育［M］．成都：电子科技大学出版社，2020.
[11] 娄凤兰．徐云．厉萍．护理心理学［M］．北京：北京大学医学出版社，2015.
[12] 孙萍，邓斌菊．护理心理学基础［M］．北京：人民卫生出版社，2016.
[13] 李胜琴．临床心理护理［M］．杭州：浙江大学出版社．2014.
[14] 赵小玉，周英．护理心理学［M］．北京：科学出版社，2018.
[15] 郭争鸣．心理与精神护理［M］．北京：高等教育出版社，2011.
[16] 徐成，陈立花．护理心理学基础［M］．北京：人民卫生出版社，2019.
[17] 彭聃龄．普通心理学［M］．北京：北京师范大学出版社，2012.
[18] 姚树桥、杨彦春．医学心理学［M］．北京：人民卫生出版社，2013.
[19] 钟志兵．护理心理［M］．北京：中国医药科技出版社，2016.
[20] 李正姐．护理心理学［M］．北京：中国医药科技出版社，2015.
[21] 刘晓虹．护理心理［M］．上海：复旦大学出版社，2015.
[22] 曹新妹．护理心理学［M］．武汉：华中科技大学出版社，2015.
[23] 沈键．护理心理学［M］．上海：同济大学出版社，2013.
[24] 杨小丽，孙宏伟．医学心理学［M］北京：科学出版社，2015.
[25] 孙萍，崔秀娟．护理心理学基础［M］．2 版．北京：人民卫生出版社，2018.
[26] 孙萍，初晓艺．护理心理学基础［M］．北京：中国医药科技出版社，2022.
[27] 潘芳，吉峰．心身医学［M］．3 版．北京：人民卫生出版社，2018.
[28] 王松韬．护理心理学［M］．北京：中国科学技术出版社，2018.
[29] 涂旭东，林国君．护理心理学［M］．3 版．上海：同济大学出版社，2012.
[30] 曲海英，高岩．护理心理学［M］．北京：科学出版社，2015.
[31] 李丽华．护理心理学基础［M］．2 版．北京：人民卫生出版社，2016.
[32] 宗秀红．护理心理学［M］．武汉：武汉大学出版社，2015.

[33] 周郁秋，张银玲．护理心理 [M]. 北京：高等教育出版社，2014.
[34] 吴玉斌，郎玉玲．护理心理学 [M]. 北京：高等教育出版社，2014.
[35] 田仁礼，周树林．护理心理学 [M]. 北京：中国医药科技出版社，2013.
[36] 汪洪杰，张渝成．护理心理 [M]. 北京：高等教育出版社，2013.